影像诊断学研究

刘　健　牟焕晨◎著

中国纺织出版社有限公司

内 容 提 要

本书是关于影像诊断学的专业医学知识作品。本书从X线诊断、核磁共振成像、介入放射学诊断、CT检查技术等方面对影响诊断学做了详细而全面的介绍。医学影响技术各具特色，互相补充，具有精确、方便、快捷、信息量大等特点。为患者在生理和心理上减轻了负担，是现代医学上的一大创新性进步。本书影像诊断学知识内容丰富，对各种病例的影像诊断介绍得具体、到位，文章脉络清晰，逻辑严谨，理论及临床实践结合，对医务人员学习这方面知识很有借鉴意义。

图书在版编目（CIP）数据

影像诊断学研究 / 刘健，牟焕晨著. -- 北京 ：中国纺织出版社有限公司，2020.10（2025.1重印）

ISBN 978－7－5180－8082－3

I. ①影… II. ①刘… ②牟… III. ①影像诊断 IV. ①R445

中国版本图书馆CIP数据核字(2020)第210063号

责任编辑：段子君　　责任校对：高　涵　　责任印制：储志伟

中国纺织出版社有限公司出版发行

地址：北京市朝阳区百子湾东里A407号楼　邮政编码：100124

销售电话：010—67004422　传真：010—87155801

http：//www. c-textilep. com

E-mail：faxing@c-textilep. com

中国纺织出版社天猫旗舰店

官方微博 http：//weibo.com / 2119887771

三河市悦鑫印务有限公司印刷　各地新华书店经销

2020 年10月第 1 版　　2025 年1 月第 2 次印刷

开本：710×1000　1/16　印张：17.25

字数：372千字　定价：98.00元

前 言

影像诊断学是利用疾病影像表现的特点在临床医学上进行诊断的一门临床科学。医学影像学技术包括 X 线、计算机断层成像（CT）、磁共振成像（MRI）等。在近代高速发展的电子计算机技术的推动下，医学影像学从简单地显示组织、器官的大体形态图像发展到显示解剖断面图像、三维立体图像、实时动态图像等，且不仅能显示解剖图像，还可反映代谢功能状态，使形态影像和功能影像更为有机地融合在一起。介入放射学则更进一步把医学影像学推进至“影像和病理结合”“诊断和治疗结合”的新阶段。医学影像学中不同的影像技术各具特点，互相补充、印证，具有精确、方便、快速、信息量大等特点，在临床诊断与治疗中发挥着巨大的作用。

影像医学的发展有其技术进步的基础和临床医疗的需求两方面的因素。首先，电子计算机技术的快速发展使影像资料数字化，缩短了获取高质量图像的时间，并大大提高了影像的后处理能力，如图像的存储、传输、重建等。当前很多医院已实现了影像资料的计算机综合联网（PACS）。其次，特殊材料和技术的发展使 CT、MRI 和 DSA 等高精尖设备能大批量生产以供临床使用，这归根到底是临床对影像诊断需求的提高起了主导作用。影像诊断各种方法均具有无创伤的特点，且图像直观清晰，适应证广泛，使临床绝大多数患者均可通过影像诊断的方法做出定性、定位、定期和定量的细致评价，从而指导具体治疗方案的确定。因此，影像诊断方法的合理应用可以大大提高综合医疗水平，从而指导临床制订正确的治疗方案。

本书主要针对影像诊断学进行探索研究，首先概述了影像医学发展史、临床中影像医学的作用、正确运用影像诊断方法，然后详细分析了 X 线诊断、磁共振成像诊断、介入放射学及其诊断，最后阐述了 CT 检查技术，并分析解析了颅脑 CT 检查、心脏 CT 检查、腹部 CT 检查等相关内容。

另外，本书在写作的过程中参考了大量相关著作的理论与研究文献，在此向涉及的专家学者们表示衷心的感谢。最后，限于作者水平有不足，加之时间仓促，本书难免存在疏漏和不足之处，在此，恳请同行专家和读者朋友批评指正！

目　录

第一章　概述

第一节　影像医学发展史

医学影像学是利用疾病影像表现的特点在临床医学上进行诊断的一门临床科学。医学影像学技术包括X线、计算机断层成像（CT）、磁共振成像（MRI）等。在近代高速发展的电子计算机技术的推动下，医学影像学从简单地显示组织、器官的大体形态图像发展到显示解剖断面图像、三维立体图像、实时动态图像等，且不仅能显示解剖图像，还可反映代谢功能状态，使形态影像和功能影像更为有机地融合在一起。介入放射学则更进一步把医学影像学推进至“影像和病理结合”“诊断和治疗结合”的新阶段。医学影像学中不同的影像技术各具特点，互相补充、印证，具有精确、方便、快速、信息量大等特点，在临床诊断与治疗中发挥着巨大的作用。

德国物理学家伦琴发现X线至今已有120余年的历史，X线透视和摄片为人类的健康作出了巨大的贡献。而今天影像医学作为一门崭新的学科，近30年来以技术的快速发展和作用的日益扩大而受到普遍的重视。在我国县级以上城市的大医院中，影像学科已成为医院的重要科室，在医院的医疗业务、设备投资、科研产出等方面具有举足轻重的地位。临床医学影像学的研究范围包括X线诊断、CT诊断、MRI诊断、DSA诊断、超声切面成像、核素成像及介入放射学等，担负着诊断和治疗两方面的重任，已成为名副其实的临床综合学科。

影像医学的发展历程可以归纳为以下6个方面。第一，从单纯利用X射线成像向无X射线辐射的MRI和超声的多元化发展；第二，从平面投影发展到分层立体显示，如CT、MRI及超声切面成像均为断层图像，可以克服影像重叠的缺点；第三，从单纯形态学显示向形态、功能和代谢等综合诊断发展；第四，从胶片影像向计算机图像综合处理发展，以数字化存储传输和显像器显示代替胶片的载体功能；第五，从单纯诊断向诊断和治疗共存的综合学科发展，介入治疗正日益受到重视；第六，从大体诊断向分子水平诊断、治疗方向发展，即从宏观诊断向微观诊断和治疗方向发展，如组织器官功能成像和分子影像介入治疗等。影像医学的快速发展，既为本学科专业人员提供了良好的发展机遇，同时也提出了更高的要求。目前，影像学已逐渐分化形成神经影像学、胸部影像学、腹部影像学等二级分支学科，有利于影像科医师在充分掌握影像医学各种手段和方法后从事更加深入的医疗专业服务和科研发展。我国医学影像学发展虽起步较晚，但改革开放正赶上影像医学大发展时期，国家从提高人民健康水平的大局出发，加大了从国外引进先进仪器设备的投入。我国现已拥有数十万台CT机、数万台MRI机和数以百万计的超声设备，影像医学专业人员队伍不断扩大、水平不断提高，影像医学正进入一个大发展的新阶段。

影像医学的发展有其技术进步的基础和临床医疗的需求两方面的因素。首先，电子计算机技术的快速发展，使影像资料数字化，缩短了获取高质量图像的时间，并大大提高了影像的后处理能力，如图像的存储、传输、重建等。当前很多医院已实现了影像资料的计算机综合联网（PACS）。其次，特殊材料和技术的发展使 CT、MRI 和 DSA 等高精尖设备能大批量生产以供临床使用。但归根到底是临床对影像诊断需求的提高起了主导作用。影像诊断各种方法均具有无创伤的特点，且图像直观清晰，适应证广泛，使临床绝大多数患者均可通过影像诊断的方法做出定性、定位、定期和定量的细致评价，从而指导具体治疗方案的确定。因此，影像诊断方法的合理应用，可以大大提高综合医疗水平，从而指导临床制订正确的治疗方案。

第二节　临床中影像医学的作用

目前，影像医学在临床上的地位不断提高，原因有二：一是就诊患者数量的上升。如车辆的增多导致交通事故逐渐增加，建筑施工中的外伤也有增多的趋势，滥用抗生素导致感染难以控制，而生活水平提高后的急性心、脑血管疾病的发病率也在逐步上升，因此，导致各级医院的门诊人数比例不断上升。二是就诊患者经快速有效的处理后常可取得较好的疗效，为挽救生命、恢复劳动力和提高生活质量发挥了重要作用。因此，目前许多综合性大医院都对影像诊断极其重视。面对生命垂危的患者，所有诊断抢救措施都要体现快速准确的精神，而影像诊断方法具有快捷有效的特点，因此，在临床疾病的诊断中具有重要作用。

损伤是最常见的临床病症之一，X 线摄片诊断骨关节损伤已有 110 余年的历史，目前仍是一种不可缺少的重要手段。CT 检查对复杂部位的骨折或不完全性骨折的诊断具有决定性的作用，而骨关节的软骨或半月板损伤、韧带或肌腱撕裂及软组织挫伤或血肿等应用 MRI 技术可获得良好的效果。内脏的损伤可根据脏器不同选择适当的影像学方法，以显示病变的解剖位置、形态、范围和程度。

感染性疾病在临床中占有较大的比例，大多数患者根据临床表现、体征及常规化验检查即可明确诊断。影像学检查一般不能否定临床诊断，在诊断明确后就应开始积极治疗，避免因等待检查而耽误治疗最佳时机。但是，影像学检查在明确病变程度、范围及与其他病变的鉴别诊断中具有重要作用，有些特殊感染在影像学上具有特征性的表现，甚至可做出病原诊断。目前，超声、CT 及 MRI 的广泛应用使感染性疾病的诊断从定性走向更精确的定位和定量诊断。

随着我国人口的老龄化及生活水平提高，心、脑血管性病变发病率逐渐上升，常突然发生，且死亡率较高，早期诊断、及时治疗常可挽救生命。在影像学方法中，CT、MRI 及血管造影的诊断价值较高，常常是确诊的方法，不但可以定性，而且可以定量和定位诊断。目前逐渐普及的介入治疗具有高效、快捷的优点，正逐渐受到临床的高度重视。

其他类疾病如肿瘤、先天性疾病，随着各种诊断水平及影像技术的提高，发现率也逐渐上升。影像学诊断目的是明确病变位置、大小、形态、范围及与周围组织的关系，有无钙化、液化、囊变，病变性质，以及病变的鉴别诊断。手术后复查，可以观察病变是否复发。超声、CT及MRI的广泛应用，使肿瘤及先天性疾病的诊断更准确，为手术或保守治疗提供了诊断依据。

第三节　正确运用影像诊断方法

影像医学是医学领域中发展最迅速的学科之一，检查方法众多，各种检查方法本身也在不断改进和发展。且各种检查方法都有自身的特点，对每种具体疾病的诊断敏感性、特异性各不相同。要正确选择影像诊断技术，既做到尽可能早期诊断而不耽误患者的宝贵时间，又要考虑尽量降低人力、物力的消耗，减轻患者的损伤和痛苦。因此，需要临床各科医生和影像科医生详细了解影像医学各种方法并有效配合协商，才能制订出疾病的最佳治疗方案。具体应注意以下几个方面：

一、充分考虑就诊患者的病情，以抢救患者为第一需要

所有检查必须在生命体征稳定后才能进行，还要避免等待检查或过分强调检查质量而耽误宝贵的抢救时间。如患者为小儿或颅脑外伤后烦躁不合作者，则不宜做MRI等复杂检查。某些检查可导致急症患者病情加重，如空腔脏器急性炎症或出血时应避免造影检查或穿刺操作；颅底或脊柱骨折时应避免多体位摄片。

二、选择对某一疾病具有很高诊断敏感性和特异性的方法

如颅脑外伤患者可先做CT，需要时再拍平片；胆囊炎、胆石症患者宜首选超声检查，或者选择螺旋CT检查，因为螺旋CT快捷准确，不受呼吸运动影响，图像连续性好，对胆囊小结石的显示率高；急性心肌梗死时做冠状动脉血管造影，既可快速有效诊断，同时又可进行必要的介入治疗。所以临床医生必须熟悉各种影像检查的特点，少走弯路就是给患者多一点治愈的机会。

三、合理评估各种检查结果的实际价值

每一种检查方法都有其诊断疾病的特殊之处，也就是对某些疾病的特异性和敏感性特别高，而对另一些疾病的诊断价值有限，甚至没有帮助。临床医生要对某一患者的各种检查结果进行合理的评价和分析。如CT是较高级和精密的诊断方法，对肝癌或其他占位的诊断价值很高；

但对肝炎患者来说，其检查结果正常并不代表肝脏一切正常。

四、各种检查方法的合理应用

各种检查方法的合理应用尚需考虑其损伤性、简便实用性和快速有效性。一般应选择节省时间、方便、经济、无射线及无痛苦或损伤的检查方法，以最快捷、最经济、最简单的方法解决问题。

因此，影像医学的发展虽为就诊患者提供了早期、及时、准确诊断的可能性，但同时也向影像科及临床各科医生提出了合理应用的要求。知识更新迫在眉睫，只有充分掌握影像医学知识才能发挥其最大效益，这也是每一位医生肩负的职业责任。

第二章　X线诊断

第一节　X 线成像原理

一、X 线影像信息的传递

（一）摄影的基本概念

1. 摄影

将光或其他能量携带的被照体的信息状态以二维形式加以记录，并表现为可见光学影像的技术。

2. 影像

反映被照体信息的不同灰度（或光学密度）及色彩的二维分布形式。

3. 信息信号

由载体表现出来的单位信息量。

4. 成像过程

光或能量→信号→检测→图像形成。

5. 成像系统

将载体表现出来的信息信号加以配制，就形成了表现信息的影像，此配制称为成像系统。即从成像能源到图像形成的设备配置。

（二）X 线影像信息的形成与传递

1. X 线影像信息的形成

由 X 线管焦点辐射出的 X 线穿过被照体时，受到被照体各组织的吸收和散射而衰减，使透过后 X 线强度的分布呈现差异；到达屏 - 片系统（或影像增强管的输入屏），转换成可见光强度的分布差异，并传递给胶片，形成银颗粒的空间分布，再经显影处理成为二维光学密度分布，形成光密度X线照片影像。

2. X线影像信息的传递

如果把被照体作为信息源，X线作为信息载体，那么X线诊断的过程就是一个信息传递与转换的过程。下面以增感屏－胶片体系作为接受介质，说明X线诊断过程的五个阶段。

（1）第一阶段

X线对三维空间的被照体进行照射，形成载有被照体信息成分的强度不均匀分布。此阶段信息形成的质与量，取决于被照体因素（原子序数、密度、厚度）和射线因素（线质、线量、散射线）等。

（2）第二阶段

将不均匀的X线强度分布，通过增感屏转换为二维的荧光强度分布，再传递给胶片形成银颗粒的分布（潜影形成）；经显影加工处理成为二维光学密度的分布。此阶段的信息传递转换功能取决于荧光体特性、胶片特性及显影加工条件。此阶段是把不可见的X线信息影像转换成可见密度影像的中心环节。

（3）第三阶段

借助观片灯，将密度分布转换成可见光的空间分布，然后投影到人的视网膜。此阶段信息的质量取决于观片灯的亮度、色温、视读观察环境以及视力。

（4）第四阶段

通过视网膜上明暗相间的图案形成视觉影像。

（5）第五阶段

最后通过识别、判断做出评价或诊断。此阶段的信息传递取决于医师的资历、知识、经验、记忆和鉴别能力。

二、X线照片影像的形成

X线透过被照体时，由于被照体对X线的吸收、散射而减弱。含有人体密度信息的射线作用于屏－片系统，经加工处理后形成了密度不等的X线照片。

X线照片影像的五大要素：密度、对比度、锐利度、颗粒度及失真度，前四项为构成照片影像的物理因素，后者为构成照片影像的几何因素。

（一）光学密度

1. 透光率

透光率指照片上某处的透光程度。在数值上等于透过光线强度与入射光线强度之比，用 T 表示：T= 透过光线强度 / 入射光线强度 $=I/I_0$。

T 值的定义域为：$0 < T < 1$，透光率表示的是照片透过光线占入射光线的百分比，T 值大小与照片黑化的程度呈相反关系。

2. 阻光率

指照片阻挡光线能力的大小。在数值上等于透光率的倒数，用 O 表示：$O=I/T=I_0/I$。O 的定义域为：$1<O<\infty$。

3. 光学密度

照片阻光率的对数值称作照片的光学密度值，用 D 表示：$D=\lg O=\lg(I_0/I)$。光学密度也称黑化度。密度值是一个对数值，无量纲。

（二）影响 X 线照片密度值的因素

1. 照射量

在正确曝光下，照射量与密度成正比，但在曝光过度或不足时，相对应的密度变化小于照射量变化。这说明影像密度的大小不仅取决于照射量因素，还取决于 X 线胶片对其照射量的反应特性。

2. 管电压

管电压增加使 X 线硬度增强，使 X 线穿透物体到达胶片的量增多，即照片的密度值增加。由于作用于 X 线胶片的感光效应与管电压的 n 次方成正比，所以当胶片对其响应处于线性关系时，密度的变化则与管电压的 n 次方成正比例。管电压的变化为 40 ~ 150kV 时，n 的变化从 4 降到 2。

3. 摄影距离

X 线强度的扩散遵循平方反比定律，所以作用在 X 线胶片上的感光效应与摄影距离（FFD）的平方成反比。

4. 增感屏

胶片系统在 X 线摄影时，增感屏与胶片组合使用，其相对感度提高，影像密度大。

5. 被照体厚度、密度

照片密度随被照体厚度、密度的增高而降低。肺脏不能单以厚度来决定其吸收程度，吸气程度不同，从而对照片密度的影响也不同。肺的吸气位与呼气位摄影要获得同一密度的影像，X 线量约差 30% ~ 40%。

6. 照片冲洗因素

X 线照片影像密度的变化，除上述因素外，与照片的显影加工条件有密切关系，如显影液特性、显影温度、显影时间、自动洗片机的显影液、定影液的补充量等。

（三）照片影像的适当密度

符合诊断要求的照片密度应适当，一般在 0.20 ~ 2.0。

三、X 线对比度

（一）概念

1. X 线对比度的定义

X 线照射物体时，如果透过物体两部分的 X 线强度不同，就产生了 *X* 线对比度 K_x，也称射线对比度。

$$K_x=\frac{I}{I'}=\frac{I_0e^{-\mu t}}{I_0e^{-\mu i t}}=e^{\mu i t-\mu t}$$

其中 I_0 为入射线量，I、I' 为不同部位的透过 X 线强度，μ、μ' 为物体不同部位的吸收系数，d、d' 为物体不同部位的厚度。

2.X 线对比度按指数规律变化

从表达式，看 K_x 只与 d'（μ'-μ）有关系，但实际上围在 $\mu'd'$ 周围的 μd 滤过板的作用，使 x 线质变硬；另外 μd 产生散射线，使对比度受到损失。

3. 影响 X 线对比度的因素

影响 X 线对比度的因素有 X 线吸收系数 μ、物体厚度 d、人体组织的原子序数 Z、人体组织的密度 p、x 线波长 λ。

4. 人体对 X 线的吸收

人体对 X 线的吸收按照骨骼、肌肉、脂肪、空气的顺序而变小，所以在这些组织之间产生 X 线对比度。而在消化道、泌尿系统、生殖系统、血管等器官内不产生 X 线对比度，无法摄出 X 线影像，但可以在这些器官内注入原子序数不同或者密度不同的物质（对比剂），即可形成 X 线对比度。

（二）X 线对比度指数

在 $K_x=\mathrm{e}^{dt_\mu-\mu}$ 表达式中的指数（μ'-μ），即吸收系数之差是形成 X 线对比度的原因，称为对比度指数。

对比度指数特点：管电压上升，对比度指数下降，软组织之间的对比度指数亦变小。软组织的对比度指数在 40kV 时仅是 0.07，30kV 时上升到 0.14。若管电压下降，指数上升很快。肺组织的对比度指数在管电压上升时下降很快，但在 60 ~ 80kV 之间，对比度指数几乎不发生变化。

（三）X 线对比度观察法

1. 透视法

通过荧光板，将波长为（0.1×10^{-8}）~（0.6×10^{-8}）cm 的 X 线转换成波长为（5×10^{-5}）~

（6×10^{-5}）cm 的可见影像。

2. 摄影法

胶片接受 X 线照射形成潜影，通过显影处理而成为可见影像的方法。但胶片感光膜对 X 线的吸收很少，99% 的 X 线穿过胶片，因而需将 X 线通过荧光物质制成的增感屏转变为荧光，使胶片感光（医用 X 线摄影几乎都用这个方法）。

四、X 线照片的光学对比度

（一）概念

1. 定义

X 线照片上相邻组织影像的密度差称为光学对比度。照片对比度依存于被照体不同组织吸收所产生的 X 线对比度以及胶片对 X 线对比度的放大结果。

X 线胶片由双面药膜构成，所以观察到的对比度是一面药膜对比度的 2 倍。

2. 照片上光学对比度（K）与 X 线对比度（Kx）的关系

光学对比度是依存于被照体产生 X 线对比度 Kx 的。利用胶片特性曲线可以得出：$K=D_2-D_1=\gamma\lg I_2/I_1=\gamma\lg K_x=\gamma(\mu_1 d_1-\mu_2 d_2)\lg e$，其中：$\gamma$ 表示 X 线胶片特性曲线的斜率，μ_1、μ_2、d_1、d_2 分别表示被照体两部分的线性吸收系数和厚度。

（二）影响照片对比度的因素

主要为胶片 γ 值、X 线质和线量以及被照体本身的因素。

1. 胶片因素

胶片的反差系数（γ 值）直接影响照片的对比度，因 γ 值决定着对 X 线对比度的放大能力，故称为胶片对比度。应用 γ 值不同的胶片摄影时，所得的照片影像对比度是不同的，用 γ 值大的胶片比用 γ 值小的胶片获得的照片对比度大。

此外，使用屏－片系统摄影，与无屏摄影相比，增感屏可提高照片对比度。同样，冲洗胶片的技术条件也直接影响着照片对比度。

2. 射线因素

（1）X 线质的影响

照片对比度的形成，实质上是被照体对 X 线的吸收差异，而物质的吸收能力与波长（受管电压影响）的立方成正比。在高千伏摄影时，骨骼、肌肉、脂肪等组织间 X 线的吸收差异减小，所获得的照片对比度降低；在低千伏摄影时，不同组织间 X 线的吸收差异大，所获得的照片对比度高。

（2）X 线量（mAs）的影响

一般认为 mAs 对 X 线照片的对比度没有直接影响，但随着线量的增加，照片密度增高时，照片上低密度部分影像的对比度有明显好转。反之密度过高，把线量适当减少，也可使对比度增高。

（3）灰雾对照片对比度的影响

由 X 线管放射出的原发射线，照射到人体及其他物体时，会产生许多方向不同的散射线，在照片上增加了无意义的密度，使照片的整体发生灰雾，造成对比度下降。

（4）灰雾产生的原因

胶片本底灰雾；焦点外 X 线和被检体产生的散射线；显影处理。

3. 被照体本身的因素

（1）原子序数

在诊断放射学中，被照体对 X 线的吸收主要是光电吸收。特别是使用低 kV 时，光电吸收随物质原子序数的增加而增加。人体骨骼由含高原子序数的钙、磷等元素组成，所以骨骼比肌肉、脂肪能吸收更多的 X 线，它们之间也就能有更高的对比度。

（2）密度

组织密度越大，X 线吸收越多。人体除骨骼外，其他组织密度大致相同。肺就其构成组织的密度来讲与其他脏器相似，但活体肺是个充气组织，空气对 X 线几乎没有吸收，因此肺具有很好的对比度。

（3）厚度

在被照体密度、原子序数相同时，照片对比度为厚度所支配，如胸部的前、后肋骨阴影与肺部组织形成的对比度不一样，原因是后肋骨厚于前肋骨。另外，当组织出现气腔时相当于厚度减薄。

第二节　X 线成像技术的新进展

一、影像的数字化

（一）数字影像基础

1. 模拟与数字

（1）模拟相关概念

在信息科学中，能够计数的离散量称为数字信号，不能计数的连续量称为模拟信号。模拟是以某种范畴的表达方式如实地反映另一种范畴。例如，地球围绕着太阳不停地旋转，地球与太阳之间的距离随时间而连续地变化，这种连续变化的信号就是一种模拟信号，也称为模拟量。

在X线摄影范围内，照片记录或显示的是从几乎完全透明（白色）到几乎不透明（黑色）的一个连续的灰阶范围。它是X线透过人体内部器官的投影，这种不同的灰度差别即某一局部所接受的辐射强度的模拟，从另一个角度讲，为相应的成像组织结构对射线衰减程度的模拟。由此不难理解，传统X线透视荧屏影像、普通X线照片以及I.I-TV影像，均是由模拟量构成的图像，属于模拟影像。这些图像画面的像点在二维坐标系中是连续变化的，同时其密度（或亮度）值也是无限稠密的。换句话说，模拟图像在水平和垂直方向上的像点位置变化以及每个像点位置上的密度（或亮度）变化都是连续的。

（2）数字相关概念

若在一个正弦（或非正弦）信号周期内取若干个点的值，取点的多少以能恢复原信号为依据，再将每个点的值用若干位二进制数码表示，这就是用数字量表示模拟量的方法。将模拟量转换为数字信号的介质为模/数转换器（ADC），模/数转换器把模拟量（如电压、电流、频率、相移、脉宽、位移、转角等）通过采样转换成离散的数字量，该过程就称为数字化。

转换后的数字信号送入计算机图像处理器进行处理，重建图像，该图像称为数字化图像。或者说数字化图像完全是以一种规则的数字量的集合来表示的物理图像。由此可见，数字影像则是将模拟影像分解成有限个小区域，每个小区域中影像密度的平均值用一个整数表示。也就是说，数字化图像是由许多不同密度的点组成的，每个点内的密度是一个均值。

（3）模拟与数字互换

模拟信号可以转换成数字信号，数字信号同样也可以转换成模拟信号，两者是可逆的。将数字信号转换成模拟信号需要使用数/模转换器（DAC），它能把离散的数字量转换成模拟量。因此，同一幅图像可以有两种表现形式，即模拟方法和数字方法。

从应用角度分析，数字图像与传统的模拟图像相比具有更多的优势。

①数字图像的密度分辨率高：屏－片组合系统的密度分辨率只能达到26灰阶，而数字图像的密度分辨率可达到210 ~ 12甚至16位灰阶。虽然人眼对灰阶的分辨能力有一定的限度，但因数字图像可通过变化窗宽、窗位、转换曲线等技术，使全部灰阶分段得到充分显示，从而扩大了密度分辨率的信息量。

②数字图像可进行后处理：图像后处理是数字图像的最大特点。只要保留原始数据，就可以根据诊断需要，并通过软件功能，有针对性地对图像进行处理，从而提高正确诊断率。

③数字图像的存储、调阅、传输或拷贝更加方便：数字图像可以存储在磁盘、磁带、光盘及各种记忆卡中，并可随时进行调阅、传输。可通过PACS网络实现远程会诊。

2. 矩阵与像素

（1）定义

①矩阵：矩阵是一个数学概念。它表示一个横成行、纵成列的数字方阵。矩阵有影像矩阵

和显示矩阵之分。影像矩阵是指CT重建得到的影像或CR、DR采集到的每幅影像所用的矩阵；显示矩阵是指显示器上显示的影像矩阵。

②像素：像素又称像元，是指组成图像矩阵中的基本单元。像素是一个二维概念。像素大小可由像素尺寸表示，如100μm×100μm。

（2）矩阵与像素的关系

数字图像是用数字阵列表示的图像，该阵列中的每一个元素称为像素。像素是组成数字图像的基本元素。数字图像是由有限个像素点组成的，构成数字图像的所有像素构成了矩阵。矩阵大小能表示构成一幅图像的像素数量多少。矩阵与像素大小的关系，可由下述公式表示：

重建像素大小 = 视野大小 / 矩阵大小

从公式可知：当视野大小固定时，矩阵越大，像素尺寸越小；矩阵不变时，视野增大，像素尺寸随之增大。

（3）矩阵、像素与图像的关系

数字图像是将一幅图像分成有限个被称为像素的小区域，每个像素中的灰度值用一个整数来表示。图像矩阵是一个整数值的二维数组。

图像矩阵的大小一般根据具体的应用和成像系统的容量决定，一幅图像中包含的像素数目等于图像矩阵行与列数的乘积。

如果构成图像的像素数量少，像素的尺寸大，可观察到的原始图像细节较少，图像的空间分辨力低；反之，像素数量多，图像的空间分辨力高。描述一幅图像需要的像素数量是由每个像素的大小和整个图像的尺寸决定的。在空间分辨力一定的条件下，图像大比图像小需要的像素多，每个单独像素的大小决定图像空间分辨力。若图像矩阵大小固定，视野增加时，图像空间分辨力降低。

灰度级数影响着数字图像的密度分辨率。计算机处理和存储数字图像采用的是二进制数，ADC将连续变化的灰度值转化为一系列离散的整数灰度值，量化后的整数灰度值又称为灰度级或灰阶。量化后灰度级的数量由2^N决定，N是二进制数的位数，称为位，用来表示每个像素的灰度精度。

3. 数字X线影像常用术语

熟悉和掌握数字成像用语的基本概念，对数字X线成像原理的理解和数字图像的正确分析都是十分必要的。矩阵与像素在前面叙述，下面针对数字X线影像中常用的其他术语概念做一些简介。

（1）原始数据

由探测器即X线接收器直接接收到的信号，经放大后再通过模/数转换所得到的数据称为原始数据。

（2）影像数据

重建后某幅图像的数据。对CT而言，是层面影像各像素的CT值，对CR、DR而言，是构成图像的矩阵中每一个像素点的值。

（3）重建

用原始数据经计算而得到影像数据的过程称为重建。重建是一个相当复杂的数学过程。重建一般采用专门的计算机来完成，它受主控计算机的控制。

（4）采集时间

指获取一幅图像的原始数据所花费的时间。

（5）重建时间

重建时间系指计算机用原始数据重建成影像数据矩阵所需要的时间。重建时间与重建矩阵的大小和比特值有关，重建矩阵大或比特值大，所需的重建时间就长。同时又受计算机的运算速度与内存容量的影响。

（6）滤波函数

又称重建算法，是指CT影像重建时所采用的数学处理方法。重建算法不同，得到的影像效果不同。

（7）噪声

在X线数字成像中，影像上观察到的亮度水平中随机出现的波动称为噪声。表现在图像上大致可以分为两种典型的图像噪声，一种是噪声的幅值大小相同，但出现的位置随机，这类噪声属于椒盐噪声；另一种是图像中的每一点都存在噪声，但噪声的幅值大小是随机分布的，这类噪声属于高斯噪声。

（8）信噪比（SNR或C/N）

信噪比是信号噪声比的简称，是图像质量控制参数之一。在实际信号中一般包含两种成分，即有用信号和噪声，噪声是无处不在的。用来表示有用信号强度与噪声强度之比的参数称为“信号噪声比”。这个参数值越大，噪声对信号的影响越小，信息传递质量就越高。

（9）灰阶

在照片或显示器上所呈现的黑白图像上的各点表现出不同的深度灰色。把白色与黑色之间分成若干级，称为“灰度等级”，表现的亮度（或灰度）信号的等级差别称为灰阶。

（10）比特

比特是信息量的单位。在二进制中，一位二进制所包含的信息量称为1比特。

比特值的大小决定着图像的密度分辨率，比特值越大，密度分辨率越高，但不是唯一因素。密度分辨率还受其他因素影响，如信噪比等。

（11）伪影

系指在成像过程中产生的错误图像特征。伪影是附加在正常图像上的异常图像，它会干扰对正常图像的判读，是影响图像质量的重要因素。

（12）模/数转换（ADC）和数/膜转换（DAC）

模/数转换是把模拟信号转换为数字的形式。即把连续的模拟信号分解为彼此分离的信息，并分别赋予相应的数字量级。完成这种转换的元件称模/数转换器。

数/模转换实际是模/数转换的逆转。它把二进制数字影像转变为模拟影像，即形成视频影像显示在显示器上。完成这种转换的元件称数/模转换器。

（二）教字X线影像的形成

数字X线影像的形成过程，归纳起来，大体都要经过信息采集、量化、转换和图像显示的过程，四个过程连续进行，难以截然分开。

1. 信息采集

信息采集的第一步是X线曝光或扫描，透过被照体的载有影像信息的X线被辐射接收器（IP、平板探测器、CCD阵列等）接收。将收集到的模拟信号再转换成数字形式，与此同时将图像分割成若干个小单元，这种处理称为空间采样，简称采样。

采样实质上就是指按一定间隔将图像位置信息离散地取出的过程，也就是对输入的模拟信号在一定时间方向上按一定间隔取出的振幅值。采样将模拟信号分解成离散分布的样本值信号。相邻两个采样点之间的间隔称为采样间隔，对大小相同的图像而言，采样间隔越小，图像的像素数越多；同时，单个像素面积越小，图像空间分辨率越高，越能准确表现原图像，但信息容量也随之增加。

当采样间隔大于采样点大小时，采样点排列不连续，图像噪声增加。当采样间隔小于采样点大小时，图像噪声特性得以改善，但模糊度增加。

图像采样的空间像素矩阵大小必须保证采样后得到的数字图像能不失真地反映原始图像信息。对原始图像信息采样时，所用的采样频率必须为原始图像信息中所包含的最高频率的2倍以上，即满足“采样定理”。例如，对含10kHz频率成分的信号，采样频率必须在20kHz以上，否则就会出现混叠伪影，数字信号就不能如实地反映原始图像信息。

2. 量化

量化是指将连续变化的灰度或密度等模拟信息，转化成离散的数字信息的过程。也就是在振幅方向上用适当的间隔将被样本化的信号分配到临近规定值中的过程。采样将图像分解成时间、空间上离散分布的像素，但像素的值仍是连续值。量化后的信号数值为整数值，其所取的数值决定了数字图像的灰度值，并且与原始信号的强度成正比，灰度值的总和称为灰阶。

对灰阶显示程度的要求是以人眼分辨微小密度差别的能力为根据的，通常要求噪声小、信噪比高的成像系统能达到12bit（4O96灰阶）。

量化的级数越多，数字化过程带来的误差就越小，信号表现能力越高，但图像数据量增加。反之，量化的级数越少，量化过程的误差越大，可出现伪轮廓状伪影。

3. 转换

模拟信号经采样与量化处理后被转换为数字信号，采样过程决定了数字图像的空间分辨率，量化过程决定了数字图像的密度分辨率。

采样与量化都需要借助模/数转换器完成。X线探测器读取后的图像信号比较微弱，需经过放大增益，再输入模/数转换器进行信号转换，因此模/数转换器是实现图像数字化的核心部件。

4. 显示

对采样与量化后得到的数字信号立即进行数据处理，由计算机重建出一幅图像，再经计算机输出，在显示器上显示或经激光相机打印出来。同时，将所接收到的图像数据进行本地存储，以备随时调用、显示或重建。

（三）数字影像处理

当数字图像数据在计算机的存储器中存储后，就可以对它们进行各种处理。对图像数据处理的作用是提高图像在空间分辨率、锐利度、对比度、分辨率和信噪比等方面的视觉效果，向观察者传送最大的信息量。影像处理操作由相关参数控制，这些参数被赋予与检查类型相关的数值，预置的参数值存储于设备操作列表中，分别对应着不同的检查部位和类型。数字影像处理技术包括图像降噪、图像强化、图像重建、灰度处理、频率处理、均衡处理等。

1. 过滤函数

数字图像还可以通过后处理得到不同效果的图像。这是一个使用滤波函数对图像进行处理的数学运算过程。选用不同滤波器可得到不同效果的图像。

2. 图像降噪

CR影像上的噪声主要包括：X线量子斑点噪声、光激励发光噪声、成像板结构噪声、电子噪声、激光功率噪声以及量化噪声。在低剂量曝光条件下，最显著的噪声源是X线量子噪声和光激励发光噪声，后者主要是由影像读出处理过程中的激励发光量子的统计涨落造成的。

3. 图像强化

所谓图像强化，是指通过将图像上重要内容突出强化，同时抑制不重要内容，以改善图像质量的方法。换句话说，就是要通过对重要内容的增强和不重要内容的抑制获得清晰的图像显示效果。

如果选定了一个小的滤过核尺寸，那么相对于中、低频影像成分来说，所有的高频信号成分就会得到强调。如果滤过核尺寸比较大，中等频率的成分将会被增强。如果选择中等尺寸的滤过核，就会增强血管和小结节等一些较大的影像结构。

小的滤过核尺寸适用于提高影像的锐利度和微细线性细节的可视度，但同时也激发了噪声谱的高频部分，形成一种典型的细密纹理的外观。中等滤过核增强的缺点是掩盖没有轮廓增强的病理改变，如肺结节。滤过核尺寸较大时，较大的低对比物体有被抑制的风险。

4. 图像重建

图像重建是指运用一定的数学计算方法，将含有人体组织信息的一维数据转变为图像矩阵的过程。

重建方法是图像重建时所采用的一种数学计算程序。其运算方法有多种，如反投影法、分析法、傅里叶反演法、滤波反投影法、卷积投影法及二维傅里叶变换法等。

不同的数字成像设备采用的计算程序也各不相同。前四种重建算法在CT和MRI中多选用，二维傅里叶变换（ZDFT）图像重建法为MRI所特有。在实际应用中，因采用的算法不同，所得到的图像效果亦有很大差别。

5. 灰度处理

主要用来改变影像的对比度、调节图像的整体密度。在FCR系统中，它以16种谐调曲线类型作为基础，以旋转量、旋转中心和移动量作为调节参数，来实现对比度和光学密度的调节，从而达到图像的最佳显示。

（1）谐调曲线类型（gradation type，GT）

谐调曲线是一组非线性的转换曲线，它的选择就像选择X线胶片不同的y值一样，针对不同的部位有不同的配置。实际应用中，针对不同摄影部位的密度和对比度差异，CR系统相对应地匹配不同的转换曲线，以获得最佳图像显示效果。

（2）旋转中心（gyrate center，GC）

为谐调曲线的中心密度，它的值依照医学影像的诊断要求在FCR系统中设定为0.3 ~ 2.6。

（3）旋转（gyrate amount，GA）

曲线的旋转主要用来改变影像的对比度。旋转量有一定的数值范围，GA越大，对比度越大；GA越小，对比度越小，当GA=1时，表示所选择的谐调曲线无对比度变化。实际的应用中，GA总是围绕着GC进行调节。

（4）谐调曲线移动量（gradation shift，GS）

GS用于改变整幅影像的密度。降低GS值即曲线向右移就减小影像密度，增加GS值即曲线向左移就增加影像密度。

6. 频率处理

空间频率处理技术是一种边缘锐化技术，它是通过对频率响应的调节突出边缘组织的锐利轮廓。在传统的屏 - 片系统中，频率越高频率响应却越小，但在CR系统中是根据图像显示效果的需要来控制频率的响应。比如，提高影像高频成分的频率响应，那么就增加了此部分的对比。决定空间频率的响应程度有频率等级（RN）、频率增强（RE）和频率类型（RT）。

（1）频率等级（frequency rank，RN）

即对空间频率范围的分级。

低频等级（0 ~ 3）：用于增强大结构，如软组织、肾脏和其他结构器官的轮廓。

中频等级（4 ~ 5）：用于增强普通结构，如肺部脉管和骨骼轮廓线。

高频等级（6 ~ 9）：用于增强小结构，如微细骨结构、肾小区等。

（2）频率增强（degree of enhancement，RE）

用以控制频率的增强程度。

（3）频率类型（frequency type，RT）

用于调整增强系数，控制每一种组织密度的增强程度。

在某些图像处理中，为了充分显示正常组织和病变的结构，往往是将灰阶处理和空间频率处理结合起来应用。如较低的GA与大的空间频率增强结合产生的影像可以覆盖较宽的信息范围，并使器官组织的边缘增强，用于显示软组织。

7. 均衡处理

对比度均衡主要是为了提高细微强度差异的可察觉性，同时也降低了差异的幅度。对比度均衡可用于具有任何尺寸大小的区域，并无统一的标准。因此，最适合上述增强技术的影像表现应该提供多个空间尺度的局部强度变化。例如，小波变换或拉普拉斯变换。

在边缘增强时，对小区域进行操作，而在动态范围压缩时要涉及大的区域。噪声减少将主要影响小尺寸的区域，但对比度下降的程度依赖于对影像的局部统计。

二、CR、DR成像原理

（一）CR

计算机X线摄影（简称CR），是光激励存储荧光体（photostimulable storage phosphor，PSP）成像。

1. 工作过程和成像原理

（1）工作流程

①信息采集：CR系统用成像板（IP）来接受X线的模拟信息。然后经过模/数转换器来实现影像的数字化。对IP的曝光过程就是信息采集。

②信息转换：是指存储在IP上的模拟信息转化为数字信息的过程。主要由激光阅读仪、光电倍增管和模/数转换器组成。IP在X线下受到第一次激发时储存连续的模拟信息，在激光阅读仪中进行激光扫描时受到第二次激发，而产生荧光（荧光的强弱与第一次激发时的能量精确地形成比例，呈线性正相关），该荧光经高效光导器采集和导向，进入光电倍增管转换为相应强弱的电信号，然后进行增幅放大、模数转换成为数字信号。

③信息处理：是指使用不同的相关技术，根据诊断的需要对影像实施的处理，从而达到影像质量的最优化。CR的常用处理技术包括谐调处理技术、空间频率处理技术和减影处理技术。

④信息的存储与输出：IP被扫描后所获得的信息可以同时进行存储和打印。影像信息一般被存储在光盘中。

（2）成像原理

在CR成像系统中，IP作为辐射接收部件替代了常规X线摄影用的胶片，成为影像记录的载体。

成像板上涂有一层“光激励荧光体（PSP）”，具有“光激励发光（PSL）”的特性。许多化合物具有这种特性，但适宜 X 线摄影所需要特性的却为数不多。最接近 X 线摄影要求的化合物是“碱土卤化物”，如 BaFBr：Eu^{2+}，BaF（BrI）：Eu^{2+}，BaSrFBr：Eu^{2+}。

微量的 Eu^{2+} 混杂物加在光激励荧光体中，以改变它的结构和物理特性。微量的混杂物，也叫作活化剂，替代了晶体中的碱土，形成了发光中心。

曝光后的成像板由于吸收 X 线而发生电离，在光激励荧光体的晶体中产生电子 / 空穴对（陷阱）。一个电子 / 空穴对将一个 Eu^{2+} 跃迁到激发态 Eu^{3+}，以俘获电子的形式存储的能量形成潜影，也就是说，光激励荧光体的晶体结构“陷阱”中存储的是吸收的 X 线能量，所以有时称作“存储”荧光体。当 Eu^{3+} 在适当波长的附加可见光能量的激励下，再返回到基态 Eu^{2+} 时，会将俘获的能量以可见光的方式释放出来。

曝光后的成像板储存在读取装置内，经过用低能量高度聚焦和放大的红色激光扫描，一种较高能量低强度的蓝色光激励发光（PSL）信号被释放出，它的强度与接收器中吸收的 X 线光子的数最成正比。蓝色的光激励发光（PSL）信号从红色激光中分离，导入一个或多个光电倍增管。

最常用的激光是 HeNe（λ=633nm）激光和“二极管”（λ=680nm）激光，光激励发光的波长范围为 390 ~ 490nm，恰好与光电倍增管（PMT）光电阴极探测敏感度的波长（400nm）相匹配。

光电倍增管将接收到的光信号转换成电压，电压经过增幅，输入模 / 数转换器转换成数字，通过采样和量化，以数字影像矩阵的方式存储。

分析采集到的原始数据影像，确定有用影像的相关区域，按照用户选择的解剖部位程序将物体对比度转换成模仿模拟胶片的灰阶影像。最后，重建出影像在显示器上显示或通过打印机打印出照片影像。

完成影像读取过程后，IP 的影像数据可通过施加强光照射来消除，这就使得 IP 可重复使用。

2. 曝光指示器

PSP 系统在曝光不足或过度时都能提供适当的光学密度或影像灰阶输出值，这归功于大宽容度响应和将信号定标在预设输出范围的算法。技术运用不适当时，潜在的问题可能因此被掩盖。

在成像板上以具有平均入射照射量指示值来验证摄影技术是否正确，这一点十分重要。相对曝光指示值主要依赖探测器上吸收的能量以及在处理过程中 PSL 释放的强度，因此，能量积存和荧光体衰减都对曝光指数产生影响。照射野分割和直方图分析同样影响曝光指示值。同时，不恰当地使用处理算法也会使曝光指示产生变化。对于所有的数字系统而言，在对被照体成像时，IP 上的照射量在整幅影像中都有所不同。使用任何单一的数值来表达照射量是不可能的，尽管一个校准过的绝对曝光度最标准。事实上，所有的曝光指示器都是反映 IP 板上一些特定区域的统计特征（如均值或中位数）。因此，我们要认识到曝光指数只是探测器上照射量的估计值，而不是一个绝对值。另外，曝光指示值随 kV 的变化和 IP 的不同衰减 / 吸收对线束滤过作用的不同而不同。熟悉和掌握由生产商提供的具体使用方法有助于进一步了解曝光指示的数值，并能够将这些值与探测器感度更好地结合，确定出最佳的校准方法。

（1）Fuji 系统

FujiP SP 系统使用感度值来实现对入射照射量的评估。此照射量穿过被照体后到达成像板。标准分辨率（standard resolution）的成像板在常规的处理条件下，在无滤过 80kV 线束下通过以下公式得出系统的感度值：$S \cong \frac{200}{exposure(mR)}$，成像板上较低（高）的入射照射量会产生较低（高）的 PSL 信号（取决于直方图分析）。这种情况下，需要增加（降低）信号的放大率来获得数字化的最优化信号范围。根据曝光直方图的形状，放大的量值间接地由系统感度值来表达。计算机算法根据不同的解剖特征描绘出不同的直方图形状，确定最大值、最小值和中位值。按照上面所述对信号的放大进行调整，将中位值映射为输出范围的中点。Fuji 系统常采用的两种算法包括自动模式和半自动模式。自动模式是将整个图像的区域用于图像分割和直方图评估，而半自动模式则是针对特定的图像区域（如中央的 10cm × 10cm 区域）。自动模式根据直方图的最大值和最小值间的像素点来确定曝光宽容度，而半自动模式则是预先设定宽容度的范围。还有一种算法为固定感度模式。在 IP 板读出时，用户要预先设定感度值。这种模式下的系统就类似于传统屏－片探测器，在摄影技术方面当然要求准确地选择。

（2）Kodak 系统

Kodak PSP 系统所使用的曝光指数，与成像板上平均入射照射量的对数成正比，计算公式为：$EI \cong 1000 \times \log(\text{exposure in mR}) + 2000$。

1mR 的照射量（80kV，0.5mmCu.lmmol 滤过）产生的曝光指数为 2000。在相同准直系统下，10mR 的照射量产生的曝光指数为 3000，0.1mR 产生 1000 的曝光指数。对荧光屏的照射量加倍时，曝光指数值增加 300。因此 EI 的单位是“kilobels”（类似工程学中常用的单位分贝）。当使用高分辨 PSP 接收器（HR 成像板）时，EI 具有较低的范围，这是由于 IP 的衰减较低所造成的。

（3）AGFA 系统

AGFA PSP 系统使用了一种叫作“IgM”的曝光指示值，它是原始直方图照射量中位值的对数。每一次 AGFA PSP 检查都定一种感度等级（speed class），系统会以想要的感度为中心，对在 4 个数量级范围变化的照射量进行补偿。IgM 值指的是对成像板的实际照射量，与仅为平均灰阶值的扫描均值（scanned average level，SAL）有一种数学关系。用 75kV 和 1.5mm Cu 附加滤过，感度等级为 200，2.2mR（20；μGy）照射量对成像板曝光产生的 SAL 为 1800。作为 PMT 输出的方根放大的结果，感度等级 200 的 SAL 值的特性响应为：

$$SAL_{200}=1214 \times [\text{照射量（mR）}]$$

SAL 值随着感度等级 S 的方根值的增加而增加：

$$SAL(S)=SAL_{200}X(S/200)^{0.5}$$

灰阶数值可重新表达为照射量的对数值，这里的4095等同于3.2768。零点未加定义。IgM与SAL的关系为：

$$IgM=3.2768-\log[(4095/SAL)^2]$$

联合以上三个等式并将其简化，IgM与照射量的确切关系为：

$$照射量（mR）=E(2276/S)\times 10^{(IgM-3.2768)}$$

从这个等式中可以断定，IgM的数值有0.3的变化时，对应于照射量将有两个数量级的变化。尽管IgM的绝对数值依赖于感度等级，但IgM和照射量之间的相对变化是与感度等级无关的。因此，IgM用“TgE”单位来表达，相当于贝尔（bels，B）。

这个相对照射量的范例，被合并到剂量监测软件中，并作为AGFA PSP系统的一个选件。对于每次检查、体位和暗盒尺寸，IgM的平均值要么经过50次检查后计算得出，要么手动设置。对于哪种类型、体位和暗盒尺寸在后来的每次检查中，IgM值都要与标称IgM值进行比较。剂量的偏移同时以数值和温度曲线的形式表达出来。每种类型的最后100次检查的标称IgM值和平均统计结果可以打印或以电子格式保留。

（4）Konica系统

Konica REX值由以下公式计算得出：

$$S=QR\times EI/E$$

这里QR是预置的量化范围，El是成像板上产生数值1535时的照射量（mR），E是成像板上用于计算S值的区域的平均照射量。以QR值200为例，在80kV的条件下，IP上1mR照射量，系统准值后显示数值为1535。因此，照射量1mR时对应的S=200×（1/1），照射量2mR对应的S值为100。

生产商通常是以在1P板上产生1mR的照射量（尽管能量会有变化）为基础的“目标”照射量，这样就很类似一个“感度200”等级的探测器。因为相对于感度400的屏－片探测器，PSP IP的吸收效率较低，而我们需要获取与屏－片基本相同的SNR。另外，生产商用于校准的X射线质也有所不同。所有系统的曝光指数的稳定性主要依赖于kV和滤过。目前我们正在努力制订一个标准化的方法，对所有的DR系统的曝光指示值进行校准，目前正由AAPM进行拟定。

（二）DR

1. 概述

随着DSA（digital subtraction angiography）技术的问世，布鲁塞尔在第15届国际放射学术会议上首次提出数字化X线摄影（digital radiography，DR）的物理学概念，开启了计算机技术与传统X线成像技术结合的发展进程。

常规X线检查实现数字化最早的是X线I.I-TV系统，开始时将摄像管输出的视频信号经

A/D 转换成数字信号输入给计算机重建出图像。CCD 摄像机问世后，替代了原来的摄像管，CCD 可将影像增强器输出屏的影像直接转换成数字信息输入计算机。当时称此设备为 DR。

后来，CR 问世，率先实现了常规 X 线摄影的数字化。20 世纪 90 年代后期，薄膜晶体管（thin film transistor，TFT）阵列等新技术推出，使数字 X 线摄影的探测器研制取得突破性进展。多种类型的固态一体化平板探测器（flat panel detector，FPD）投入临床应用，将此类成像技术称为 DR。

由于各生产厂家在 DR 成像设备中采用的成像元器件及成像方式不同，DR 的设备类型越来越多。随着硬件及软件不断地研发，DR 的成像功能也越来越扩展，图像显示由静态到动态，由平片到体层，由重叠到减影，由局部到全部。设备的改进推动着医学影像技术和医学影像诊断学的发展。

2. 直接转换式平板探测器

（1）概念

直接转换式平板探测器名称中有两层含义，一是直接转换，系指该探测器利用的光导半导材料是非晶硒，非晶硒俘获入射的 X 线光子后，直接将接收到的 X 线光子转换成电信号，故称为直接转换。二是平板，系指探测器的单元阵列采用的是薄膜晶体管（TFT）技术。制成的探测器外形类似平板状，所以，这种探测器称为直接转换式平板探测器。

多丝正比电离室探测器虽属直接转换式，但其结构非板形，是一种狭缝扫描装置，不属于平板探测器。

（2）成像原理

透过被照体的 X 线照射到平板探测器的非晶硒层时，由于非晶硒的导电特性被激发出电子－空穴对，即一对正负电子。该电子－空穴对在外加偏置电压形成的电场作用下被分离并反向运动，负电子跑向偏压的正极。正电子跑向偏压的负极，于是形成电流。电流的大小与入射 X 线光子的数量成正比，这些电流信号被存储在 TFT 的极间电容上。

每个 TFT 形成一个采集图像的最小单元，即像素。每个像素区内有一个场效应管，在读出该像素单元电信号时起开关作用。在读出控制信号的控制下，开关导通，把存储于电容内的像素信号逐一按顺序读出、放大，送到 A/D 转换器，从而将对应的像素电荷转化为数字化图像信号。信号读出后，扫描电路自动清除硒层中的潜影和电容存储的电荷，为下一次的曝光和转换做准备。

3. 间接转换式平板探测器

（1）概念

间接转换型探测器系指 X 线影像信息在转换为电子信号过程中，中间需要经过光电转换之后再变为电信号。属于此类型的探测器有：间接转换式平板探测器（碘化铯＋非晶硅，或使用硫氧化钆／铽＋非晶硅）和闪烁体 +CCD 阵列探测器。因闪烁体 +CCD 阵列探测器在制作过程中，闪烁体和 CCD 阵列之间需要有一定的距离，故探测器外形尺寸较厚，不属于平板探测器。

（2）非晶硅平板探测器成像原理

位于探测器顶层的碘化铯（CsI）闪烁晶体，受到 X 线照射后，由于它的特性将入射的 X 线光子转换为可见光，可见光激发碘化铯层下的非晶硅光电二极管阵列，使光电二极管产生电流，从而将可见光转换为电信号，在光电二极管自身的电容上形成储存电荷。

每一像素电荷量的变化与入射 X 线的强弱成正比，同时，读出阵列还将空间上连续的 X 线图像转换为一定数量的行和列构成的总阵式图像。点阵的密度决定了图像的空间分辨率。在中央时序控制器的统一控制下，居于行方向的行驱动电路与居于列方向的读取电路将电荷信号逐行取出，转换为串行脉冲序列并量化为数字信号。获取的数字信号经通信接口电路传至图像处理器，从而形成 X 线数字图像。

4. 直接与间接方式性能比较

（1）非晶硒平板探测器的评价

①非晶硒 FPD 的最大优点是 X 线光子直接转换成电信号，无中间环节，不存在其他类型 DR 探测器因增感屏或闪烁体引起光线散射而造成的图像模糊效应，避免电信号的丢失和噪声的增加，提高空间分辨率。

②非晶硒光导材料的分辨率特性好，灵敏度高，因此量子检测效率（detective quantum efficiency，DQE）和 MTF 高，空间分辨率可达 3.6LP/mm，动态范围可达 10^4 ~ 10^5，图像层次丰富，图像质量好。

③非晶硒的吸收效率高，转换特性在 1 ∶ 10000 范围内是线性的，曝光宽容度大，容许一定范围内的曝光误差。通过影像后处理修正图像质量；配合自动曝光控制功能，可杜绝因曝光参数选择不当所致的重复摄影。

④非晶硒 FPD 对环境要求高，需要较高的偏置电压。另外，以硒为基础的探测器由于曝光后存在的潜影滞后，刷新速度慢，动态摄影速度受到限制。

⑤大面积的 TFT 生产工艺复杂，在工业生产中存在较大难度。

（2）非晶硅平板探测器的评价

①和非晶硒平板探测器一样，非晶硅平板探测器同样具有成像速度快、良好的空间及密度分辨率、高信噪比、直接数字输出等优点，其临床应用基本相同。

②与非晶硒平板探测器成像方式相比，非晶硅光电二极管是将荧光材料转换的可见光再转换成电子信号。X 线一旦被转换成可见光，就会产生一定的散射和反射，使得有价值的信息丢失或散落，从而在一定程度上降低了 X 线感度和空间分辨率。

③非晶硅抗辐射能力强，是理想的 X 线探测器材料，能适应多次曝光摄影和透视的工作需要，在获取高质量动态影像方面具有优势。

非晶硅和非晶硒两种平板探测器是目前 DR 成像设备中使用最多的类型机。

第三节 数字减影血管造影（DSA）

数字减影血管造影（digital subtraction angiography，DSA），因为人体的血管与骨骼及软组织影相互重叠，单纯的血管造影时，血管显影不清。DSA 则是利用计算机处理数字化的影像信息，以消除骨骼和软组织影，使血管得到清晰的显影，是新一代血管造影的成像技术。Nudelman 获得第一张 DSA 的图像后，数字减影血管造影得到了蓬勃发展。目前，数字减影血管造影已广泛应用于临床的各个领域。

一、DSA 的成像基本原理与设备

DSA 是数字 X 线成像（digital radiography，DR）的一个组成部分。DR 是先使人体某部位在影像增强器（IITV）影屏上成像，用高分辨力摄像管对 IITV 上的图像行序列扫描，把所有的连续视频信号转为间断各自独立的信息，有如把 IITV 上的图像分成一定数量的水方块，即像素。复经模拟 / 数字转换器转成数字，并按序排成矩阵。这样，图像就被像素化和数字化了。数字矩阵可为 256 × 256、512 × 512，或 1024 × 1024。像素越小、越多，则图像越清晰。如将数字矩阵的数字经数字 / 模拟转换器转换成模拟图像，并于影屏上显示，则这个图像就是经过数字化处理的图像。DR 设备包括 IITV、高分辨力摄像管、计算机、磁盘、阴极线管和操作台等部分。数字减影血管造影的方法有几种，目前常用的是时间减影法（temporal subtraction method），介绍如下：经导管内快速注入有机碘水造影剂，在造影剂到达靶血管之前，血管内造影剂浓度处于高峰和造影剂被廓清这段时间内，使检查部位连续成像，比如每秒成像一帧，共得图像 10 帧。在这系列图像中，取一帧血管内不含造影剂的图像和含造影剂最多的图像，用这同一部位的两帧图像的数字矩阵，经计算机行数字减影处理，使两个数字矩阵中代表骨骼及软组织的数字被抵消，而代表血管的数字不被抵消。这样，这个经计算机减影处理的数字矩阵经数字 / 模拟转换器转换为图像，则没有骨骼和软组织影像，只有血管影像，达到减影目的。这两帧图像称为减影对，因系在不同时间所得，故称为时间减影法。时间减影法的各帧图像是在造影过程中所得，易因运动不尽一致造成减影对不能精确重合，即配准不良，致使血管影像模糊。

二、DSA 检查技术

根据将造影剂注入动脉或静脉而分为动脉 DSA（intraarterial DSA，IADSA）和静脉 DSA（intravenous DSA，IVDSA）两种。由于 IADSA 血管成像清楚，造影剂用量少，所以应用多。IADSA 的操作是将导管插入动脉后，经导管注入肝素 3000 ~ 5000 单位，行全身低肝素化，以防止导管凝血。将导管尖插入靶动脉开口，导管尾端接压力注射器，快速注入造影剂。注入造影剂前将 HTV 影屏对准检查部位，于造影前及整个造影过程中，以每秒 1 ~ 3 帧或更多的帧频，摄像 7 ~ 20 秒。经操作台处理即可得减影的血管图像。

IVDSA 可经导管或针刺静脉，向静脉内注入造影剂，再进行减影处理。

三、DSA 临床应用

目前，IADSA 对动脉的显示已达到或超过常规选择性动脉造影的水平，应用选择性或超选择性插管，对直径 200 μm 以下的小血管及小病变 IADSA 也能很好地显示。而观察较大动脉，也可不做选择性插管。所用造影剂浓度低，剂量少。还可实时观察血流的动态图像，作为功能检查手段。DSA 可行数字化信息储存。IVDSA 经周围静脉注入造影剂，即可获得动脉造影，操作方便，但检查区的大血管同时显影，互相重叠，造影剂用量较多，故临床应用少，不过在动脉插管困难或不适于做 IADSA 时可以采用。

DSA 有助于心、大血管的检查。对主动脉夹层、主动脉瘤、主动脉缩窄或主动脉发育异常和检查肺动脉可用 IVDSA。DSA 对显示冠状动脉亦有较好的效果。IADSA 对显示颈段和颅内动脉均较清楚，可用于诊断颈段动脉狭窄或闭塞、颅内动脉瘤、血管发育异常和动脉闭塞以及颅内及颅内肿瘤的供血动脉和肿瘤染色等。DSA 对腹主动脉及其大分支以及肢体大血管的检查也很有帮助。DSA 技术发展很快，现已达到三维立体实时成像，更有利于病变的显示。

（一）造影中几种常用技术

1. 放大技术

DSA 放大摄影中，影像可采用几何放大和电子放大两种方法。几何放大是通过球管、人体、影像增强器三者之间相对距离的不同组合进行，根据几何学原理，锥体中正截面的面积之比等于各截面到锥体顶距离的平方比，如果球管与影像增强器的距离不变，人体离球管越近影像放大率越大，反之亦然；人体保持不动，球管离影像增强器距离越短，影像越放大。电子放大是通过改变影像增强器输入屏的大小来改变影像的大小。例如，分别选用输入屏 33cm、23cm、17cm，其影像的放大倍数逐渐增加。输入屏大小的改变是通过加在影像增强管上不同的电压来实现的，改变电压就是改变了电子透镜的聚焦点，焦点改变了，输入屏可观察的有效面积也跟着改变，相应地输出屏的影像也随之改变。由于该影像放大是通过改变电压实现的，故称电子放大。

2. 定位技术

定位技术是在 DSA 采集前先将造影部位确定一个初始位置，以免采集曝光时再慌乱地移动球管或导管床来回寻找血管部位影，而得不到理想的图像。这点在冠状动脉和腹部血管 DSA 检查中尤为重要，冠状动脉造影时需要放大，肠系膜上动脉或肠系膜下动脉造影时血管行程长。

3. 缩光技术

缩光技术就是使用准直器将曝光野中空旷区，或组织密度很低的区域遮盖，以求照射区域内密度趋于一致，从而提高图像的质量。

4. 屏气技术

影响 DSA 成像质量的一个重要因素是运动性伪影的产生，DSA 采像过程中患者的轻微移动和呼吸运动都会使用图像模糊不清。所以对胸部和腹部的 DSA 成像必须屏气采集，胸部采用深吸气后屏气采集，腹部采用深呼气后屏气采集，这样能够充分暴露采集区域。

5. DSA 的采集持续时间

采集持续时间依照造影的部位和病变的要求而不同。对于心腔造影，基本原则是对比剂不论从右心系统注入，还是从左心系统注入或者存在左右短路的情况下，采集时间都要将左心室对比剂充盈满意为止。对于冠状动脉造影，采集时间应到静脉像为止，观察侧支循环采集时应足够长，直至侧支循环充盈为止。对于肝癌患者的腹腔动脉造影时，采集时间应延长到门静脉显示满意为止。对消化道出血而行肠系膜上、下动脉造影时，采集时间应到毛细血管期或静脉期，以便观察动脉、静脉畸形或细小血管的病变。

（二）摄影方向用语及心脏 DSA 常用轴位摄影方法

1. 摄影方向用语

影像增强器转至患者右前方的摄影方向为右前斜位（RAO），影像增强器转至患者左前方的摄影方向为左前斜位（LAO）。影像增强器转至患者头部的摄影方向称为足头位（CRANIAL），影像增强器转至患者足部的摄影方向称为头足位（CAUDAL）。将摄影装置向水平面和矢状面两个方向倾斜，即所谓的复合位摄影，如 LAO40° 和 CRANIAL45° 的复合位摄影，用 LAO40° ＋CR45° 来表示。

2. 心脏 DSA 常用轴位摄影方法

（1）肝锁位

采取约 45° 半坐位或影像增强器转至头部 45°，再左前斜（LAO）4°，患者的体位在检查床上（水平）顺时针旋转 15° ~ 20° ，X 线从正面和侧面两个方向摄影的摄影方法。这种体位正位像上两个心房和两个心室互不重叠（即四腔心），房间隔中部和室间隔后部几乎可以呈切线位摄影，侧位像室间隔圆锥部可以呈切线位影，对于诊断各种先天性心脏病和二尖瓣疾病很有帮助。

（2）长轴斜位

取 LAO70° ~ 75° ，CRANIAL25° ~ 30° 的复合位角度摄影，这种体位可以切线位观察室间隔前部，有助于观察左室流出道，主动脉瓣及二尖瓣的关系。

（3）半坐位

X 线以 CRANIAL30° ~ 45° 摄影，这种体位有利于观察肺总动脉及分支部位，有助于肺动脉狭窄的诊断。

（4）主动脉瓣瓣口位

X 线以 LAO75° ~ 80° 和 CAUDAL40° 的复合位角度摄影。这种方向摄影主动脉瓣的三个瓣互不重叠。

（5）二尖瓣瓣口位

X 线以 LA060° 和 CAUDAL20° 的复合位角度摄影，这种方向摄影可以从正面观察二尖瓣环，且二尖瓣的前尖、后尖互不重叠，有助于对开放程度、粘连程度及瓣环收缩动态的观察。

（6）肺动脉瓣瓣口位

X 线以 CAUDAL35° 摄影，这种摄影从正面观察肺动脉瓣，有助于对肺动脉瓣瓣尖数有无异常及运动情况的观察。

（三）DSA 的术前准备与手术操作

（1）患者准备

①做碘过敏及麻醉药过敏试验；

②检查心、肝、肾功能，出凝血时间、血常规、乙肝等；

③穿刺部位备皮；

④术前 4 小时禁饮食，给予镇静剂及排空大小便；

⑤向患者解释，消除顾虑及紧张，争取术中配合；

⑥备好临床检查资料和有关影像学资料。

（2）器械准备

事先检查 X 线机、导管床、DSA 设备及高压注射器，以免术中设备失灵。准备好相应型号的穿刺针、导丝及相关形状的导管、消毒手术包。必要的抢救设备，如氧气、除颤器、气管切开包、气管插管器械等。

（3）药品准备

备好相应浓度的对比剂，准备栓塞剂、抗凝剂、化疗药、各种急救药物，建立静脉通道等。

（4）手术操作

DSA 的手术操作一般采用 Seidinger 氏技术穿刺插管。常选用股动脉和股静脉作为穿刺部位，有时也取肱动脉或腋动脉作为穿刺点，或肘部静脉及颈静脉穿刺。不同部位的 DSA 应选用不同形状和型号的导管，使之与靶血管形态和走行相适应。插管操作中先作较大血管的 DSA，明确血管走行后再行选择性或超选择性插管穿刺并造影。操作过程中导管导丝应相互配合，对难插的血管采取步步为营的方式，或导管端变换不同的方位，或用不同方法旋转导管。同时动作要轻柔，避免导管、导丝前端对血管内膜造成损伤。在插管中可选用 DSA 的血管路标图方式，或最后图像冻结方式，或选用相关的血管像作参考，以便指导插管，缩短手术操作时间。在进行栓塞治疗时，应明确血管的走行，力戒误栓。造影完毕拔出导管后，至少压迫动脉 15 分钟，直至穿刺点无血冒出，再加压包扎，平卧 24 小时。

（四）DSA的适应证、禁忌证与并发症

1. 适应证

血管及冠脉病变：血管局限性或弥漫性血管狭窄，或狭窄与扩张相间；血管闭塞和阻塞；血管瘤；动静脉畸形和动静脉瘘；血管先天性变异畸形和缺如；血管内血栓形成和静脉瓣膜功能不全；人造血管或冠脉搭桥血管的再病变等。

出血性病变：消化道急慢性出血；支气管大咯血；外伤性血管损伤；自发性动脉瘤破裂；或动静脉畸形血管破裂；医源性血管损伤（如手术、穿刺）等。

血管的介入治疗：血管成形术；血管内支撑架安置术；经颈静脉肝内门体静脉内支架分流术；血管内溶栓术；出血动脉及经动脉肿瘤栓塞术等。

鉴别诊断：良恶性肿瘤的鉴别；炎性与肿瘤性病变的鉴别；血管瘤与囊性病变及肿瘤性病变的鉴别等。

术后随访：冠状动脉搭桥术后复查；颅内血管性病变术后复查；血管成形术后复查；血管内支撑架安置术后复查；人造血管术后复查等。

各种先天性心脏病。

2. 禁忌证

碘和麻醉剂过敏；

严重的心肝肾疾患；

严重的血管硬化或穿刺血管严重阻塞病变；

急性炎症、高热；

严重的出血倾向和凝血功能障碍；

穿刺部位感染。

3. 并发症

（1）穿刺插管所致并发症

暂时性动脉痉挛，为多次穿刺插管刺激所致；局部血肿，常为术中穿刺器械过粗及术后压迫止血不够所致；假性动脉瘤和动静脉瘘，常为操作不当使动脉壁受损和穿刺的同时穿过动静脉所致；导管在动脉内折断，多为导管使用过久或过期或质量不好，在多次强扭转后发生折断；动脉切割和夹层动脉瘤，为插管动脉粗暴损伤动脉内膜，或导管端顶住血管壁，在高压注射对比剂时出现内膜切割；动脉粥样硬化斑块脱落，可为高压注射器的冲刷，或导管导丝在动脉粥样硬化处来回进出；血管破裂，可为高压注射器在导管端顶住血管壁时流率过大，或导管导丝遇阻力时强行前进；血栓形成和动脉栓塞，可为损伤的动脉壁和导管导丝血小板沉积后，逐渐形成血栓，也可为肝素盐水中肝素浓度不够；气栓，在高压注射器或注射器内空气未排干净时发生；严重心律失常，可在导管导丝的刺激或患者过度紧张等时发生。了解导致并发症的原因并采取相应措施即可达到防治的目的。并发症处理基本对因治疗。如动脉痉挛可注入利多卡因

或交感神经阻滞剂；局部血肿一般不作处理，必要时做局部热敷、静注肝素或切除；假性动脉瘤可手术切除；动脉内有异物或栓子可做手术取出等。

（2）对比剂所致并发症

对比剂的并发症有休克、惊厥、喉头水肿、急性肺水肿、急性肾衰、横断性脊髓炎、癫痫和脑水肿等。对比剂过敏所致的并发症难以预防，对过敏体质者造影应小心控制对比剂的浓度和用量。对比剂所致的并发症，应按临床表现作对症处理。

（五）头颈部 DSA

1. 头颈部血管解剖

（1）动脉系统

头颈部的动脉由左、右颈总动脉和左、右椎动脉构成。

①颈总动脉及其分支。右颈总动脉发自右头臂动脉（或无名动脉）；左颈总动脉常发自主动脉弓。左、右颈总动脉约在两侧甲状软骨水平（C4 水平）处分为颈内动脉和颈外动脉：颈内动脉是大脑半球供血的主要渠道，它自颈总动脉分叉后上行至岩骨的颈动脉外口，以此为界将颈内动脉分为颅外段和颅内段。颅外段无分支且呈垂直走行；颅内段自下而上依次分为岩骨段、海绵窦段、虹吸弯段和终末段等，于终末段分成了大脑前动脉和大脑中动脉。大脑前动脉分叉后，向前内斜过视交叉至大脑纵裂，向后上绕胼胝体与大脑后动脉分支吻合。沿途分支有中央支、前交通动脉、眶动脉、额极动脉、额前和额中动脉各 2 ~ 3 支、旁中央动脉和楔前动脉各 2 ~ 3 支以及胼胝体动脉等。大脑中动脉是颈内动脉的终末分支，分支前段称水平段，分支后段称为侧裂段，分别自前向后分出上行支有额眶动脉、中央前沟动脉、中央沟动脉、中央后沟动脉、角回动脉和顶后动脉、下行支是颞极动脉、颞前动脉、颞中动脉和颞后动脉。颈外动脉在第四颈椎处分叉于颈总动脉，主要分支自下而上分别为甲状腺上动脉、舌动脉、面动脉、咽升动脉、枕动脉、耳后动脉、颞浅动脉和颌内动脉。分别为甲状腺、头面部、硬脑膜和上颈部供血。

②椎动脉系统。椎动脉是小脑供血的主要血管，它是锁骨下动脉的第一分支。常分为两段：自第六颈椎横突孔上行至枕骨大孔间为颅外段，沿途发出多支脊髓动脉；从枕骨大孔的椎动脉孔入颅后改称为颅内段，先由延髓外侧转向腹侧走行。两侧椎动脉在脑桥下缘汇合成基底动脉，沿脑干腹侧的中线上行终于，脚间池，随即分为两大终末支，即左、右大脑后动脉。颅内段椎动脉的主要分支自下而上为：脊髓前、后动脉和小脑后下动脉；基底动脉的主要分支为小脑前下动脉、小脑后动脉和大脑后动脉。

（2）静脉系统

头颈部的静脉主要由颅内静脉、颅外静脉组成。

颅内静脉：由大脑深、浅两组静脉和后颅凹静脉系组成。硬膜静脉窦是将颅内诸支静脉引入颈内静脉的通道，由两层硬脑膜覆以血管内皮细胞构成，管腔内没有瓣膜。主要有上矢状窦、下矢状窦、直窦、窦汇、横窦、乙状窦、海绵窦、岩窦和蝶顶窦等。

颅外静脉：主要由面总静脉、枕静脉和耳后静脉等组成。

2. 造影技术

（1）手术操作

①颈动脉。包括颈总动脉、颈内动脉、颈外动脉。应用 Seidinger 技术行股动脉穿刺，将导管送入颈动脉（颈总动脉或颈内动脉，按需要而定）或椎动脉，其顶端一般插至第 4 ~ 5 颈椎平面，然后在导管内注入少量对比剂，经证实后即可造影。插管时先将所选导管插至升主动脉弓，然后转动导管 180°，使导管缓慢地向后拉，使导管尖端抵达无名动脉开口处然后旋转导管使导管尖端指向左（内侧），继续推进使其进入右颈总动脉。左颈总动脉自主动脉弓发出与远端呈锐角，导管直接插入颈总动脉入口处，旋转导管使其尖端向上，然后缓慢向后拉导管，导管进到左总动脉开口时慢慢转动，并利用回抽和推动等操作技巧，应用反时针方向能有效地进入左颈总动脉。颈外动脉常用超选择性插管。

②椎动脉。导管较易进入。任何一侧椎动脉插管造影均可获得全部椎－基底动脉血管影像。左椎动脉的开口部和左锁骨下动脉的上行段平行，一般应用左椎动脉插管。将导管推进至主动脉弓部，使导管尖端指向外上方，直指左锁骨下动脉，略向上推进，并旋转导管 180°，使其尖端指向内上方进入左椎动脉，继续行进至第 4 ~ 5 颈椎水平，经少量对比剂推注证实在椎动脉便可造影。右椎动脉因插管困难而较少应用。当左侧椎动脉狭窄、闭塞时则行右椎动脉插管造影。导管尖端进入无名动脉后，转动导管使其尖端指向外上方，继续向前插进 5 ~ 6cm 即进入右锁骨下动脉，再旋转导管使其尖端向上，略向后拉导管，使导管尖端进入椎动脉开口部，缓慢推进导管 2 ~ 3cm 即可。

（2）造影参数选择

选用浓度为 50% ~ 60% 离子型对比剂或相应浓度的非离子型对比剂。主动脉弓造影时对比剂用量，总量 20 ~ 25mL，流率 12 ~ 18mL/s，压限 450 ~ 600PSI；颈内动脉造影时对比剂用量 8 ~ 10mL，流率 5 ~ 8mL/s，压限 250 ~ 300PSI；椎动脉造影时对比剂用量 6 ~ 8mL，流率 3 ~ 4mL/s，压限 200 ~ 300PSI；颈外动脉总量 10 ~ 12mL，流率 5 ~ 6mL/s，压限 250 ~ 300PSI；超选颈外动脉分支对比剂总量 6 ~ 8mL，流率 2 ~ 3mL/s。

（3）造影体位

颈内动脉造影常规体位只摄取头颅正侧位，必要时加左右斜位。正位时，透视下观察要使双岩骨对称位于眼眶内下 2/3。侧位为水平侧位，两外耳孔重合。加照 15° ~ 30° 斜位可显示动脉的根部。左前斜位 60° ~ 65° 可使主动脉弓、颈动脉及椎动脉显示清晰。70° 左右斜位可使颈内与颈外动脉起始部分离，30° 斜位可较好地显示颈内动脉虹吸部。椎动脉造影的常规体位是标准侧位和汤氏位。颈外动脉造影取正侧位，必要时加左右斜位。

（六）胸部 DSA

1. 胸部血管解剖

主动脉：主动脉起自主动脉口，向右上升为升主动脉，继续移行为主动脉弓，至胸 4 椎体水平移行为降主动脉，穿过膈肌裂孔后为腹主动脉。

肺动脉：肺动脉属于肺的功能性血管。主肺动脉自右心室起始后，在主动脉弓下方气管分叉前分为左、右肺动脉。右肺动脉分为右肺动脉上、下两干，下干再分成右中叶肺动脉和右下叶肺动脉；左肺动脉分为左上叶肺动脉和左下叶肺动脉。肺动脉的各级分支与相应的支气管伴行，管径也逐渐变细。

肺静脉：左右各两支，分别称为左肺上静脉和左肺下静脉、右肺上静脉和右肺下静脉，均起自肺门且分别注入左心房。

支气管动脉：支气管动脉属于肺的营养性血管。多数直接或间接从胸主动脉发出，部分发源于肋间动脉、锁骨下动脉或腹主动脉等，数目 1 ~ 4 支不等。

肋间动脉：肋间动脉为主动脉的节段性对称的分支，共有 9 对，分布于第 3 ~ 11 肋间隙。

上腔静脉：由头颈部左、右头臂静脉和奇静脉在胸锁关节平面的后方汇合而成，静脉全长约 7cm。在第 1、2 肋间隙后垂直下降，至第 3 肋软骨平面注入右心房。

胸廓内动脉：胸廓内动脉也叫内乳动脉。起于锁骨下动脉第一段下缘，达第 6 肋间隙水平分为膈肌动脉和腹壁上动脉两终支。

2. 造影技术

（1）手术操作

肺动脉造影经股静脉穿刺插管，导管于导丝经髂外静脉—髂总静脉—下腔静脉—右心房—右心室。导管端可置于肺动脉主干或左右肺动脉分支，或右室流出道。支气管动脉造影在常规局部消毒后，应用 Seidinger 技术行股动脉穿刺插管，将导管插到第 5 ~ 6 胸椎水平，缓慢地上下移动寻找开口。当有嵌顿或挂钩感时，可能已插入支气管动脉，即用手推碘对比剂 0.5 ~ 1.0mL，在透视下确定支气管动脉显示，并没有与脊髓动脉共干后开始注射对比剂造影。

肋间动脉和胸廓动脉造影肋间动脉造影方法与支气管动脉造影大致相同。胸廓动脉一般应用 Seidinger 技术行股动脉穿刺，选用 4 ~ 5F 的相应导管，导管头进入锁骨下动脉后，管头向后滑入胸廓动脉内，借助导丝可行超选。

上腔静脉造影可应用穿刺法，穿刺头臂静脉或贵要静脉或肘正中静脉。

（2）造影参数选择

对比剂浓度为 50% ~ 60% 离子型对比剂或相应浓度的非离子型对比剂。肺动脉主干造影时，对比剂总量为 15 ~ 20mL，流率 10 ~ 12mL/s，压限 300 ~ 450PSI；一侧肺动脉造影对比剂用量 10 ~ 20mL，流率 6 ~ 8mL/s；支气管动脉造影对比剂用量 4 ~ 6mL，流率 1 ~ 2mL/s，压限 150PSI，或手推对比剂；锁骨下动脉及腋动脉对比剂总量 8 ~ 10mL，流率 3 ~ 4mL/s，压限 150PSI；胸廓内动脉及肋间动脉对比剂总量 3 ~ 4mL，流率 1 ~ 2mL/s，压限 150PSI 或手推对比剂；上腔静脉造影，对比剂用量 15 ~ 20mL，流率 3 ~ 4mL/s。

（3）造影体位

肺动脉造影常规取正位成像，必要时加摄斜位或侧位。

支气管动脉造影常规取正位成像，必要时加摄斜位或侧位。

肋间动脉和胸廓动脉造影常规取正位成像，必要时加摄斜位或侧位。

上腔静脉造影常规取正位成像，必要时加摄斜位或侧位。

（七）心脏与冠状动脉DSA

1. 正常心脏及冠状动脉解剖

（1）正常心脏外形及特点

心脏位于胸腔两肺间的纵隔内，呈现一个底朝右后、尖向左下的倒置圆锥体，长轴约与正中矢状面成45° 向左下倾斜。心底大部分由左心房构成，偏右的小部分为右心房。心脏的前面，右侧大部由右房和右室构成，左侧的小部分由左心房和左心室构成。心尖部主要由左心室构成。心脏膈面偏左的大部分为左心室，偏右侧的小部分为右心室。在心脏表面的房室及左右心室交界处有一条浅沟，其内有冠状动、静脉走行。

（2）正常心腔结构

心脏内部被房间隔和室间隔以及二尖瓣和三尖瓣分为左、右心房和左、右心室四个心腔。

右心房可分为前部的固有心房和后部的腔静脉窦。上、下腔静脉开口于腔静脉窦，下腔静脉口与右房室口之间有冠状窦开口。固有心房的前上部呈三角状突出，称为右心耳。右心房的后内侧壁由房间隔组成，其下部有一线样凹陷称为卵圆窝，是胎儿期卵圆孔闭合后的遗痕，此处壁最薄。右心房前下方为右房室口，由此通向右心室。右室腔以室上嵴为界分为流入道与流出道两部分，室上嵴是位于三尖瓣口与肺动脉瓣口之间的弓状肌性隆起。流入道内壁由交错排列的肉柱即肌小梁构成，其入口即右房室口，周径平均为1.1cm左右。在其纤维瓣环上附着三片瓣膜，分别称作前瓣、后瓣和隔瓣。流出道是右室腔向左上延伸部分，壁光滑，腔逐渐变窄形似倒置的漏斗，故也称漏斗部或肺动脉圆锥。出口为肺动脉口，通向肺动脉干，纤维瓣环上有三个半月瓣，即肺动脉瓣。

左心房是心脏最靠后的部分。左房腔后壁较为光滑，两侧有左、右肺静脉开口，向左前突出的部分为左心耳，前下部为左房室口，通向左心室。

左心室位于右心室的左后下方，近似圆锥形。左室腔以二尖瓣为界分为流入道和流出道两部分。流入道入口即左房室口，其周径平均为1.0cm左右，在瓣口的纤维环上附着有二尖瓣。流出道是左室腔的前内侧部分，内壁光滑，顶端为主动脉开口，口周的纤维环上附着有三个半月形主动脉瓣。瓣膜与主动脉壁之间的腔隙称为主动脉窦，分为左窦、右窦和后窦。

房间隔与室间隔均与正中矢状面向左成45° 倾斜。室间隔下部较厚，上缘中部有一小卵圆形薄膜区，称为膜部室间隔。

（3）冠状动脉与冠状静脉

左冠状动脉及其分支发自主动脉的左窦，主干长约0.5 ~ 3.0cm，主要分支有前降支和回旋支。前降支为冠状动脉主干的直接延续，于前室间沟内走行，其末端可绕过心尖至后室间沟。

分支有前室间隔支（6 ~ 10 支垂柳样排列）和左室前支（称作对角支或斜角支，可有 2 ~ 6 支不等）；回旋支从左主干发出后，多与前降支成直角（约 40° ~ 150° 不等）沿左房室沟向后绕行，分为左房支和左室支。左房支多为 1 ~ 3 支，行向左房；左室支行向心尖，分支不定，其中以外侧钝缘处的粗大分支较为恒定，称为钝缘支或左缘支。该支之前发出的心室分支称作左室前支，后发出的称左室后支，它们共同供应左心室的外侧壁。右冠状动脉及其分支起于主动脉右窦，主干在肺动脉起始部和右心耳之间进入右房室沟，向右下绕心脏锐缘至心脏膈面，然后经房室沟与后室间沟交叉点，直达右心室后下缘，为右心室和心脏膈面心肌供血。主要分支有右圆锥支、右房支、右室前支、锐缘支、右室后支、左室后支、后降支等。冠状静脉多伴行相邻的冠状动脉，如心大静脉也称左冠状静脉；心中静脉亦称右冠状静脉。常由心大、心中和心小静脉汇入冠状静脉窦，最后注入右心房。

2. 心脏血管造影技术

心脏血管造影（cardio-angiography）是临床诊断心血管疾病黄金标准之一。造影方法分为选择性和非选择性两种。将对比剂经周围静脉注入，借助血流动力学依次使心腔和大血管显影的方法，称为非选择性心血管造影；将导管先端置于心腔或大血管腔的指定部位进行造影的方法，称为选择性心血管造影。前者因各心腔和大血管显影后互相重叠，对比剂沿途不断稀释，影像欠清晰，临床几乎不再应用。后者则因对比剂行程短、显影局部浓度高、影像清晰，被临床广泛应用。

（1）手术操作

选择性右心房、右心室及肺动脉造影，是经股静脉穿刺插入 5 ~ 7F 右心造影导管，按造影目的分别将导管置于右房中、右室流出道、肺动脉主干或左右分支等处进行造影。左心房造影可在右室或肺动脉内注射对比剂，经肺循环使左房显影，也可用穿刺房间隔的方法将导管送入左心房造影；选择性左心室造影则是经股动脉、桡动脉或肱动脉等处，穿刺并插入“猪尾形”导管进行造影。对于复杂性先心病，造影前应行常规心导管检查（cardiac catheterization），即用导管试插异常行径、测心内各部压力和心腔内各部血氧饱和度等。插管过程中，应密切观察心电变化、血压及其他生命体征指标，积极预防并发症。

（2）造影参数选择

对比剂浓度为 300 ~ 370mg/mL 非离子型对比剂。主动脉及左心室造影每次 35 ~ 40mL，流率 18 ~ 20mL/s；左、右心房造影每次 20 ~ 25mL，流率 10 ~ 12mL/s；右心室和或肺动脉主干造影每次 18 ~ 22mL，流率 14 ~ 16mL/s。注射压力选用 300 ~ 600PSI。

（3）摄影程序及体位

心血管造影摄影程序是根据心脏病类型、导管先端所处的位置不同而变化。一般采用注射延迟方式，选用 25 ~ 50f/s 数字电影减影或数字电影摄影。也可应用心电触发脉冲式、超脉冲减影等 DSA 方式。

心脏摄影角度随心脏的位置、形态和旋转程度不同而作相应改变。确定摄影体位就是要全面考虑上述因素，依据 X 线摄影学原理，设计“直观”的展示病理解剖的体位。常用体位如下。

正位：标准后前位，常作为补充体位。

侧位：仰卧水平（左、右）侧位。常为补充体位。

长轴斜位：影像接收器置左前斜（LAO）35° ~ 65°，同时向头侧倾斜（CRA）25° ~ 30°。此位置下，特别是在大角度倾斜时，主动脉窗将充分展开，室间隔前半部及二尖瓣环常呈切线位，左室流出道拉长显示，肺动脉主干及左下肺动脉延续部展开等。适用于选择性左、右心室造影。

四腔位：又称肝锁位。取身体长轴向右斜与台面中线成 20° ~ 30°，影像接收器置左前斜（LAO）40° ~ 50°，同时向头侧倾斜（CRA）45°。此时，整个房间隔和室间隔的后半部呈切线位，四个房室互相分开，房室瓣也分开且呈正面观。适用于房室通道型室间隔缺损（如心内膜垫缺损）、二尖瓣骑跨及单心室等的选择性左心室造影；三尖瓣骑跨或三尖瓣闭锁时的选择性右心房造影；三尖瓣关闭不全、单心室或右室双出口的选择性右心室造影等。

半坐位：又名肺动脉轴位。受检者采取正位，将胸部垫高，使影像接收器置向头侧倾斜（CRA）45° ~ 55°。让肺动脉分叉部基本与 X 线垂直，以显示肺动脉瓣、主干、分叉及左右肺动脉分支，此时主、肺动脉也分开。适用于法洛氏四联症、肺动脉狭窄或异位肺动脉等的选择性右心室和肺动脉造影；或假性动脉干及主、肺动脉间隔缺损时的主动脉造影等。

延长右前斜位：影像接收器置于右前斜（RAO）30° ~ 35°，同时头倾（CRA）20° ~ 30°。让 X 线与右室流出道及肺动脉几乎垂直，展开主、肺动脉的前后关系，充分显示右室流出道、肺动脉瓣、肺动脉主干及其右侧分支。适用于选择性右心房、右心室和肺动脉造影。

其他：（LAO）20° ~ 35° 加（CRA）20° ~ 30° 体位可显示房间隔及室间隔后部；（RAO）30° ~ 45° 体位可观察二尖瓣反流；等等。对于先天性心脏病，需灵活设计某些复合倾斜角度的摄影体位，以清晰地显示病变解剖部位。

3. 选择性冠状动脉造影

选择性冠状动脉造影术（selective coronary arteriography）是诊断冠心病的“黄金标准”。它不仅能准确地判断冠状动脉内病变的程度与范围，还能通过发现受损血管数目和受损心肌范围，而准确地判断预后，可作为各种冠脉血管成形术和重建手术前后的评价与预后判断。

（1）手术操作

选用冠状动脉造影导管（Judkins 导管），采用股动脉或桡动脉穿刺插管，将导管分别选择性插入左、右冠状动脉口部，先行测压或试注造影剂证实导管在冠状动脉口内即行造影。一般情况下，先做左冠状动脉造影，后做右冠状动脉造影。有时在冠脉造影前先行左心室造影，了解左室功能、冠状动脉开口及主动脉形态等情况，便于选择冠脉造影导管型号和指导插管。

（2）造影参数选择

目前常用的对比剂浓度为 370mg/mL 的非离子型含碘对比剂。左冠状动脉每次注入

3 ~ 10mL，右冠状动脉每次注入 6 ~ 8mL，手推注射于 2 ~ 3 秒内注完。曝光采像时间从注射前开始，至冠状静脉出现回流时结束。遇有侧枝显示，可延长摄影时间，直至侧枝血管充盈满意时为止。

（3）摄影程序及体位

摄影程序，一般选择每秒采集 25 ~ 50 帧的数字电影或数字电影减影，也可选用心电触发脉冲式 DSA 方式。

冠脉造影的摄影体位要根据心脏形态与大小、位置类型以及插管体位下试注造影剂时冠状动脉走行特点等情况灵活设计。常用多个近似相互垂直的角度投照，以展现冠状动脉的重叠、交叉或偏心性狭窄的形态。视野应包括左、右冠脉开口及其各分支末梢。常用体位如下。

左冠状动脉造影右肩位：影像接收器置 RAO30° ~ 50°并 CRA15° ~ 25° 位，也称右前斜头位。显示左前降支中、远段及左主干，抬高并重叠回旋支影像。

左冠状动脉造影肝位：影像接收器置 RAO30° ~ 50° 并 CAU15° ~ 25° 位，又称右前斜足位。较好地显示左主干、前降支和回旋支关系，展示左主干及回旋支较好。

左冠状动脉造影左肩位：影像接收器置 LAO40° ~ 60° 并 CRA15° ~ 25° 位，也叫左前斜头位。显示前降支与回旋支夹角、分支走向及其中、远段为主。

左冠状动脉造影蜘蛛位：影像接收器置 LAO45° ~ 60° 并 CAU15° ~ 25° 位，也称左前斜足位。显示左主干、中间支、前降支及回旋支分叉部及其各支近段为主。

补充体位：正位、侧位或其他斜位的组合可作为补充体位，视情况选择应用。

右冠状动脉造影 LAO30° ~ 40° 位：此位置常作为右冠造影插管体位，又作为摄影体位。一般情况下，右冠状动脉于此位常呈“C”字形切线显示。

右冠状动脉造影 RAO3° ~ 45° 位：此位置下 X 线几乎与心脏的右房室沟垂直，也即与右冠脉中段主干垂直，右冠状动脉常呈“L”形显示。分布于房、室两侧的分支易于区分，但后降支和左室后支重叠，有时不易分辨。

右冠状动脉造影正位（AP）并 CRA15° ~ 25° 位：常作为左、右前斜位的补充体位。用于展开后降支和左室后支。

四、DSA 介入融通疗法

股骨头坏死是指股骨头血供中断或受损，引起骨细胞及骨髓成分死亡，继而导致股骨头结构改变、股骨头塌陷、关节功能障碍的疾病。股骨头坏死又称股骨头缺血性坏死（avascular-necrosis，AVN），是骨科领域常见的难治性疾病。AVN 发病原因可分为创伤性和非创伤性两大类，前者主要是由股骨颈骨折、髋关节脱位等髋部外伤引起，后者在我国的主要原因为皮质类固醇的应用及酗酒。

1. DSA 介入融通疗法治疗原理

DSA 介入融通疗法是治疗股骨头坏死的一种较为新颖的方法之一，它是运用动脉插管技术，将药物直接注入供应股骨头的血管内，使血管扩张、痉挛解除，并融通血栓阻塞，从而改善股骨头的血运，这一治疗方法，若配合其他药物治疗，可以为药物的吸收提供良好的基础。

无论任何性质的股骨头坏死，基本病理都是股骨头表面的血管病变导致股骨头供血不畅引起坏死。股骨头坏死专项研究组专家根据股骨头坏死不同的发病程度和发病原因，研发出了针对股骨头坏死的特效药物，DSA介入融通疗法就是通过导管直接将药物注入股骨头供血动脉中的原理来治疗的，从而较长时间维持局部药物高浓度，使病变血管变得通畅、应急血管开放，从而达到血供增多的效果，继而增加侧支循环和疏通股骨头营养血管，并促进代谢产物的清除，使坏死骨质逐渐被吸收，药物也使新骨慢慢形成，从而使坏死的骨头得以修复，局部疼痛缓解，症状改善。

2. DSA介入融通疗法治疗优势

专家指出：股骨头坏死是三大骨科常见病之一。大多因风湿病、血液病、潜水病、烧伤等疾患引起，先破坏邻近关节面组织的血液供应，进而造成局部坏死。从间断性疼痛逐渐发展到持续性疼痛，再由疼痛引发肌肉痉挛、关节活动受到限制，最后造成严重致残而跛行。

目前治疗股骨头坏死的方法主要分为手术疗法和药物疗法，手术疗法因费用昂贵、并发症高等因素，让许多患者望而生畏，而传统药物治疗则因见效缓慢常常让患者失去治疗耐心。

DSA介入融通疗法，是通过经导管直接将大剂量溶栓药物和扩张血管药物注入股骨头供血动脉中的原理来治疗的，从根本上解决股骨头的血运问题，因治疗股骨头坏死快速、有效、安全，受到了骨科专家的认可及股骨头坏死患者的青睐。DSA介入融通疗法的优点如下：

第一，手术伤口小、痛苦少、恢复快、疗效确切。

第二，治疗过程中无任何不适感、安全可靠。

第三，用药量少、局部药物浓度高且不存在耐药性。

第四，DSA介入术不受季节影响、术后免除长期服药带来的不便。

五、DSA心脏介入修复疗法

（一）什么是DSA心脏介入修复疗法

1. 定义

对于心脏问题，应用影像设备在X线监视下引导治疗器械至病变处进行封堵，通过射频、支架、安装起搏器等手段来修复心脏问题，快速有效地治疗心脏疾病。

2. 治疗病种

DSA心脏介入修复疗法可治疗：

①先天性心脏病：肺性心脏病，风湿性心脏病，心肌病。

②冠心病：心绞痛，心肌梗死，缺血性心肌病，冠状动脉硬化。

③心力衰竭：急性心力衰竭，慢性心力衰竭，心力衰竭，动脉硬化。

④心律失常：窦性心律失常，室性心律失常，心律不齐，心动过缓，心脏期前收缩。

⑤房颤：阵发性房颤，持续性房颤，永久性房颤，心绞痛。

（二）DSA 心脏介入修复疗法分类

①动脉导管未闭介入封堵术；

②房间隔缺损封堵术；

③动脉导管未闭介入封堵术；

④房间隔缺损介入封堵术；

⑤室间隔缺损介入封堵术；

⑥冠状动脉造影；

⑦经皮冠状动脉支架成形术。

（三）DSA 心脏介入修复疗法介绍

1. 射频消融术

利用介入技术根治快速性心律失常。

【适应人群】快速性心律失常患者。

【适应证】房室折返型心动过速、房室结折返型心动过速、心房扑动、房性心动过速、心房颤动、室性早搏、特发性室性心动过速、束枝折返性室性心动过速。

【技术优势】其一，与药物治疗相比，导管超微射频消融术可一次性根治，术后不再需要使用抗心律失常药物。

其二，与外科手术比，不需要开胸和全麻，患者无痛苦，操作方法简便。其特点是创伤小、恢复快，治愈率高，术后 24 小时就可起床活动，住院时间短（一般术后三天出院），并能迅速根治。

【临床应用】射频消融术之前，快速性心律失常只能用药物治疗，控制效果不佳，甚至出现严重的并发症，外科手术治疗风险大，适应证范围小，不能当时检验效果。

超微射频消融术的应用很好地解决了上述问题，相对于药物治疗来说属于根治方法，能够使广大适于做此项手术的患者达到彻底治愈的目的。

【注意事项】术前需进行心电图、X 线、超声心动图等检查。

术后 6 小时内制动，防止穿刺部位出血，并需要适当的心电监护。

2. 心脏起搏器植入术

植入永久性心电起搏装置，改善心动过缓患者心脏功能。

【适应人群】各种原因造成的心动过缓患者。

【适应证】适合治疗伴有昏厥、黑蒙、胸闷、乏力及心功能不全等症状的缓慢性心律失常。

【技术优势】保持房室同步，由心房跟踪实现频率适应。手术时间1～2小时，术后7天可出院。

【临床应用】心动过缓是临床常见病症，可由各种原因造成，心动过缓患者可以表现出全身缺血症状，严重影响患者生活质量，甚至危及生命安全。永久起搏器的植入，用人工放电接替生物电对心肌进行刺激，进而使心肌产生收缩，达到改善全身血供的目的。目前技术成熟，应用价值高。

【注意事项】术后要注意：适当锻炼、避免过劳；生活规律、情绪稳定；定期到专科医院检测；避开特殊环境，防止干扰。

3. 动脉导管未闭介入封堵术

用介入方法取代传统开胸手术，根治动脉导管未闭患者。

【适应人群】先天性心脏病中的动脉导管未闭患者；有外科手术适应证者；肺动脉高压患者需做右心导管检查后方可确认。

【适应证】先天性心脏病动脉导管未闭等。

【技术优势】其最大的技术亮点就是通过较细的桡动脉进行动脉导管未闭的介入封堵。术后对于血运影响小，不易形成血栓，避免了感染，无须卧床制动，在极大的程度上减少了患者的痛苦。

【临床应用】动脉导管未闭是常见的先天性心脏病之一，在先天性心脏病中占20%，位于第二位，治疗不及时就会发生肺动脉高压。在传统方法中需要做开胸手术，风险大，并发症多，介入方法的出现使治疗过程变得简单实用。

【注意事项】术前患者应积极配合医生做好术前的相关检查及准备工作，避免给身体带来不必要的伤害。

4. 房间隔缺损介入封堵术

利用微创介入方法替代传统开胸方式封堵先天性房间隔缺损。

【适应人群】卵圆窝型单孔先天性房间隔缺损，缺损周围均有组织边缘者。

【适应证】先天性心脏病中的房间隔缺损。

【技术优势】该技术具有安全性高、避免体外循环、胸前切口小、手术操作时间短、并发症少、安全性高、并可清楚显示记录封堵全过程等优势。

【临床应用】单发性房间隔缺损是常见先天性心脏病之一，随着年龄的增长，血流动力学改变后会对血氧饱和度产生重大影响，本术式取代了传统外科手术，具有痛苦小、风险低、恢复快等特点。

【注意事项】术后应当连续服用阿司匹林等抗凝药物6个月，并且在术后1个月、3个月、6个月接受专业随访。

5. 室间隔缺损介入封堵术

利用介入技术封堵先天性心脏病中的心室间隔缺损。

【适应人群】先天性心脏病中的心室间隔缺损患者。

【适应证】单发心室膜部间隔缺损、嵴内型心室间隔缺损或心室肌部缺损。

【技术优势】室间隔缺损介入封堵术对比传统外科手术的优势有：创伤小、无须开胸，仅有米粒般大小创口；局麻下操作（小儿患者除外），手术时间短，患者痛苦少；手术安全性较高，术后恢复快。

【临床应用】室间隔缺损是最常见的先天性心脏病之一，可以引起多种并发症，最终导致心力衰竭，严重影响患者生存质量，甚至危及生命，本术式取代了传统外科手术，具有痛苦小、风险小、恢复快等特点，是治疗室间隔缺损的理想术式。

【注意事项】术后应注意休息，避免受凉。出院后 1 个月、3 个月、6 个月，1 年时复查心脏彩超，以后每 5 年复查心脏彩超。睡眠时避免左侧卧位。出院后口服阿司匹林肠溶片 100mg，每天一次，持续服用 3 个月。

6. 冠状动脉造影

经皮穿刺经导管造影剂注入检查冠状动脉情况。

【适应人群】疑似冠状动脉粥样硬化患者。

【适应证】诊断性冠状动脉造影、指导治疗的冠状动脉造影及用于原因不明的心脏扩大，心功能不全和心律失常患者以明确病因诊断。

【技术优势】本介入中心首先采用桡动脉穿刺造影（即从腕部穿刺），优点为患者痛苦小，伤口易处理，从股动脉穿刺患者需平卧 24 小时并穿刺侧肢体制动，个别腕部血管条件不适合做穿刺的患者则需从股动脉穿刺。冠状动脉造影可以明确冠状动脉有无狭窄、狭窄的部位、程度、范围等，是诊断冠心病的“黄金标准”。

【临床应用】冠状动脉硬化是威胁人类生命的重要疾患之一，冠状动脉造影可以早期发现冠状动脉隐患。

【注意事项】冠状动脉造影后，为加快造影剂的排出，患者应尽量多喝水，注意饮食清淡。

7. 经皮冠状动脉支架成形术

用微创技术治疗冠状动脉粥样硬化性心脏病。

【适应人群】冠状动脉粥样硬化性心脏病患者。

【适应证】无症状心肌缺血或轻微心绞痛、心绞痛、心肌梗死、冠状动脉粥样硬化性心脏病等。

【技术优势】最新的冠心病诊疗方式，通过使用不同的介入耗材，借助血管成像设备将造影剂、支架等作用冠状动脉，最终达到诊断和治疗冠心病的目的。相比于以往传统药物治疗方式而言，该术式具有创伤小、恢复快、术后无须卧床制动（栈动脉入路）、实时疗效评估等优点。

【临床应用】冠状动脉硬化是威胁人类生命的重要疾患之一，是造成猝死的主要疾患，在冠状动脉狭窄发展到一定程度的时候，药物不能达到控制的目的，必须对病变血管进行干预。传统外科方式创伤大、恢复慢，急诊手术难度大，介入治疗具有安全性高、恢复好、适合急诊治疗等优点，是重要的救命手段。

【注意事项】术后应尽量做到起居有常、保持身心愉快、饮食调摄适当、戒烟少酒、劳逸结合，参加体育锻炼时要注意量力而行。

六、DSA特殊功能的临床应用

CT诞生之后，数字减影血管造影（DSA）很快地进入了人们的视野，并应用于心血管系统的诊断，目前已完全代替了AOT、Puck电影等，广泛地应用于介入放射工作中，成为主要的导向设备及血管性疾病的诊断设备。随着技术的进步，大量的影像增强器已被平板探测器替代；精尖复杂的X射线系统得到简化，这就使得DSA的应用范围迅速扩大；应用更加广泛；尤其是近几年，DSA技术的进步，使得一些新功能及特殊功能已经应用于临床。

（一）旋转DSA

旋转DSA是利用血管造影机的C臂旋转来达到检查要求的新技术，理论上可以多方位显示血管解剖。它利用C臂的两次旋转动作，第一次旋转采集一系列蒙片像，第二次旋转时注射对比剂，对在相同角度采集的两幅图像进行减影，以获取序列减影图像。旋转DSA的优点是可获得不同角度的多维空间血管造影图像；增加了影像的观察角度，能从最佳的位置观察血管的正常解剖和异常改变，提高病变血管的显示率。该技术实际上是对正侧位DSA检查的重要补充，而旋转起始位置及方向的设定、旋转角度的设定、对比剂注射参数及总量与旋转角度匹配等都影响病变血管的显示效果，而旋转速度的大小与图像质量有关系。

对于旋转DSA的临床应用，目前主要有：

（1）头颈部血管性病变，尤其是颅内动脉瘤的诊断，应用旋转DSA可提高病变的检出率，并可清楚地显示动脉瘤的瘤颈，利于治疗方法的选择和治疗方案的确定。

（2）胸腹部血管病变的明确诊断，尤其是肝脏疾病的诊断中应用此项技术可以清楚地显示肝脏肿瘤的供血动脉。

（3）血管内介入治疗中由于能清晰显示病变，利于导管的超选择性到达病变部位的供血动脉内，减少对血管的损伤，提高了超选择性插管操作的准确性。

（二）3D-DSA

3D-DSA是近几年在旋转DSA技术上发展起来的新技术，是旋转血管造影技术、DSA技术及计算机三维图像处理技术相结合的产物，其作用原理为通过二次旋转化DSA采集图像，传至工作站进行容积再次重建（VR），多曲面重建（MPR）和最大密度投影（MIP）；后处理方法主要是针对要显示的部位对病变进行任意角度观察，特点是能较常规DSA提供更丰富有益的影像学信息，在一定程度上克服了血管结构更迭的问题，可从任意角度观察血管及病变的三维关系，在临床应用中发挥了重要作用。目前主要应用于：

①脑动脉瘤的治疗，可提高其确诊率，减少假阳性率，清晰显示动脉瘤的载瘤动脉、瘤颈，并可提供填塞治疗的工作位。

②可清晰显示颅内动脉狭窄程度。

③对胸部脏器肿瘤的供血动脉可清晰显示，并可显示一些异常血管的起源及走行。

④对于腹部一些血管的狭窄及变异亦可清晰显示，并可指导介入导管的临床使用。

⑤清晰显示骨肿瘤的供血动脉，肿瘤组织及病变与骨骼的关系，对栓塞治疗有利，更为外科医生提供直观的影像，利于外科手术方案的制订和使术中切除肿瘤组织更为彻底。

（三）软组织成像

软组织成像是平板探测器 DSA 与 CT 结合的产物，不同的生产厂家名称各不相同，它是利用 C 型臂快速旋转采集数据再重建成像。一次旋转可获得多个层面的图像。由于平板探测器每个像素的面积很小，采集数据的信噪比差。目前的水平空间分辨率优于 CT，而对比分辨率不及 CT，图像可与 3D 血管图像相重叠，更直观。目前临床应用主要为头部，可以观察栓塞效果，尤其是在显示脑动脉瘤栓塞中，有无再次出血及显示微弹簧圈的位置。有无外逸出动脉瘤腔等则更清晰。其应用解决了介入治疗过程中需进行 CT 检查的不便，方便对治疗的评估。

（四）3D 路径图

最初的路径回采用“冒烟”和峰值保持技术，将导管前端血管分布图像与连续透视图像重合，利于指导导管及导丝更容易地送入病变部位的血管内。最新的三维路径图技术则是对该部位行血管重建，形成三维血管图像后，随着对三维图像的旋转，C 臂架则自动地跟踪；自动调整为该投射方向的角度，这样使透视图像与三维图像重合，可以最大程度显示血管的立体分布，以利于指导导管或导丝顺利地进入靶血管内。另外，由于三维血管成像的导引，则更容易进入病变区的工作位，这种工作位能更好地显示病变形态；如颅内动脉瘤的相邻关系，可清晰显示瘤颈，易于确定微导管进入瘤腔内的角度和动脉瘤颈与载瘤动脉的关系；可以指导体外对微导管前端进行弯曲塑型，使之更容易进入动脉瘤内，并可在载瘤动脉内有最大的支撑力，这样在送入微弹簧圈时才不易弹出，更能较容易地完全致密填塞动脉瘤。

（五）虚拟支架置入术

应用血管内介入治疗技术可使狭窄或闭塞的血管再通，在治疗大动脉瘤方面也有很大的优势，创伤小、恢复快、并发症少、死亡率低，其治疗效果可与传统的外科手术相媲美。但要取得手术成功的关键是正确选择合适的置入支架，对于大动脉的动脉瘤，支架的选择一般根据 CT 测量的数据，而颈动脉和头颈部动脉的狭窄性病变支架的选择则主要依据血管造影的测量结果，但不管是 CT 测量还是血管造影的测量，两者都受到主观因素的影响。根据临床上的实际需要，虚拟支架置入系统应运而生，该系统可在有待进行支架置入的病变血管部位形象地展示支架置入的效果，可清晰地模拟显示内支架置入后的情况，包括支架置入的位置、大小是否合适、支架贴壁情况。封闭部位是否合适，如不合适可再次更换支架，直至将欲置入支架调整到十分适合时，再选择同样的支架置入体内，就会取得一个良好的治疗效果。另外，对于颅内动脉瘤，尤其是宽颈动脉瘤，在虚拟支架置入系统操作下，除可以显示支架置入后的情况外，还可以利用工作站的处理，清晰显示瘤腔的大小，这样更容易确定第一次微弹簧圈置入的大小，这是因为微弹簧圈过小不能充分成篮，过大则可挤压支架使之变形。因此，利用虚拟支架系统可达到事半功倍的效果。从目前临床应用的报告中，认为虚拟支架置入系统在提高有待置入支架的几何学数据方面具有有效、快速和可观性等优点，能更好地指导临床血管内介入治疗的操作。另外，该系统还可用于神经介入治疗的医师培训，尤其是针对在颈动脉狭窄性疾病的血管内支架置入术和脑动脉瘤的填塞术。随着 DSA 技术的进步、电子工业的发展，相信会有更多的特殊功能产生。合理应用这些特殊技术，可以使介入治疗更快捷、更安全，治疗效果也会更佳，必定会促进介入放射学健康地发展。

（六）岁差运动

岁差运动是相对于旋转 DSA 的另一种运动形式，利用 C 臂支架两个方向的旋转，精确控制其转动方向和速度，形成了 X 射线管焦点在同一平面内的四周运动，增强器则在支架的另一端做相反方向圆周运动，从而形成岁差运动，它对于观察血管结构的立体关系十分有利。在临床应用中，岁差运动主要用于腹、盆部血管重叠的器官，以显示血管立体解剖图像。有文献报道，在肝脏肿瘤的治疗中，应用岁差运动可清晰显示肿瘤的供血动脉、肿瘤染色，利于指导超选择性插管而行肝段、亚肝段栓塞治疗，并取得了良好的效果。

（七）RSM-DSA

RSM（real-time smoothed mask）DSA 是 DSA 的另一特殊功能，它是利用间隔很短的两次曝光，第一次曝光时增强器适当散焦，获得一幅适当模糊的图像，间隔 33 毫秒再采集一幅清晰的造影图像，两者进行减影可以获得具有适当骨骼背景的血管图像，它可以在运动中获得减影图像，免除了旋转 DSA 需要两次运动采集的麻烦和两次采集间患者移动造成失败的可能。由于蒙片像随时更新，且相间隔仅为 33 毫秒，因此不会产生运动伪影。基于这一特点，RSM 可用于腹、盆部出血的诊断，尤其是适合如下几种情况：

①腹、盆部出血，患者处于休克前期，不能屏气而需要 DSA 检查者；

②脸盆部出血，患者因其他特殊情况如高龄、小儿等，不能屏气而必须 DSA 检查者；

③下肢血管性病变，患者不能控制下肢颤动者；

④胸部疾病，患者不能屏气又必须 DSA 检查。

（八）步进 DSA

步进 DSA 即下肢血管造影的跟踪摄影，为控制床面移动速度，分段采集血管造影图像，计算机减影后拼接连成一幅完整的下肢血管影像，并实时显示 DSA 图像。该项功能用于双下肢血管病变的诊疗，特点为对比剂用量少，追踪显影，显示双下肢血管并可行双侧对比，利于病变血管的显示及正常变异的识别，尤其适用于不宜多用对比剂的患者。目前应用于临床的步进 DSA 有单向的，即从头侧向足侧者；亦有双向的，即既能从头侧向足侧，也可以从足侧向头侧观察者。

（九）Compas

Compas 从两个投影角度大于 45° 的血管图像，计算出两条平行走向的血管在 360° 球体范围内的最佳展示投射角度，而在临床应用中可利用正侧位 DSA 图像，测算指出某一段迂曲走行血管的投射角度，可调整到显示此血管的最佳角度来显示此段血管，这样在临床上就可以清晰显示此段血管有无病变，若有狭窄性病变，可有助于制订球囊扩张术或内支架置入术方案。

第四节　呼吸系统疾病

一、肺的 X 线解剖

（一）肺叶

右肺分三叶、左肺分二叶，肺叶之间界以叶间裂。叶间裂在 X 线上不显影，故以胸椎、肋骨及肺门等影像作为划分肺叶的标记。

右肺界斜裂和横裂分上、中、下三叶。斜裂于胸部侧位像上自第三胸椎向前下方斜行抵前肋膈角后 3 厘米处与膈相交。斜裂之后下部为下叶。横裂于侧位像上起于斜裂之中点向前并稍向下走行抵于前胸壁内缘，将上、中叶分开，于正位像上横裂始于肺门中点，经第四肋骨前端抵于侧胸壁。

左肺界斜裂分上、下两叶。斜裂起点较右侧者稍低，向前下走行抵于前肋膈角。左肺上叶相当于右肺的上、中两叶。

于正位像上右肺上叶下部与下叶上部重叠，右肺中叶与下叶完全重叠。左肺除肺尖及肺底外，上、下两叶大部重叠。

肺叶有许多先天变异，常见者为下副叶和奇叶。前者位于下叶内侧，其叶间胸膜呈现一线样致密影像，自膈内侧斜向上内方至肺内，发生于一侧或两侧，右侧因无心脏重叠易于显示。肺奇叶位于右肺上叶内侧，因奇静脉的异位，其周围胸膜反折分隔而形成。X 线上，叶间胸膜形成倒置逗号状的弧形致密线影，自上纵隔向外上斜行至肺尖。上端常有一个小的三角形山峰，下端呈现一个梨形致密影，系嵌入斜裂内之奇静脉影像。肺下副叶之发生率为10%，肺奇叶为0.5%，二者均无临床意义，但需要注意，勿误认为异常改变。

（二）气管与支气管

平片上显影不清，需做支气管造影才能显示。气管于第5或第6胸椎水平分出左、右主支气管。右侧者较短，与气管形成之角度较大，近似气管之直接延续部分。

右主支气管分两大支，即上叶支和干支。上叶支分三支，向上者为尖支，向后者为后支，向前者为前支。干支分中叶支和下叶支，中叶支分侧支和内支；下叶支分下叶尖支，内底支或心支，前底支，侧底支和后底支。

左主支气管分上叶支和下叶支。上叶支分两大支，一支向上一支向下。向上的一支相当于右上叶支，它再分为两支，一支向上向后称尖后支，另一支向前称前支。上叶支向下的一支为舌支，分布于舌叶，再分上舌支和下舌支。左下叶支与右下叶支分布相间，但无内底支。

（三）肺段

为肺的独立功能单位，形呈现圆锥，几个肺段组或肺叶。支气管的大分支单独分布于一个肺段内，肺段的名称与相应支气管的名称相同。

（四）肺门

肺门影像主要是由肺动脉构或，肺静脉、主支气管和气管支气管周围淋巴结也参与其形成。正位像上，肺门位于肺野内带中部，与纵隔影相连，呈现边缘清楚的树干状致密影。一般在2～4肋骨前端之间。两侧之密度与大小相似，左侧者因与心影重叠，影像较小，但其位置略高。左肺门上部呈现结节状，乃由左肺动脉弓构或，勿误认为是肿块影像。正常或入一侧肺门横径约为5厘米，两侧相差可达1厘米。肺门大小的个体差别较大，因之不能仅以测量值确定有无增大。于肺门区可见血管和主支气管的断面像，不可误认为病变。侧位像上，肺门主要由左肺动脉弓、右上肺静脉干及两下肺动脉组成。

呈现椭圆形致密块影，位于气管分叉之前上方，边缘比较清楚，后下部有带状致密影像向下后方走行，为两侧肺下动脉影像。

（五）肺纹理

主要是由肺动脉形成，但也有肺静脉、支气管壁和淋巴管的参与。正位像上表现为由肺门向肺野伸出的树枝状致密影像，由内向外逐渐变细、稀少，在肺野外带消失。下肺野较上肺野多，右下肺野因无心脏遮盖，故较左侧者明显。确定肺纹理有无增多或减少较难，因无确切标准。

（六）肺野

两肺含气的肺泡于纵隔两侧形成广泛而均匀的透亮影像，称为肺野。

正位像上，两侧肺野的上方及侧方为胸壁包绕，下以膈为界，内侧则为纵隔。

气管因含气体较多，可在上纵隔显影。支气管和气管支气管周围淋巴结在肺野内不显影。

两侧肺野内可见肋骨影像，有时可遮蔽肺内较小病变。肋骨本身病变也可在肺野内出现异常影像。

为了便于叙述，将肺野分为外带、中带及内带和上、中、下三个野。将肺野纵行划分三等份，自外向内依次为外带、中带和内带。将肺野横分，在前第二肋骨下缘平面以上部分为上野；在此平面以下到前第四肋骨下缘平面之间为中野，其下为下野。上野又分肺尖和锁骨下区，前者为第一肋骨以内部分；后者为自锁骨下至前第二肋骨下缘部分。这种划分是为了便于描述病变的部位与范围。

应当注意，不可将肺野分区与肺叶混淆。前者是肺野人为的划区，而后者乃是解剖上的分叶。如欲了解病变位于哪一肺叶，需照胸部侧位像。

二、支气管疾病

（一）气管、支气管异物的X线表现

本病多发生于儿童，异物多在肺下叶支气管，尤以右侧为多。主要症状为刺激性干咳，可并发肺炎或肺脓肿。

异物分X线不透性异物，主要为金属异物如螺丝钉和书钉等和可透性异物如果核、豆类等。金属异物多能显影易被发现，但有时因与肋骨重叠可被忽略。X线可透性异物不能直接查出，诊断主要根据它所引起的间接征象，如肺气肿和肺不张等。透视检查对诊断价值较大。

气管、支气管异物的X线表现如下。

1. 吸气时纵隔与心脏向患侧移动

系因于吸气时，异物阻塞了一侧主支气管口，进气较少，肺膨胀不全，胸腔内压低于对侧所致。见于气管或支气管异物。可以是异物早期唯一的表现，透视时应予注意。

2. 肺气肿

是因异物在支气管内形成瓣膜作用所致。因所在部位不同，肺气肿可发生于肺段、肺叶或一侧肺。X线表现为受累部分肺野透过度增高，肺纹理间之距离加大，这种改变在呼气相明显。一侧肺气肿可使膈下降、运动减弱，肋间隙增宽和纵隔摆动。后者系因于呼气相，健侧肺容积缩小而患侧仍处于膨胀状态，故纵隔向健侧移动，当吸气相两侧胸腔压力相等，则又恢复原位或移向患侧。于透视或摄片检查时，均应注意呼、吸两相的变化。如为两侧肺气肿，则异物在气管中，多见于声门下区，异物较大。

3. 肺不张

异物造或支气管完全阻塞时，则出现肺不张。肺不张可为肺段性或大叶性。表现为所累肺段或肺叶发生萎陷，密度增高，肺纹理集中。广泛的肺不张可出现膈升高，肋间隙变窄和纵隔

向患侧移位。

4. 并发症

主要是肺继发感染，如支气管肺炎或大叶肺炎，且可与肺气肿或肺不张同时出现。病程较久，还可并发肺脓肿和支气管扩张症。

X线可透性异物，在X线上被发现的机会，气管内者低于支气管内者，前者约半数以上无异常发现，而后者则约90%可出现异常变化。

（二）支气管造影及正常所见

支气管造影常用于检查支气管扩张、支气管狭窄和支气管肿瘤等疾病，是手术前重要检查项目之一。急性呼吸道感染、近期咯血、肺活量严重降低或对造影剂过敏者，则禁忌造影。

造影剂一般用40%碘油，优点是黏稠度大，附着力好，刺激性小，含碘量高，显影清晰。但应注意碘过敏现象。为了减少肺泡充盈，可在碘油中加入磺胺噻唑粉剂0.2～0.4克，调配均匀。此外，也可用碘水剂和硫酸钡胶浆作为造影剂。

造影方法一般采用插管法或滴入法。前者将导管经鼻腔、喉头插入气管，再经导管注入造影剂。后者在局部麻醉后，于咽部滴入造影剂，同时令患者吸气，使造影剂流入气管，并利用体位使支气管充盈。一般每侧支气管应注入碘油10毫升。

照片包括正位、侧位和斜位。先将碘油注入一侧支气管，摄侧位像，然后再向对侧注入，摄斜位像，最后摄正位像。或于两侧支气管均充盈后，摄两侧斜位像及正位像。

正常支气管造影，支气管呈现干树枝状，管径逐渐变细，轮廓光滑，分布匀称。

插管或滴入碘油之前均需做喉头和气管之局部麻醉，可用可卡因、普鲁卡因或盐酸丁卡因作咽喉喷雾麻醉。要注意麻醉剂过敏问题。

造影前3小时禁食。痰量多时，造影前应行体位引流，尽量将痰咳出。造影前也可用少量镇静剂。造影后应鼓励患者将造影剂咳出，并于3～6小时内禁食，避免由于麻醉后吞咽反射消失，食物进入气管。

（三）支气管扩张症X线表现

支气管扩张分先天性和后天性，以后者为多见。常继发于肺之急性或慢性炎症。婴幼儿时，支气管处于发育或长阶段，肺炎、百日咳等疾病可引起支气管扩张。其形成因素主要是支气管壁受损伤，弹性减低；支气管内压增高和支气管周围组织之牵引。主要症状为慢性咳嗽、大量脓痰和咯血等。

支气管扩张症的X线表现如下。

平片上没有改变或只有肺纹理增多和不规则等改变，不具特征。肺野出现蜂窝状或多囊样透亮区，则诊断意义较大。本症常并发肺不张和肺实质炎。并发肺不张时，于不张的影像中可见管状透亮区。平片对诊断虽有一定价值，但确切的诊断，特别是手术前为了明确病变的部位和范围，仍需支气管造影检查。

支气管造影上，扩张的支气管可为柱状、囊状或不规则形。柱状扩张为远段支气管扩张，其粗细与近段者相近，呈现圆柱状。囊状扩张似葡萄状，造影剂充盈不全时可形成液平面。发生在肺不张时，扩张的支气管呈现柱状，且密集。

有些支气管扩张当病因除去后仍可恢复，在透视下表现为吸气时扩大，呼气时缩小。而不能恢复者，呼吸时其大小无变化。

（四）慢性支气管炎 X 线表现

本症多见于老年人，病因不明。主要的病理改变是支气管发炎，管壁黏液腺及导管肥大并有小片状支气管肺炎及小的脓肿形成。晚期可出现肺气肿、肺不张、支气管扩张和肺纤维性变。主要症状为慢性咳嗽、咳痰和喘息。发生肺气肿后，症状加重。晚期可引起肺源性心脏病，常是致死的原因。

平片上可无改变，发病时间较久，可伴有肺气肿或肺间质纤维性变，前者表现为肺透过度增加和膈的下降等；后者表现为肺纹理增粗、增多，主要发生在肺下叶，这些变化均不具特征。

支气管造影改变虽较明显，但不是诊断的手段。造影表现为：2.3 级支气管痉挛变窄，呈蜘蛛状；大支气管出现假憩室，可能因造影剂进入扩张的黏液腺管所致，支气管口径于吸气相明显增大；4.5 级支气管远端造影剂呈圆珠状聚集，系造影剂停留于肺小叶中心的气肿间隙所致；造影剂柱突然中断，系支气管内黏液阻塞所致。

三、肺疾病

（一）肺囊肿 X 线表现

肺囊肿分先天与后天两种，单发或多发。囊肿内含有气体、液体或同时存在。先天性肺囊肿常见于幼儿。囊肿开始为黏液充填，称为液囊，逐渐膨胀后向支气管破裂，则气体进入囊内。

多发性肺囊肿表现为多数小泡状透明影像或几个较大而不规则之空泡。累及一侧肺或两侧肺。继发感染，则囊肿边缘模糊或于囊内出现液平面，难以与囊状支气管扩张症鉴别。

单发囊肿表现为圆形透明区，被一清楚的薄壁所包绕，其中无肺纹理。有的可膨胀很大，甚或越过纵隔造成纵隔疝。但这种变化于短期内即自行消失。肺边缘部囊肿可似局限性气胸，应注意观察。如自行破裂或误行穿刺，可造成气胸。囊肿感染，则囊内出现液平面。如有胸膜增厚，则可掩蔽肺内之囊肿。过度曝光片、断层摄影或支气管造影有助于显示囊肿。

（二）肺气肿 X 线表现

肺气肿是肺组织的过度膨胀，有时可致肺泡破裂。可为急性或慢性或普遍性或局限性。

1. 急性阻塞性肺气肿

系因支气管阻塞所致，见于支气管异物、支气管肿瘤和支气管内膜结核等。X 线表现见支气管异物一节。

2. 急性肺泡性肺气肿

多发生在支气管肺炎或播散型肺结核之小儿患者。小儿肺组织弹性大，虽高度膨胀但不致破裂。膨胀之肺小叶可似一空洞，一般很快消失，也可长期存留，形成慢性大泡性肺气肿。

3. 急性间质性肺气肿

外伤或剧烈咳嗽引起支气管破裂，气体进入肺间质，形成肺间质气肿。X线上，除显示肺透过度增加外，很少有其他表现。但肺间质内气体可沿血管及支气管周围进入纵隔和颈及面部皮下组织，形成纵隔及皮下气肿。

4. 慢性肺气肿

多继发于支气管喘息、慢性支气管炎、肺结核和尘肺等。反复剧烈咳嗽，老年人肺组织弹性减低，酒精中毒及炎症等也能引起慢性肺气肿。X线表现如下：

第一，肺野透过度增加，呼气相与吸气相肺野透过度改变不显著。

第二，膈位置低，平直，动度减弱。纵隔狭长，心尖下方可见透明的肺野，侧位像上，心脏前上与后下间隙增宽。

第三，肺外围血管影像细而直，以上叶为显著，较大的肺动脉则变粗且迂曲。

第四，胸廓发生变化，后肋骨走行变平，肋间隙增宽，胸骨前突，驼背，前后径增加。

5. 代偿性肺气肿

一叶或一侧肺切除、纤维性变或肺不张时，正常肺则发生过度膨胀，以代偿空间。代偿性肺气肿的发生及消失可以很快，但如肺泡壁弹性消失、萎缩，则变成永久性肺气肿。X线上，发生代偿性肺气肿之部分，肺野透过度增加。如为一侧，则还有膈位置低和肋间隙增宽等。严重的一侧肺膨胀，部分肺叶可自胸腔前方越过纵隔，于对侧肺野之椎旁形成凸出之线状致密影像。

（三）肺不张X线表现

肺不张是肺泡内无气或含气不足，肺呈现萎陷状态。可为局限性或发生于肺段、肺叶或一侧肺。引起肺不张的原因有支气管梗阻，肺外压迫和先天性。发现肺不张时，应致力于探索其发生原因。

支气管梗阻外在性压迫可因支气管周围肿瘤和肿大淋巴结引起；内在性阻塞则可因支气管内肿瘤、肉芽组织、黏稠的分泌物和异物所致，见于支气管癌、支气管内膜结核、支气管喘息和百日咳等。

肺外压迫因大量胸腔积液、胸壁肿瘤、气胸、腹水或肝、脾大引起的膈升高和胸廓畸形等所致。

先天性罕见，发生于婴儿，可能是神经性的。还见于新生儿吸入综合征和透明膜综合征，均见于婴儿，前者因胎儿吸入羊水或胎粪引起，后者则系因细支气管内透明膜形或所致。

肺不张的 X 线表现如下。

1. 局限性肺不张

常见于支气管喘息，因多数小支气管被黏液阻塞而引起。X 线上，呈现多数局限性斑片状密度增高区。肺段不张时，则呈现锥形密度增高区，底向肺外围，尖向肺门。由于膈升高引起的肺底部肺不张，呈现长短不齐的横行线条状密度增高影像，称线样或盘状肺不张。

2. 一叶性肺不张

因发生部位不同而表现不一。但基本表现不外乎为肺不张所致肺野之局部致密和由于肺叶不张，收缩所致邻近器官如纵隔或膈之移位。上叶不张呈扇形状，形成三角形致密区，下缘呈现弧状上突，尖端指向肺门。中叶不张，在正位像上可见右侧肺门与心脏间肺野有近三角形致密影像。上缘清楚、规则，其他边缘模糊，右心缘不清，但心膈角清晰，横裂向下向内移位。侧位像上，横裂与斜裂靠近，其间出现带状密度增高影像，在肺门之前下方。舌叶肺不张与中叶肺不张表现相同。下叶不张为心缘侧方之三角形致密影。左侧者常为心脏遮盖。至于邻近器官如纵隔与膈之向病变处移位，则与不张发生部位有关。一叶性肺不张应与大叶肺炎之实变鉴别。肺不张具有收缩性，边缘清楚、整齐，且有内陷。

3. 一侧性肺不张

表现为一侧肺野一致性密度增高。纵隔向患侧移位，膈升高，肋间隙变窄，吸气时，纵隔向患侧移动。应与广泛性胸膜增厚鉴别。除临床表现不同外，过度曝光片于后者在肺野外带常有带状致密影像。

四、肺血管病变

（一）肺充血

肺充血分溢性充血及阻性充血两种。前者常见于大循环血液分流至肺循环，引起肺循环血流量增加之先天性心脏病，如动脉导管未闭和心间隔缺损等。肺动脉及其分支明显增大，表现为肺门增大，肺纹理增粗、增多，肺动脉搏动常很明显。后者主要见于左心衰竭，肺静脉血液回流至心脏受阻。X 线上，肺静脉扩张、肺门影像增大和肺纹理增粗、紊乱。肺野，特别是肺底出现斑点状影像，代表肺小静脉扩张。

除肺部改变外，还可出现心脏大血管的改变。

（二）肺水肿

肺水肿系血内液体渗出到肺泡和肺间质内的结果。见于左心衰竭引起肺充血的后期、肾脏疾病等引起的血浆蛋白过低、不适当的静脉输液和毒气吸入等。

肺水肿分急性与慢性。主要症状为呼吸困难、咳嗽、痰内带血或咳血性泡沫状痰。急性肺水肿可于短期内死亡。

肺水肿的X线表现如下。

早期于肺野内布满大小不等之斑片状影像，边缘模糊，肺外围部分较少。病变发展则出现典型改变，即自两侧肺门向周围延伸之大片状密度浅淡的影像，边缘模糊，一般不累及肺野周边部分，即所谓蝴蝶翼状影像。心脏病引起的肺水肿还可见心脏大血管的变化。

肺水肿可累及肺之一部或一侧。

（三）肺梗死

肺梗死系因肺动脉栓塞或血栓形成引起，是心脏病和大手术的并发病。梗死的肺段或肺叶内之肺泡和肺泡间隙充满渗血，肺组织实变。肺梗死可以完全吸收，但恢复较慢，也可遗留纤维化。主要症状为胸痛、呼吸困难、面色青紫、咯血、发热等，重者可发生休克。肺动脉大分支梗死时可发生暴死。

肺梗死的X线表现如下。

肺梗死可单发或多发，右肺多于左肺，下叶多于上叶。梗死肺段呈现楔状致密影像，底边近胸膜，尖端向肺门，但也可为圆形成椭圆形。肺实变情况与大叶肺炎相似。小面积的梗死呈现小片状致密影像。肺梗死常并发胸腔积液，有时可掩盖肺内病变。痊愈后局部遗留索条状影像，为肺纤维化之表现。梗死反复发作可引起右心衰竭。

五、肺炎

肺炎可因各种原因引起，如细菌、病毒、真菌、化学物质、过敏物质及电离辐射等。病变可发生在肺实质，即肺泡和肺泡壁，或间质，即支气管和血管周围组织。X线检查可较早地发现病变，并指出其部位、范围、性质、进展情况、有无并发症以及疗效的观察。各种肺炎在X线上虽有一定特征，但对病因的诊断必须结合临床表现及化验检查。

（一）大叶肺炎

本病主要由肺炎双球菌引起，多见于青壮年，冬末春初多见。发病急剧，主要为高烧、咳嗽、胸疼和铁锈色痰。检查有呼吸音减弱或局部叩浊及支气管性呼吸音。血液白细胞增高。偶可出现腹痛，表现如急腹症，此时胸部X线检查就更有意义。

大叶肺炎的病理变化分四期，即充血期、红肝样变期、灰肝样变期和消散期。X线表现主要见于红肝样变期和灰肝样变期。在这两期中，肺泡内气体为分泌物和纤维素等炎性液体所取代，肺发生突变，而显示密度增高的影像。消散期肺泡内炎性液体逐渐吸收，X线上的改变也随之消失。

胸部正位显示右肺上叶均匀高密度阴影，上缘模糊，下缘与水平裂走行一致，边界清晰症状出现后24小时内X线上可无改变。本病在X线上的突出表现是病变往往累及一个肺叶或几个肺段。早期可见肺纹理增加，病侧膈运动减弱。肺实变最初发生在肺周边部分，呈现均匀的密度增高影像，逐渐延及整个肺叶或几个肺段，通常呈现三角形，相当叶间裂部位之边界清楚，其底位于肺野外周，其尖端指向肺门，用正侧位检查易于显示受累肺叶或肺段的解剖部位。于消散期，大片状的密度增高影像逐渐缩小、分散而不规则，直至完全消失。

本病可继发脓胸、肺脓肿、肺气肿和持久性肺不张。X 线检查应注意并发症的出现。小量的胸膜渗液是反应性改变，勿误认为并发症。大叶肺炎在实变期应同肺不张鉴别，后者除有肺叶或肺段致密外，还有邻近器官的移位。消散期如不了解病史，可与结核病混淆。

（二）支气管肺炎

支气管肺炎多见于儿童（2 岁以下较多）和老人。常是全身疾病，如儿童期麻疹、百日咳、白喉等传染病的并发症。致病菌主要为肺炎双球菌。一般常见症状为高烧、咳嗽、气短、胸疼和血液中白细胞增高。检查有两肺弥漫湿性罗音。轻者可似支气管炎，重者可出现昏迷等神经症状。病变与大叶肺炎相似，累及小叶，分散且伴有不同程度的支气管炎，有时可累及肺间质。

肺炎的 X 线表现如下。

病变为多数边缘模糊的小片状密度增高影像，分布于两肺下野内带和中带。有时互相融合呈现大片状影像，似大叶肺炎，但密度不均，也不局限于一叶。病变有时可呈现不规则粟粒状影像，为细支气管炎的表现。细支气管阻塞可引起局限性肺气肿或肺不张。病变可形成小的脓肿，表现为致密的影像中出现小透亮区。

（三）非典型肺炎

本病一般认为系病毒引起。其临床表现与病理变化同前两种肺炎比较均不典型。症状与体征一般较轻微，与肺内病变不相一致。常见症状为轻度咳嗽和咳少量黏痰，个别病例症状严重。血常规检查正常，但血清冷凝集试验多为阳性。病理上为肺间质炎及气管、支气管炎。支气管淋巴结常有中等增大。严重病例常同时伴有细菌感染。

非典型肺炎的 X 线表现如下。

病变多局限于一两个肺段，好发于下叶和中叶，有时两肺同时受累。病变区最先出现密度增高的条纹，自肺门向周围延伸，系肺间质和小支气管周围炎症所形成。继而肺泡内水肿并有渗出液，则于条纹之间出现片状密度增高影像。小支气管为黏液阻塞发生肺不张时，则于病变区出现斑片状密度增高影像。病变很少累及胸膜，一般约 3 ~ 4 周消散。流行性感冒与麻疹常引起肺部病毒感染，为支气管肺炎的表现，呈现斑片状致密影像，多在两肺底，如有继发肺炎球菌感染则可发生肺实变。此外，水痘、天花也可引起病毒性肺炎。

（四）过敏性肺炎

本病又称吕弗勒（Loffler）氏综合征，常与其他过敏现象同时发生，如喘息。血液中嗜酸性细胞增高（常超过 10%），痰中也可出现嗜酸性细胞。肺内病变一般认为系局限性的血管神经性水肿，而不是真正的炎变，无显著症状，有时出现咳嗽、咳痰。

过敏性肺炎的X线表现如下。

病变呈现密度浅淡的不规则之云絮状影像，其发生部位颇不一致，常见于上叶，有时两肺同时受累，病变可于几日内减小或消散，于旧的病变消散的同时，其他部位又可友生新病变，这是本病的一个特征。

（五）化脓性肺炎

本病之致病菌主要为金黄色葡萄球菌，可为直接感染，也可并发于急性骨髓炎和非典型肺炎。症状较严重、有高烧、呼吸困难、青紫、胸疼、咳嗽、咳脓痰等。病变一般累及一侧肺的一两个肺段。肺段发生突变，治疗不当很快发生脓肿。小支气管因黏稠之分泌液阻塞或痉挛形成瓣膜作用，可引起肺气囊。本病常并发胸腔积液或脓胸，有时引起心包积液和支气管淋巴结肿大。

化脓性肺炎的X线表现如下。

受累之肺段呈现片状密度增高影像，出现脓肿时，于肺实变区可见透亮之空洞。有时可为多发之小空洞，其直径在1厘米以下。断层摄影可见空洞之壁较厚。肺气囊可于发病后24～48小时出现，大者可如橘子，壁甚薄，其中可有液面。肺气囊是本病的一个特征，特别是其大小变化很快，可以是一天一变。肺气囊可于短期内消失，也可存在数月。

（六）吸入性肺炎

吸入性肺炎可因吸入黏液或脓性物质、食物或呕吐物、油或脂肪、刺激性气体而发生。前两种情况好发于昏迷不醒的患者，出现肺段实变或为支气管肺炎。累及一侧或两侧，也可发展成肺脓肿。

吸入奶或油脂可产生支气管肺炎或肺间质炎，后者形成一侧或两侧肺间质纤维性变。

六、肺脓肿

本病可为原发性或继发性，其感染途径为血源性或吸入性。可见于败血症或继发于大叶肺炎和化脓性肺炎，但以吸入感染物质引起的较常见，如继发于支气管异物、咽部或口腔手术后或牙齿感染等。致病菌多为葡萄球菌、链球菌及肺炎球菌等。

急性期的主要症状为发冷、发热、继而咳大量臭痰，痰可分三层。慢性肺感染可能无痰，症状也轻，但有的可有明显中毒症状。

病理改变主要为因化脓性感染所致肺实质的破坏。当支气管被感染物质阻塞后，其所属肺段发生炎变，继而坏死、化脓。坏死物质经支气管排出后即形成空洞，空洞边缘早期有明显的炎性浸润，以后逐渐为纤维组织所包围。脓肿破溃至胸腔可引起脓胸。

肺脓肿的X线表现如下。

早期受累之肺段呈现片状密度增高影像，其边缘呈现弧形外突，当脓腔形成后，于病变区出现密度减低区，逐渐形成明显的空洞影像。早期其内壁可不规则，其中可见液平面。为了查出空洞与液平面，立位断层摄影帮助较大。经治疗后，空洞周围炎症吸收减少，空洞可缩小。

慢性肺脓肿则与急性者不尽相同，常表现有范围较广的炎性浸润和不同程度的纤维化。脓腔的外形、大小与数目也不似急性肺脓肿那样有大的单一空腔和较长的气液平面。因此，应予注意并需与结核性空洞鉴别，因为两者均好发于上叶后段及下叶尖段。

应当指出，少数肺脓肿在X线上表现为致密肿块影像，看不到脓腔或液平面。这可因肺化脓性炎性实变或化脓性炎性实变有脓腔形成，但脓腔为脓性坏死物质充填所致。这种情况需与周围型肺癌鉴别。前者由于其炎症性质，致使块影边缘毛糙，有粗长索条状影且常伴有局部胸膜增厚。

在肺脓肿同侧肺门淋巴结可肿大，轻者X线上可不被显示，但明显肿大则可形成块影，且可被误认为中心型肺癌继发肺脓肿，或误认为周围型肺癌有肺门淋巴结转移，应综合分析，加以鉴别。

X线检查不仅能做出诊断，且可确定病变的部位和并发病如肺不张和脓胸等，这有助于体位引流和手术前的准备。

败血症引起的肺脓肿又称转移性脓肿，常是多发的，累及两肺。化脓性肺炎可发生多数小脓腔，且常伴有肺气囊。吸入性肺脓肿多为单发，且常在下叶。

支气管造影可反映慢性肺脓肿的病理变化，显示病变的范围和观察残留脓腔及继发性支气管扩张。

七、肺结核

肺结核是结核杆菌侵入肺部的一种传染病。由于侵入结核菌的数量与毒力和机体的免疫性及过敏性等因素的不同，肺结核的发病与发展亦异，在临床表现与病理变化上也不一致。X线检查常能反映肺结核在发展过程中的病理变化，发现早期病变，并确定病变的部位、范围、性质与类型等。随诊观察还可了解疾病发展情况。因之，X线检查对肺结核的防治工作有着重要的意义。

肺结核分原发感染和继发感染。前者为原发性肺结核，后者或称原发后结核，乃原发感染后再发生的肺结核，多见于成人，系常见的肺结核。结核杆菌来自原发感染留于体内者或为结核杆菌之再次侵入。继发感染因机体有了免疫力，故不似原发感染那样侵及局部淋巴结，但却因对结核菌过敏，故局部反应大，常有坏死及空洞形成。

肺对结核感染的反应开始是渗出物渗出于肺泡组织中，即渗出性病变，肺组织不被破坏。很快形成结核性肉芽组织，即增殖性病变。渗出性病变大小由米粒到占据整个肺叶，X线表现为边缘模糊之云絮状致密影像，相邻病灶很快融合。增殖性病变形成结节，X线上为边缘清楚、比较致密的影像，大小由1～2毫米到形成大的结核瘤。渗出与增殖性病变可单独存在，但在慢性患者多同时存在而以一种为主。渗出性病变可消散而无组织破坏，增殖性者则有纤维化和钙化。病变恶化，则病灶扩大，有干酪性坏死，形成空洞和播散。播散可经淋巴、支气管或血液循环。局部并发病可有胸腔积液、脓胸、自发性气胸、肺不张和肺气肿等。

肺结核在儿童常是原发复合征，支气管淋巴结结核，急性粟粒型肺结核和干酪性肺炎，而在成人则多为继发感染。

关于肺结核的分类方法不一，目前我们仍采用以下几大分类方法。

（一）原发复合征

结核杆菌第一次侵入肺部，引起局部炎性病变，90% 以上发生在肺上叶底部或下叶上部，靠近胸膜，为原发病灶。细菌经淋巴管达肺门淋巴结，引起淋巴管炎和淋巴结炎。肺原发病灶、淋巴管炎和淋巴结炎组成原发复合征或称初染组合，多发生于儿童。

1. 原发病灶

呈现边缘清楚、密度高的点状。但因有病灶周围炎，而使影像轮廓不清，呈现云絮状。有时累及一个肺叶，表现如肺炎。

胸部正位显示右肺门影增大，增浓外缘呈分叶状，内侧与纵膈相连。

2. 淋巴管炎

呈现索条状致密影，连接原发病灶与肺门淋巴结。

3. 肺门淋巴结炎

常并有淋巴结周围炎，X 线上表现为肺门淋巴结增大，密度增加，形成肿块影像。多为一侧，偶可见两侧。

上述三种变化同时出现，则称为原发复合征的两极期，表现典型，可以确诊。

原发复合征多系良性过程。肺内原发病灶多吸收而消散、纤维化或钙化。肺门淋巴结炎消散后，肺门缩小，密度变低，也可钙化，但有时会恶化。原发病灶扩大，附近出现新的病灶、干酪性变并出现空洞。淋巴结破溃，干酪物质可经支气管播散，造成小叶或大叶干酪性肺炎，也可经血行播散，形成粟粒型肺结核。恶化多在初次感染后一年内发生。原发复合征可并发肺不张和原发性胸膜炎。

原发复合征在成人少见，但其肺内原发病灶多易于显示，而淋巴结增大不太明显。肺不张少见，胸膜炎较多。支气管性或血行性播散均较少发生。

（二）支气管淋巴结结核

也叫肺门淋巴结结核，主要发生于儿童及少年，成人少见，呈现慢性过程。可以是原发复合征，原发病灶吸收而只遗留淋巴结结核或因淋巴结病灶恶化、复发所致。

支气管淋巴结结核的 X 线表现如下。

主要表现是淋巴结肿大。气管旁淋巴结肿大，则块影在上纵隔两旁，累及气管支气管淋巴结，则肺门增大并出现块影，气管分叉处淋巴结肿大，正位上多不易显示。

1. 肿块型

于肺门或纵隔旁出现肿块或半圆形致密影，边缘清楚，其中可有钙斑。可并发肺不张或梗阻性肺气肿。

2. 炎症型

由于淋巴结周围肺组织发炎，致使病变边缘模糊，与正常肺野分界不清。有时范围很大，甚至累及一叶，应同原发病灶区别。淋巴结增大多不显著，只显肺门增大，密度增加。

肺门淋巴结结核的归宿与原发复合征的淋巴结炎相似。

肺门淋巴结结核应同其他原因之淋巴结肿大鉴别，如淋巴肉瘤和淋巴结转移瘤等。

（三）急性粟粒型肺结核

系因大量结核杆菌于短期内入侵血循环所致。常见于儿童，成人少见。细菌进入肺静脉则引起全身各脏器粟粒型结核，进入肺动脉引起被该动脉供血区粟粒型肺结核，进入胸导管到上腔静脉则形成两肺粟粒型肺结核。结核结节大小相似，直径 1 ~ 3 毫米。病变可以是渗出性的或增殖性的。

受累肺野布满粟粒状致密影像，大小相似，密度相同，分布均匀。渗出性者边缘模糊，可有融合现象，增殖性者则边缘清楚。透视肺野多呈现磨玻璃状，看不到粟粒病变，尤其在渗出性者。肺门区可见增大的淋巴结。

为了显示粟粒性病变，对照片质量要求较高。尽管如此，还有少数病例（10% 左右）不能显示，侧位像由于结节重合较多，有助于成影。

急性粟粒型肺结核如治疗不利，预后不良。病变融合，干酪化。如好转，则吸收消散，纤维化、钙化。

成人粟粒型肺结核之 X 线表现与儿童者相同，但常可见肺内慢性结核病灶。

粟粒型肺结核，于儿童应同黄色素瘤病之肺部变化及特发性含铁血黄素沉积鉴别，于成人应同粟粒型肺转移瘤、细支气管癌和含铁血黄素沉积鉴别。鉴别需结合临床资料。

（四）亚急性及慢性血行播散型肺结核

结核杆菌由淋巴结病灶多次、少量地经血液播散到肺部所致。病变新旧不同。

肺内多发的小颗粒状病灶分布不均，范围不等，大小不一，新旧不同。可同时有渗出性、增殖性、纤维结节性乃至钙化性者。病灶中心还可有坏死，形成空洞。病变限于一侧或两侧肺之上半部肺野。同急性粟粒型肺结核的表现显然不同。

病程较长，长期处于平静状态。可以吸收或硬结钙化而痊愈，也可恶化，发生病灶周围炎、胸膜炎，乃至形成空洞，而成为慢性纤维空洞型肺结核。

（五）局灶型肺结核

是较为常见的类型。特点是病灶局限于肺尖及锁骨附近。可以是原发复合征播散所致的陈旧病灶，淋巴－血行播散的少数局部病灶或是继发感染的局部浸润灶。病变主要是增殖性者，较为静止。

一侧或两侧肺尖及其附近肺野出现圆形、椭圆形或不整形的致密影，密度均匀，大小不一，但边缘清楚。可以孤立，也可几个聚集，但不融合。

病变多经纤维化、钙化而痊愈，但也可发展成慢性纤维空洞型肺结核。

（六）浸润型肺结核

为一种常见的继发性肺结核，比较活跃。或为旧病灶复发或为新生病灶。多见于锁骨下区偏外侧。特点是有病灶周围炎，病变可扩大，并有干酪性变和形成空洞，也容易发生播散。

1. 云絮影像

病变边缘模糊，与正常肺组织界限不清，其间可有索条状影，主要是渗出性病变。

2. 大叶性实变影像

病变累及肺段或肺叶，与大叶肺炎难以区别，鉴别有赖于临床情况，后者发展快。

3. 圆形成椭圆形致密块影

边缘整齐、密度均匀，即肺结核瘤。常有钙化，也可形成空洞。结核瘤多为单发，但也可为 2 ～ 3 个，局限于一叶。

结核瘤应与肺良性肿瘤、肺错构瘤和周围型肺癌鉴别。

浸润型肺结核如治疗有力，可于 3 ～ 6 月内吸收或纤维化。但常是干酪性变，形成空洞而转为慢性纤维空洞型肺结核。

（七）干酪性肺炎

系因淋巴结或肺内病灶破溃，大量结核杆菌经支气管播散，引起急性大叶性或小叶性肺炎。特点是炎性浸润迅速干酪性变，病情重，进展快，预后不良。干酪性物咳出，则出现空洞。病变多累及一叶，常为右上叶。

干酪性肺炎表现为大叶性实变，密度高，如为右肺上叶，则其下缘清楚整齐，在实变区中有多数透亮区，呈蜂窝状。如有支气管播散，则出现多数边缘模糊的斑片状致密影像，分布于同侧或对侧，病变可以融合。

干酪性肺炎预后不良，少数病例可转为慢性纤维空洞型肺结核。

八、肺硬变

系肺组织广泛性纤维化，代表肺结核之基本痊愈，肺叶坚硬缩小，其中有结核病变和支气管扩张。

病变区密度明显增加，密度均匀或不均，后者系因支气管扩张和致密的纤维索条所致。邻近肺部常有代偿性肺气肿。多有胸廓塌陷、纵隔移向患侧和膈升高等。还可引起肺源性心脏病。

九、胸膜炎

结核性胸膜炎可因结核杆菌直接侵及胸膜或系变态反应性。可以是干性、渗出性、出血性、脓性或包囊性。

诊断肺结核宜密切结合临床。痰中若查到结核杆菌，诊断意义极大。但应指出，有时虽在痰中查到结核杆菌，但肺部照片无病灶发现。这种情况多见于支气管内膜结核，由于支气管狭窄，可并发梗阻性肺气肿或不张。

第五节 循环系统疾病

心脏大血管X线检查，一般采用三个位置，即后前位，右前斜位及左前斜位。透视是必不可少的，它可观察心脏大血管的轮廓与搏动，且可服用钡剂观察食管有无压迹或移位以确定左心房的大小。有些心脏病可用心血管造影。诊断应在分析X线影像的基础上结合临床资料进行。不少心脏病可通过X线检查做出诊断。

【正常所见】心房、心室和大血管彼此衔接，影像，其解剖分界不能完全分清。因此，X线上是根据心脏血管的轮廓以指明某一心房或心室的边缘。心脏大血管影像内的分界，如左右心室的界限和心内结构，如瓣膜则不能分辨。

心脏大血管外形分垂直型、横位型和斜位型。主要受体型影响，婴儿心脏居胸腔中间，主动脉较小，右心室较明显，而心弓分界则不够明确。老年人多为横位型。仰卧位或呼气相检查，膈升高，则心脏倾向于斜位型或横位型。

【心脏大血管搏动】透视下，心脏于收缩期变小，心缘内移，舒张期变大，心缘外移，大血管的搏动则恰恰相反。用不同方向透视，可观察心房、心室和大血管的搏动。后前位上，左心缘，即左心室的搏动强而有力，主动脉搏动也较强，而肺动脉段的搏动则较弱。左心室和肺动脉段的搏动方向相反，其相接之一点为“相反搏动点”。右心缘搏动较弱的是右心房的搏动，其上方为升主动脉搏动。

心脏血管搏动可用记波摄影记录。

【心脏测量】心脏增大是心脏病的常见表现。判断心脏增大及其程度需要测量并同标准值比较。一般是在后前位像上测量心脏横径和心脏面积。照后前位像之靶片距离用2米，平静呼吸，摄影时间为1秒。

心脏横径是从两侧心缘最远点到中线垂直距离之和。

心脏面积可用平面求积仪直接测得，也可按下列公式计算：

心脏面积（厘米²）=0.7019×纵径（厘米²）×宽径（厘米²）+2.096

所得心脏横径或心脏面积应与标准值比较，以判断其有无增大。由于个体心脏大小差别大，唯以通用的数据作为判断心脏增大的标准。为此，一般多用患者自身的相关因素，如身高和体重等，预计出心脏大小，作为标准值。

一、心脏横径

心脏横径与胸廓最大横径比率：正常为0.5或小于0.5，超过0.52可认为心脏增大。对横位型心脏不适用。

二、心脏大血管异常表现

【心脏增大】心脏增大主要是由于排血量增加或体循环或肺循环阻力增高引起的心脏负担过重和心肌损害所致。

可以是心房或心室增大或是普遍增大。确定心房和心室增大对诊断有一定意义，因此，应掌握判断心房和心室增大的标准。

左心房增大：主要向后和向右增大，向左、向上增大较晚。多见于二尖瓣疾病。

右心房增大：主要向右、向前增大。多见于右心衰竭，三尖瓣疾病和心房间隔缺损等。

左心室增大：主要向左、向后增大。见于高血压、冠状动脉硬化性心脏病、急性或慢性肾炎、主动脉缩窄及主动脉瓣疾病等。

右心室增大：主要向左、向前增大。见于二尖瓣狭窄，某些先天性心脏病，肺源性心脏病，心力衰竭和三尖瓣关闭不全等。

心脏普遍增大：表现为心影向两侧增大，心前及心后间隙减小，弓影分界不清，食管一致性向后移位和气管分叉分离。在儿童整个气管可向后移位。常见于联合瓣膜病、严重心力衰竭、心肌炎、严重贫血，黏液性水肿和某些先天性心脏畸形。大量心包积液，心影也普遍增大。

【心脏变形】后前位像上，观察心影外形改变对心脏病的诊断也有帮助。

“二尖瓣”型：表现为主动脉球部变小或正常，肺动脉段突出，长度增加，左心缘隆突和心尖上翘。因多见于二尖瓣疾病，表现典型，故得名。还可见于心内间隔缺损、肺动脉瓣狭窄和肺源性心脏病等。

“主动脉”型：表现为主动脉球部隆突，心腰部凹陷和左心室缘向左膨隆等。常见于高血压、主动脉硬化、主动脉瓣疾病和主动脉缩窄等。

此外，还可同时出现两型以上的变形或特殊形状。

【肺动脉高压】二尖瓣狭窄或自左向右分流的先天性心脏病如动脉导管未闭等可并发肺动脉高压。X线表现是：肺动脉段明显突出，肺动脉支增大，右肺下动脉扩张，横径超过15毫米，其分支突然变窄，形成肺门影之“截断”现象，肺野外带比较透明，右心室增大，心脏面积明显增大，超过35%。

根据上述变化可诊断有肺动脉高压，且可依变化的严重性大致估计高压的程度。

【主动脉伸长、迂曲及扩张】后前位像上，主动脉球部上升，可超过锁骨平面，左缘隆突，突入肺野。左前斜位像上，升主动脉向前突，弓部向上突，主动脉窗大而清晰。见于高血压，主动脉硬化及主动脉瓣关闭不全。

【心脏大血管搏动变化】心脏大血管搏动增强时，其收缩与舒张的幅度增加，表示心肌肥大，多因负担加重所致。搏动减弱，则幅度减小，表示心脏扩张。

心脏搏动完全消失，见于心包积液；主动脉搏动增强见于动脉导管未闭或主动脉瓣关闭不全，肺动脉搏动增强，称为“肺门舞”，见于自左向右分流的先天性心脏病，如房间隔缺损等。

【心力衰竭】左心室衰竭：可见上叶肺静脉扩张，肺门增大、轮廓模糊，两肺肋膈角区出现“间隔线”（Kerley B 线），表现为从胸膜向内水平走行之线影，宽 0.5 ～ 1 毫米，长 2 ～ 3 厘米，代表肺间质性水肿所致肺小叶间隔之增厚。此外还可见胸腔积液。左心室增大，搏动减弱。急性衰竭少见，出现肺水肿，常表现为从肺门向两肺呈现蝴蝶翼状分布之致密影。边缘不清。肺尖、肺底及肺周围表现正常。

右心室衰竭：发生于右心室排血困难，如肺动脉狭窄或大的心房间隔缺损。表现为右心增大和肺动脉扩张及其分支缩窄，而肺部表现正常。

充血性心力衰竭：发生于二尖瓣狭窄、左心室衰竭和风湿性心肌炎等合并周身阻性充血。心脏普遍增大，右心室增大尤显，心脏搏动减弱，常有胸腔大量积液和肺梗死等。

三、心脏大血管疾病

心脏大血管疾病的诊断主要靠心脏外形，心房、心室及大血管的大小与搏动上的变化以及肺循环的情况来确定。

【瓣膜疾病】

瓣膜疾病多是风湿性的，比较常见。以二尖瓣和主动脉瓣受累较多，三尖瓣和肺动脉瓣较少。

（一）二尖瓣疾病

常是狭窄与关闭不全并存，以狭窄或关闭不全为主，单纯者较少。在轻型，X线表现可正常，但如二尖瓣梗阻或返流明显，则心肺多有明显变化。突出的改变是左心房的增大。

二尖瓣狭窄的 X 线表现是心脏呈现“二尖瓣”型，心脏增大，但不显著，左心房增大，右心室增大，肺动脉段突出，肺动脉扩张和肺纹理增多；左心室和主动脉球部缩小。有时可见心内钙斑。如左心房内膜，二尖瓣环与瓣膜和心房内血栓之钙化。在正位像上钙斑居脊柱左侧之心影内，斜位像则在主动脉根之下后方。瓣膜钙斑并不是手术的禁忌证。

肺循环可出现肺动脉高压症。肺泡内反复小量出血，可引起含铁血黄素沉积，表现为直径 1 ～ 2 毫米的粟粒状影像，还可有“间隔线”。约 3% ～ 5% 的病例肺内可形成骨质，表现为多发散在的致密结节影，好发于两肺基底部，有诊断价值。此外，还可有肺下叶的肺纤维性变，表明曾患过肺梗死或心力衰竭。

二尖瓣关闭不全是指以关闭不全为主或单纯性关闭不全而言。X线上有二尖瓣狭窄的心脏表现，但左心室也增大，后者对同二尖瓣狭窄的鉴别相当重要。透视下左心房于心室收缩期搏动增强，可肯定其关闭不全，但多不能判断其程度。此外，心脏增大常较明显，但肺动脉段突出和肺动脉高压症反较轻，也有助于同单纯二尖瓣狭窄鉴别。

二尖瓣狭窄合并关闭不全，用普通X线检查约2/3的病例可提示关闭不全的存在，1/2例可结合单纯关闭不全或以关闭不全为主。合并轻度关闭不全，X线上多无关闭不全的反映。复杂病例需行左心造影。

（二）主动脉瓣疾病

可为风湿性、梅毒性或动脉硬化性。X线表现不似二尖瓣膜疾病那样明确，不少患者心脏大血管影像表现正常或只有升主动脉或主动脉球部的隆凸。左心室增大轻者只有左心缘之增大，明显时则左心室缘变圆，密度增加且向左增大。

主动脉瓣关闭不全时，心脏呈现“主动脉”型。左心室增大，主动脉增宽，两者的搏动明显增强。主动脉出现陷脉，即心舒张期，主动脉迅速内收。搏动上的变化有助于与高血压病鉴别，因为高血压虽为“主动脉”型，但无左心室与主动脉搏动之增强。若发生心功能代偿不全，则出现左心室衰竭的X线征。

主动脉瓣关闭不全，进行胸主动脉造影可见造影剂向左心室之逆行充盈，不仅能确定诊断，且可依逆流量大小及显影密度判断关闭不全的程度。但造影只宜用于诊断困难而又准备手术的病例。

主动脉瓣狭窄可以是先天性或风湿性的，后者常与关闭不全并发。约半数病例，X线上无异常发现。少数的可见升主动脉之狭窄后扩张。左心室增大多不显著。主动脉瓣可发生钙化。

（三）二尖瓣和主动脉瓣疾病

X线上同时具有二尖瓣和主动脉瓣疾病的表现。左心室增大及主动脉增宽的同时还有二尖瓣疾病的征象。若主动脉瓣疾病突出，则由二尖瓣疾病引起的肺部变化比较轻微。

【心肌炎和心肌传染——中毒性疾病】

急性心肌炎的常见原因是风湿热、病毒、细菌、原虫感染，如白喉、猩红热、流感、肺炎和败血症等。洋地黄、钾、氯仿、肾上腺素、磷、碑等药物或化学品中毒可引起心肌损害。此外，尚有一些原因不明的心肌病。小儿多为急性或亚急性，常由风湿热与白喉引起。成人多为慢性。

X线上，在患病期间出现急性心脏普遍增大或一侧增大。心脏的膈面增宽，呈现无力状态。心脏搏动减弱，还可伴有明显的心律失常。不少患者没有心脏大小或形状上的改变或只是轻微增大，甚至没有严重心肌损害。但在立位改为卧位时，心脏可显示增大或增大变得更为显著。这种所谓潜在性心脏增大可在心电图变化之前出现，对诊断有一定帮助，故在疑有心肌炎时，应做此检查。X线表现不具特征，更不能判断病因。

慢性心肌炎时，心脏普遍增大，但搏动正常，主动脉与肺野也正常，变换体位，心脏大小没有变化。应与心包积液鉴别。

心肌炎痊愈后，心脏大小与搏动可恢复正常。

克山病：是一种病因不明，以心肌严重损害为主的地方病，临床上分急型、亚急型、慢型和潜在型。X线上具有心肌炎的表现，心脏增大以左心室显著，右心室次之，两心房增大不多。心缘可有局部僵直和搏动消失，表示瘢痕形成。急型和慢型，心脏搏动减弱，肺有阻性充血。

【冠状动脉梗死性疾病】

心肌缺血可导致微小的心肌坏死直到广泛性心肌梗死。心脏形态可完全正常，也可向两侧增大。合并高血压，则以向左侧增大为主。广泛梗死可发生心包积液。透视下可见左心缘心尖上部的搏动消失或出现反向搏动。于深吸气时较易发现。

【高血压病】

长期高血压可引起心脏改变。X线上，心脏呈现“主动脉”型，左心室增大，多只表现为左心缘的变长，主动脉增宽，球部突出。心脏表现与主动脉瓣关闭不全相同，但后者左心室搏动增强，主动脉有陷脉。出现心力衰竭，则心脏向两侧增大，并有左心室衰竭的其他表现。年轻患者，服降压药物可使增大的心脏缩小。也应指出，长期高血压，心脏大小及外形也可正常。

【主动脉粥样硬化】

主动脉表现变长、迂曲和扩张。与老年生理性迂曲、扩张难以区分。在老年，主动脉的密度可增高。中年以后，主动脉球部边缘常见线状钙斑，这种钙斑多无临床意义。

【主动脉瘤】

主动脉瘤于X线上表现为局限性、边缘光滑整齐的圆形或梭形块影，采取任何体位检查均不能与主动脉分开。有时可见扩张性搏动，但瘤囊大或形成血栓则可看不到搏动。好发于升主动脉，弓部和降主动脉次之。也可生于无名动脉。根据动脉瘤的部位可有不同器官的受压移位。升主动脉瘤可压迫右心房，大者可使心脏向下移位。偶可侵蚀胸骨与肋骨，但很少影响气管与食管。弓部动脉瘤易使食管及气管移位。降主动脉瘤可出现双重心轮廓。动脉瘤邻近椎体，椎体可被侵蚀。主动脉瘤与纵隔肿瘤鉴别。肿块与主动脉相连和有无搏动均不能作为鉴别的依据。贴近主动脉的纵隔肿瘤不能使之与主动脉分开，纵隔肿瘤传导性搏动与主动脉瘤搏动也难以区分，而且主动脉瘤并非经常具有搏动。肿块边缘部钙斑或邻近肋骨、胸骨或脊椎受侵蚀，可诊断为动脉瘤，过曝光片可能见到与主动脉重叠的纵隔肿瘤边缘，且常压迫动脉向内移位，而动脉瘤则常牵引邻近动脉向外移位。诊断困难病例可行胸主动脉造影。

【肺源性心脏病】

本症系指肺脏疾病如肺气肿和喘息造或血管床闭塞或者影响肺泡毛细血管壁氧气交换而引起的肺动脉高压。X线上可见肺部疾病。肺动脉干扩张、变长，两侧肺动脉支及二级分支扩张，同时搏动增强，而周围分支变细，右心室增大。

【心包疾病】

（一）心包积液

急性心包积液，症状虽明显，但X线上只有心影轻度增大和上腔静脉扩张。慢性积液，液量虽达2000毫升，症状仍可不明显，一般液量达300 ~ 500毫升，在X线上才有表现。心影向两侧增大，心缘变直。仰卧位观察，则从立位时的三角形变为球形，心缘变得饱满。但不能从积液的心包影像中看到心脏的影像。大量积液，心影呈球形增大，弓影分界消失，主动脉球部与增大心影相比，相对较小。心影横径大于垂直径，心膈角成锐角。心后间隙变小，食管一致性向后移位。心脏搏动减弱或消失。但有时液量超过1000毫升，搏动仍可正常。肺血管正常，肺野透明。若有心力衰竭，则有肺充血。穿刺并注入气体，可见气体及液体，即心包积液与积气。

心包积液与心脏增大，特别是心肌炎较难鉴别。以下征象有助于诊断心包积液：心血管弓影消失，心尖冲动（扪诊）居心影内侧，仰卧位心底部增宽，肺门与肺纹理正常。另外，平静呼吸相，限闭声门，增加腹压，在心包积液，心影大小不变，而心脏增大时，则心影变小。

（二）慢性缩窄性心包炎

大多是结核性的。心包脏层与壁层，甚至与胸膜发生粘连、增厚，使心脏不能舒张。X线表现是心影增大，正常或缩小，位于胸腔中间，心弓变平，拉直，多见于右心缘，且可与上腔静脉形成一个弓影，或使心影成三角形，心脏搏动减弱或消失，10% ~ 30%例心包发生钙化，呈现带状或斑状。此外，主动脉球部不见或变平，上腔静脉扩张，食管后移，肺门增大，肺纹理增多和胸膜增厚或积液等。表现较特殊，多可确诊。

【先天性心脏病】

（一）先天性肺动脉狭窄

分瓣膜型、漏斗型和瓣膜翻斗型三种，以瓣膜型狭窄最常见。X线上具有一定特征，有助于诊断。

心脏呈现“二尖瓣”型，约半数病例心脏有轻度至中度增大，右心室增大，其他房室正常；肺动脉段多明显突出，系因肺动脉干变狭窄后扩张，有时其扩张延续到左肺动脉，肺动脉段与左心缘连接处可见切迹。肺动脉支变细，肺纹理细小、稀少，系肺血减少的表现，其与扩张的肺动脉干形成鲜明的对比。心脏与肺动脉段的搏动增强，其与无搏动、变细的肺门动脉形成明显的对比，这一征象有诊断价值，但只出现在 1/3 的病例中。X 线上出现上述征象，又于胸骨左缘 2 ~ 3 肋间听到响亮的收缩期杂音和肺动脉第二心音减弱或消失，则诊断较有把握。

心血管造影可清楚看到狭窄瓣膜的形态，有时且可见造影剂的“喷射”情况，对诊断有肯定价值。

肺动脉狭窄可并发房间隔缺损，有人称为法洛（Fallot）氏三联症，X 线表现与狭窄程度和缺损大小有关。

（二）法洛氏四联症

包括肺动脉狭窄，高位室间隔缺损，主动脉骑跨和右心室肥厚。肺动脉狭窄多属漏斗型，瓣膜型较少，狭窄程度亦异。心室间隔缺损几乎均位于膜部，缺损大小不定，一般较大。主动脉骑跨与右位程度不定。因主动脉同时接受左、右心室血液，故很早即出现青紫。

法洛氏四联症的 X 线表现特殊。心脏呈木靴形，即心尖上举、钝圆和心腰凹陷，前者表示右心室增大，后者说明肺动脉狭窄，少数病例肺动脉段可轻度突出，心脏大小正常或轻度至中度增大，显著增大者较少，右心室增大，但左心房及左心室不增大，肺门影缩小，肺纹理细小、稀少，代表肺血减少，但年龄较大患者往往在肺门附近与肺底部出现网状纹理，代表侧支循环的形成；升主动脉扩张，右凸和前凸，使上纵隔影像增宽，约 20% 病例有右位主动脉弓。

心血管造影对本症有肯定的诊断价值，它可查出畸形的部位与程度。

（三）动脉导管未闭

一般位于降主动脉起始部和肺动脉分叉相连，长度与管径不同，分四柱型、漏斗型和缺损型。

心脏多呈现“二尖瓣”型，心脏大小为正常，轻度或中度增大，明显增大少见，左心房与左心室增大；有肺动脉高压时，右心室可明显增大，肺动脉段突出，肺动脉支扩张，肺纹理增多、变粗，而肺动脉段与肺动脉支的搏动可增强（近 1/3 病例出现“肺门舞”）；主动脉增宽、球部突出较常见，搏动增强，约 1/3 例有陷脉，这种变化对诊断很有帮助。具有上述变化，又于胸骨左缘 2 ~ 3 肋间有连续性机器样杂音，则可确定诊断。

主 – 肺动脉间隔缺损比动脉导管未闭少见，但临床与 X 线表现两者很相似，以致难以鉴别，胸主动脉造影有助于诊断。

（四）心房间隔缺损

是最常见的自左向右分流的先天畸形。常见部位是房间隔的中部，即卵圆窝或其附近。缺损大小及外形不同，多为椭圆形，在成人，最大径为 10 ~ 40 毫米。X 线上有一定特征，有助于诊断。但也可以变化轻微或表现正常，与缺损较小有关。

心脏呈现“二尖瓣”型，有不同程度的增大；右心房与右心室增大，肺动脉段多明显突出，且搏动增强，两侧肺动脉支扩张，搏动增强（即“肺门舞”，见于3/4的病例），肺纹理变粗，增多，但较少出现肺动脉高压症，主动脉球部变小或不明显，左心室变小。

（五）心室间隔缺损

先天性室间隔缺损由于胚胎期原始间隔发育不全，而致左、右心室间存在的异常交通，为最常见的先天性心脏病。缺损多在膜部，位置较高，肌部缺损较少见，也较小。缺损多呈现圆形成椭圆形，一般最大径在10毫米左右。X线上，一些病例表现正常或变化轻微，另一些病例则变化明显，与缺损大小有关。

心脏呈现“二尖瓣”型，心脏大小正常或有不同程度的增大；右心室增大，左心室也可增大，左心房也可稍增大，肺动脉段突出，肺动脉支扩张。肺纹理变粗、增多，肺动脉搏动增强（“肺门舞”见于1/5病例，多见于缺损大者），可出现肺动脉高压症；主动脉球部变小或正常。

综合X线变化与临床表现可确定诊断，但有时难与动脉导管未闭和房间隔缺损鉴别。

当肺动脉压力明显升高，右心室血液经室间隔缺损直接进入主动脉中，临床上出现青紫。于是就与主动脉骑跨在室间隔缺损上情况相同。一般把解剖上或功能上的主动脉骑跨均称为艾氏（Eisenmenger）综合征。心肺X线变化比较明显。心室增大以右心室为主，右心房也可增大，多数有明显肺动脉高压症，而主动脉球部多较小。心脏与肺动脉搏动增强，约半数例可见“肺门舞”。

（六）先天性主动脉窦动脉瘤穿破至右心

在动脉瘤未破裂前，心脏大小及形状多无变化。穿破至右心，则出现自左向右分流的心肺变化，表现难以与动脉导管未闭鉴别。胸主动脉造影有助于诊断。本症并不少见。

（七）先天性主动脉缩窄

并非罕见。缩窄多位于主动脉峡部，较局限，不并发其他畸形（即成人型），少数的不典型，如缩窄发生在其他部位，缩窄段较长、多发或合并动脉导管未闭等其他畸形。临床上的特点是上肢血压高，下肢血压低。X线上有一定的特点。胸主动脉造影可明确缩窄的部位、范围和程度。

后前位像上，于主动脉球部下缘与降主动脉连接部显示“切迹”，致形成“双弓”影。“切迹”表示缩窄处，下方“弓影”表示缩窄后扩张，主动脉球部与降主动脉的连续性中断，左上纵隔影增宽，且有搏动增强，系左锁骨下动脉扩张所致，肋骨下缘深浅不等的半圆形凹陷，好发于4～8肋骨，代表作为侧支循环的扩张的肋间动脉对肋骨的侵蚀，心脏呈现“主动脉”型，向左侧增大，左心室增大，且搏动增强。

（八）右位主动脉弓

是常见的主动脉弓畸形，单独存在，或同其他先天心脏畸形并发。X线上，右上纵隔影增宽，主动脉球部位于右侧，而不在左侧，位置稍高，可见主动脉的搏动，相当于主动脉球部平面，食管右缘和气管右缘有局限性压迹。降主动脉位置正常或为右位降主动脉。对疑难病例可行胸主动脉造影。

（九）先天性肺动静脉瘘

并非罕见。X 线上有一定特点，可做出诊断。表现为肺内单发或多发，圆形或分叶状致密块影，籍粗带状血管影与肺门相连，断层摄影显示清晰。肿块可见搏动，不同的呼吸相，可见肿块大小及形状上的变化。心血管造影可见肿块，充以造影剂能清楚显示导入的肺动脉支和导出的肺静脉支。

第三章 磁共振成像诊断

第一节 磁共振简介

磁共振成像（MRI）是利用原子核在磁场内所产生的信号经重建成像的一种影像技术。Block 和 Purcell 发现了物质的核磁共振现象并应用于化学分析上，从而形成了核磁共振波谱学。Lauterbur 发表了 MRI 成像技术，使核磁共振应用于临床医学领域。为了准确反映其成像基础，避免与核素成像混淆，现已将核磁共振成像改称为磁共振成像。参与 MRI 的成像因素较多，决定 MRI 信号强度的参数至少有 10 个以上，只要有 1 个参数发生变化，就可在 MRI 信号上得到反映。因此，MRI 具有极大的临床应用潜力。由于对 MRI 成像的贡献，Lauterbur 与 Mansfierd 共同获得诺贝尔奖。

一、MRI 成像基本原理

所有含奇数质子的原子核均在其自旋过程中产生自旋磁动量，也称核磁矩，它具有方向性和力的效应，故以矢量来描述。核磁矩的大小是原子核的固有特性，它决定 MRI 信号的敏感性。氢的原子核最简单，只有单一的质子，故具有最强的磁矩，最易受外来磁场的影响，并且氢质子在人体内分布最广，含量最高，因此医用 MRI 均选用 H 为靶原子核。人体内的每一个氢质子可被视作一个小磁体，正常情况下，这些小磁体自旋轴的分布和排列是杂乱无章的，若此时将人体置于一个强大磁场中，这些小磁体的自旋轴必须按磁场磁力线的方向重新排列。此时的磁矩有两种取向：大部分顺磁力线排列，它们的位能低，状态稳；小部分逆磁力线排列，其位能高。两者的差称为剩余自旋，由剩余自旋产生的磁化矢量称为净磁化矢量，亦称为平衡态宏观磁场化矢量 M0。在绝对温度不变的情况下，两种方向质子的比例取决于外加磁场强度。

在 MR 的坐标系中，顺主磁场方向为 Z 轴或称纵轴，垂直于主磁场方向的平面为 XY 平面或称水平面，平衡态宏观磁化矢量 M0 此时绕 Z 轴以 Larmor 频率自旋，如果额外再对 M0 施加一个 Larmor 频率的射频脉冲，使之产生共振，此时 M0 就会偏离 Z 轴向 XY 平面进动，从而形成横向磁化矢量，其偏离 Z 轴的角度称为翻转角。翻转角的大小由射频脉冲的大小来决定，能使 M 翻转 90° 至 XY 平面的脉冲称为 90 度脉冲。在外来射频脉冲的作用下 M0 除产生横向磁化矢量外，这些质子同向进动，相位趋向一致。

当外来射频脉冲停止后，由 M0 产生的横向磁化矢量在晶格磁场（环境磁场）作用下，将由 XY 平面逐渐回复到 Z 轴，同时以射频信号的形式释放出能量，其质子自旋的相位一致性亦逐渐消失，并恢复到原来的状态。这些被释放出并进行了三维空间编码的射频信号被体外线圈接收，经计算机处理后重建成图像。

在 MRI 的应用中常涉及如下几个概念。

弛豫：是指磁化矢量恢复到平衡态的过程，磁化矢量越大，MRI 探测到的信号就越强。

纵向弛豫：又称自旋—晶格弛豫或 T1 弛豫，是指 90° 射频脉冲停止后纵向磁化逐渐恢复至平衡的过程，亦就是 M0 由 XY 平面回复到 Z 轴的过程。其快慢用时间常数 T2 来表示，可定义为纵向磁化矢量从最小值恢复至平衡态的 63% 所经历的弛豫时间。不同的组织 T1 时间不同，其纵向弛豫率的快慢亦不同，故产生了 MR 信号强度上的差别，它们在图像上则表现为灰阶的差别。由于纵向弛豫是高能原子核释放能量恢复至低能态的过程，所以它必须通过有效途径将能量传递至周围环境（晶格）中去，晶格是影响其弛豫的决定因素。大分子物质（蛋白质）热运动频率太慢，而小分子物质（水）热运动太快，两者都不利于自旋能量的有效传递，故其 T1 值长（MR 信号强度低），只有中等大小的分子（脂肪）其热运动频率接近 Larmor 频率，故能有效快速传递能量，所以 T1 值短（MR 信号强度高）。通过采集部分饱和的纵向磁化产生的 MR 信号，具有 T1 依赖性，其重建的图像即 T1 加权图像。

横向弛豫：又称为自旋—自旋弛豫或 T2 弛豫。横向弛豫的实质是在射频脉冲停止后，质子又恢复到原来各自相位上的过程，这种横向磁化逐渐衰减的过程称为 T2 弛豫。T2 为横向弛豫时间常数，它等于横向磁化由最大值衰减至 37% 时所经历的时间，它是衡量组织横向磁化衰减快慢的一个尺度。T2 值也是一个具有组织特异性的时间常数，不同组织以及正常组织和病理组织之间有不同的 T2 值。大分子（蛋白质）和固体的分子晶格固定，分子间的自旋—自旋作用相对恒定而持久，故它们的横向弛豫衰减过程快，所以 T2 短（MR 信号强度低），而小分子及液体分子因具有快速平动性，使横向弛豫衰减过程变慢，故 T2 值长（MR 信号强度高）。MR 信号主要依赖 T2 而重建的图像称为 T2 加权图像。

二、MRI 设备

磁共振成像设备包括 5 个系统：磁体系统、梯度系统、射频系统、计算机及数据处理系统以及辅助设备部分。

磁体分常导型、永磁型和超导型三种，目前常用的有超导型磁体和永磁体。磁体性能的主要参数有磁场强度、磁场均匀性、磁场稳定性等。常导型的线圈用铜、铝线绕成，磁场强度可达 0.15T ~ 0.3T；永磁型的磁体由磁性物质制成的磁砖所组成，较重，磁场强度偏低，最高可达 0.3T；超导型的线圈用银—钛合金线绕成，医用 MR 设备所用的磁场强度一般为 0.35T ~ 3.0T。梯度系统由梯度放大器及 X、Y、Z 三组梯度线圈组成。它的作用是修改主磁场，产生梯度磁场。其磁场强度虽只有主磁场的几百分之一，但梯度磁场为人体 MRI 信号提供了空间定位的三维编码的可能。由于对图像空间分辨力的要求越来越高，故对梯度磁场的要求也高，目前梯度系统提供的梯度场强已高达 60MT/M。

射频系统用来发射射频脉冲，使磁化的氢质子吸收能量而产生共振。在弛豫过程中氢质子释放能量并发出 MRI 信号，后者被检测系统接收。射频系统主要由发射与接收两部分组成，其部件包括射频发射器、功率放大器、发射线圈、接收线圈以及噪声信号放大器等。

MR1 设备中的计算机系统主要包括模 / 数转换器、阵列处理机及用户计算机等。其数据采集、处理和图像显示，除图像重建由傅里叶变换代替了反投影外，其他与 CT 设备非常相似。

【MRI 图像特点】人体不同器官的正常组织与病理组织的 T1 值是相对固定的，而且它们之间有一定的差别，T2 值也是如此。这种组织间弛豫时间上的差别，是磁共振成像诊断的基础。值得注意的是，MRI 的影像虽然也以不同的灰度显示，但其反映的是 MRI 信号强度的不同或弛豫时间 T1 与 T2 的长短，而不像 CT 图像，灰度反映的是组织密度。一般而言，组织信号越强，图像所相应的部分就越亮，组织信号越弱，图像所相应的部分就越暗，由组织反映出的不同的信号强度变化，就构成组织器官之间、正常组织和病理组织之间图像明暗的对比。

MRI 的图像若主要反映组织间 T1 特征参数时，为 T1 加权像，它反映的是组织间 T1 的差别，T1WI 有利于观察解剖结构。若主要反映组织间 T2 特征参数时，则为 T2 加权像，T2WI 对显示病变组织较好。还有一种称为质子密度加权像的图像，其图像的对比主要依赖于组织的质子密度，又简称质子加权像。

MRI 是多参数成像，因此，在 MRI 成像技术中，采用不同的扫描序列和成像参数，可获得 T1 加权像、T2 加权像和质子加权像。在经典的自旋回波（SE）序列中，通过调整重复时间（TR）和回波时间（TE），就可得到上述三种图像。一般短 TR、短 TE 可获得 T1 加权像；长 TR、长 TE 可获得 T2 加权像，长 TR、短 TE 可获得质子加权像。

【MRI 检查技术】MRI 成像技术有别于 CT 扫描，它不仅可行横断面，还可行冠状面、矢状面以及任意斜面的直接成像。同时还可获得多种类型的图像，如 T1WI、T2WI 等。若要获取这些图像，必须选择适当的脉冲序列和成像参数。

三、序列技术

MRI 成像的高敏感性基于正常组织与病理组织弛豫时间 T1 及 T2 的不同，并受质子密度、脉冲序列的影响，常用的脉冲序列如下。

（一）自旋回波（SE）

序列采用“90° ~ 180° ”脉冲组合形式构成。其特点为可消除由于磁场不均匀性所致的去相位效应，磁敏感伪影小。但其采集时间较长，尤其是 T2 加权成像，重 T2 加权时信噪比较低。该序列为 MRI 的基础序列。

（二）反转恢复（IR）

序列采用“180° ～ 90° ～ 180° ”脉冲组合形式构成。其特点为具有较强的 T1 对比，短反转时间（T1）的反转恢复序列，同时具有强的 T2 对比，还可根据需要设定 T1，饱和特定组织产生具有特征性对比的图像，如短 T1 反转恢复（STIR）、液体衰减反转恢复（FLAIR）等序列。

（三）快速自旋回波（FSE）

序列采用“90° ～ 80° ”脉冲组合形式构成。其图像对比性特征与 SE 相似，磁敏感性更低，成像速度加快，使用大量 180° 射频脉冲，射频吸收量增大，其中 T2 加权像中脂肪高信号现象是 TSE 与 SE 序列的最大区别。

（四）梯度回波（GRE）

序列梯度回波技术中，激励脉冲小于 90° ，翻转脉冲不使用 180° ，取而代之的是一对极性相反的去相位梯度磁场及相位重聚梯度磁场，其方法与 SE 中频率编码方向的去相位梯度及读出梯度的相位重聚方法相同。由于小翻转角使纵向磁化快速恢复，缩短了重复时间（TR），也不会产生饱和效应，故使数据采集周期变短，提高了成像速度。其最常用的两个序列是快速小角度激发（FLASH）序列和稳态进动快速成像（FISP）序列。

（五）快速梯度自旋回波（TGSE）

序列 TGSE 是在 TSE 的每个自旋回波的前面和后面，再产生若干个梯度回波，使 180° 翻转脉冲后形成一组梯度和自旋的混合回波信号，从而提高单位重复时间（TR）的回波数。该序列具有 SE 及 TSE 的对比特点，且较之具有更高的磁敏感性，采集速度进一步加快。

（六）单次激发半傅里叶采集快速自旋回波（HASTE）

序列该序列在一次激励脉冲后使用 128 个 180° 聚焦脉冲，采集 128 个回波信号，填写在 240 × 256 的 K 空间内。HASTE 序列具有 TSE 序列 T2 加权图像的特征，每幅图像仅需一次激励便可完成数据采集，高速采集可冻结呼吸及其他生理性运动。因此该序列多用于有生理性运动器官的 T2 加权成像。

（七）平面回波成像（EPI）

EPI 技术是迄今最快的 MRI 成像技术，它是在一次射频脉冲激励后在极短的时间内（30 ～ 100ms）连续采集一系列梯度回波，用于重建一个平面的 MRI 图像。EPI 技术已在临床广泛应用，单次激发 EPI，以扩散成像、灌注成像、脑运动皮层功能成像为目前主要的应用领域，多次激发 EPI 则在心脏快速成像、心脏电影、血管造影、腹部快速成像等领域取得进展。

四、MR 对比增强检查

MRI 影像具有良好的组织对比，但正常与异常组织的弛豫时间有较大的重叠，其特异性仍较差。为提高 MRI 影像对比度，一方面着眼于选择适当的脉冲序列和成像参数，以更好地反映病变组织的实际大小、程度及病变特征；另一方面则致力于人为地改变组织的 MRI 特征性参数，即缩短弛豫时间。MRI 对比剂可克服普通成像序列的限制，它能改变组织和病变的弛豫时间，从而提高组织与病变间的对比。

MRI 对比剂按增强类型可分为阳性对比剂（如钆－二乙三胺五乙酸，即 Gd-DTPA）和阴性对比剂（如超顺磁氧化铁即 SPIO）。按对比剂在体内分布分为细胞外间隙对比剂（如 Gd-DTPA）、细胞内分布或与细胞结合对比剂（如肝细胞靶向性对比剂钆卞氧丙基四乙酸盐（Gd-EOB-DTPA），网状内皮细胞向性对比剂（如 SPIO）和胃肠道磁共振对比剂。

目前临床上最常用的 MRI 对比剂为 Gd-DTPAO。其用药剂量为 0.lmmol/kg，采用静脉内快速团注，约在 60 秒内注射完毕。对于垂体、肝脏及心脏、大血管等检查还可采用压力注射器行双期或动态扫描。常规选用 T1WI 序列，结合脂肪抑制或磁化传递等技术可增加对比效果。

五、MR 血管造影技术

磁共振血管造影（MRA）是对血管和血流信号特征显示的一种技术。MRA 作为一种无创伤性的检查，与 CT 及常规放射学相比具有特殊的优势，它不需使用对比剂，流体的流动即MRI成像固有的生理对比剂。流体在MRI影像上的表现取决于其组织特征，流动速度、流动方向、流动方式及所使用的序列参数。

常用的 MRA 方法有时间飞越（TOF）法和相位对比（PC）法。三维 TOF 法的主要优点是信号丢失少，空间分辨率高，采集时间短，它善于查出有信号丢失的病变如动脉瘤、血管狭窄等；二维 TOF 法可用于大容积筛选成像，检查非复杂性慢流血管；三维 PC 法可用于分析可疑病变区的细节，检查流量与方向；二维 PC 法可用于显示需极短时间成像的病变，如单视角观察心动周期。

近年来发展了一种新的MRA方法，称对比增强MRA（CE-MRA），其适用范围广，实用性强，方法是静脉内团注 2 ~ 3 倍于常规剂量的 Gd-DTPA 对比剂，采用超短 TR、TE 快速梯度回波技术，三维采集，该方法对胸腹部及四肢血管的显示极其优越。

六、MR 电影成像技术

磁共振电影（MRC）成像技术是利用 MRI 快速成像序列对运动脏器实施快速成像，产生一系列运动过程的不同时段（时相）的“静态”图像。将这些“静态”图像对应于脏器的运动过程依次连续显示，即产生了运动脏器的电影图像。MRC 成像不仅具有很好的空间分辨力，更重要的是它具有优良的时间分辨力，对运动脏器的运动功能评价有重要价值。

对于无固定周期运动的脏器，如膝关节、颞颌关节等，其 MRC 的方法是将其运动的范围分成若干相等的空间等分，在每一个等分点采集一幅图像，然后将每个空间位置的图像放在一个序列内连续显示即成为关节运动功能的电影图像。

七、MR 水成像技术

磁共振水成像（MR hydrography）技术主要是利用静态液体具有长 T2 弛豫时间的特点。在使用重 T2 加权成像技术时，稀胆汁、胰液、尿液、脑脊液、内耳淋巴液、唾液、泪水等流动缓慢或相对静止的液体均呈现高信号，而 T2 较短的实质器官及流动血液则表现为低信号，从而使含液体的器官显影。

作为一种安全、无须对比剂、无创伤性的影像学检查手段，MR 水成像技术已经提供了有价值的诊断信息，在某种程度上可代替诊断性 ERCP、PTC、IVP、X 线椎管造影、X 线涎管造影及泪道造影等传统检查。MR 水成像技术包括 MR 胰胆管成像（MRCP）、MR 泌尿系成像（MRU）、MR 椎管成像（MRM）、MR 内耳成像、MR 涎腺管成像、MR 泪道成像及 MR 脑室系统成像等。

八、脑功能成像

脑功能性磁共振成像（FMRI）可提供人脑部的功能信息，为 MRI 技术又开启了一个全新的研究领域，它包括扩散成像（DI）、灌注成像（PI）和脑活动功能成像，三种不同功能成像的生理基础不同。

（一）扩散成像

当前 DI 主要用于脑缺血的检查，是由于脑细胞及不同神经束的缺血改变，导致水分子的扩散运动受限，这种扩散受限可以通过扩散加权成像（DWI）显示出来。DWI 在对早期脑梗死的检查中有重要临床价值。脑组织在急性或超急性梗死期，首先出现细胞毒性水肿，使局部梗死区组织的自由水减少，表观扩散系数（ADC 值）显著下降，因而在 DWI 上表现为高信号区，但这在常规 T1、T2 加权成像上的变化不明显。DWI 技术可由快速梯度回波序列完成，但在 EPI 技术中表现得更为完善。

（二）灌注成像

PI 通过引入顺磁性对比剂，使成像组织的 T1、T2 值缩短，同时利用超快速成像方法获得成像的时间分辨力。通过静脉团注顺磁性对比剂后周围组织微循环的 T1、T2 值的变化率，计算组织血流灌注功能；或者以血液为内源性示踪剂（通过利用动脉血液的自旋反转或饱和方法），显示脑组织局部信号的微小变化，而计算局部组织的血流灌注功能。PI 还可用于肝脏病变的早期诊断、肾功能灌注以及心脏的灌注分析等。

（三）脑活动功能成像

是利用脑活动区域局部血液中氧合血红蛋白与去氧血红蛋白比例的变化引起局部组织 T_2* 的改变，从而在 T_2* 加权像上可以反映出脑组织局部活动功能的成像技术。这一技术又称为血氧水平依赖性 MR 成像（BOLD MRI）。它是通过刺激周围神经，激活相应皮层中枢，使中枢区域的血流量增加，进而引起血氧浓度及磁化率的改变而获得的。

九、MR 波谱技术

磁共振波谱（MRS）技术是利用 MR 中的化学位移现象来测定分子组成及空间分布的一种检测方法。随着临床 MRI 成像技术的发展，MRS 与 MRI 相互渗透，产生了活体磁共振波谱分析技术及波谱成像技术，从而对一些由于体内代谢物含量改变所致的疾病有一定的诊断价值。

在均匀磁场中，同种元素的同一种原子由于其化学结构的差异，其共振频率也不相同，这种频率差异称为化学位移。MRS 实际上就是某种原子的化学位移分布图。其横轴表示化学位移，纵轴表示各种具有不同化学位移原子的相对含量。

目前常用的局部波谱技术，是由一个层面选择激励脉冲紧跟二个层面选择重聚脉冲，三者相互垂直，完成“定域”共振，使兴趣区的 1H 原子产生共振，其余区域则不产生信号。定域序列的一个主要特点是能在定域区产生局部匀场。脉冲间隔时间决定回波时间。在波谱中，回波时间通常为 20 ~ 30ms，此时质子波谱具有最确定的相位，从而产生最佳分辨的质子共振波谱。

由于 MRI 磁场对电子器件及铁磁性物质的作用，有些患者不宜行此项检查，如置有心脏起搏器的患者；颅脑手术后动脉夹存留的患者；铁磁性植入物者（如枪炮伤后弹片存留及眼内金属异物等）；心脏手术后，换有人工金属瓣膜患者；金属假肢、关节患者；体内有胰岛素泵、神经刺激器患者，以及妊娠三个月以内的早孕患者等均应视为 MRI 检查的禁忌证。

MRI 的多方位、多参数、多轴倾斜切层对中枢神经系统病变的定位定性诊断极其优越。在对中枢神经系统疾病的诊断中，除对颅骨骨折及颅内急性出血不敏感外，其他如对脑部肿瘤、颅内感染、脑血管病变、脑白质病变、脑发育畸形、脑退行性病变、脑室及蛛网膜下腔病变、脑挫伤、颅内亚急性血肿以及脊髓的肿瘤、感染、血管性病变及外伤的诊断中，均具较大的优势。MRI 可诊断超急性期脑梗死。

MRI 不产生骨伪影，对后颅凹及颅颈交界区病变的诊断优于 CT。MRI 具有软组织高分辨特点及血管流空效应，可清晰显示咽、喉、甲状腺、颈部淋巴结、血管及颈部肌肉。

由于纵隔内血管的流空效应及纵隔内脂肪的高信号特点，形成了纵隔 MRI 图像的优良对比。MRI 对纵隔及肺门淋巴结肿大和占位性病变的诊断具有较高的价值，但对肺内钙化及小病灶的检出不敏感。运用心电门控技术，可对已经发生心包病变、某些先天性心脏病做出准确诊断。MRI 可显示心脏大血管内腔，故对心脏大血管的形态学与动力学的研究可在无创的检查中完成。

特别是MR电影、MRA的应用，使得MRI检查在对心血管疾病的诊断方面具有良好的应用前景。

多参数技术在肝脏病变的鉴别诊断中具有重要价值。有时不需对比剂即可通过T1加权像和T2加权像直接鉴别肝脏囊肿、海绵状血管瘤、肝癌及转移癌。MRCP对胰胆管病变的显示具有独特的优势。胰腺周围有脂肪衬托，采用抑脂技术可使胰腺得以充分显示。肾与其周围脂肪囊在MRI图像上形成鲜明的对比，肾实质与肾盂内尿液也可形成良好对比。MRI对肾脏疾病的诊断具有重要价值。MR泌尿系成像（MRU）可直接显示尿路，对输尿管狭窄、梗阻具有重要诊断价值。

MRI多方位、大视野成像可清晰显示盆腔的解剖结构。尤其对女性盆腔疾病诊断有价值，对盆腔内血管及淋巴结的鉴别较容易，是盆腔肿瘤、炎症、子宫内膜异位症、转移癌等病变的最佳影像学检查手段。MRI也是诊断前列腺癌，尤其是早期者的有效方法。

MRI对四肢骨骨髓炎、四肢软组织内肿瘤及血管畸形有较好的显示效果，可清晰显示软骨、关节囊、关节液及关节韧带，对关节软骨损伤、韧带损伤、关节积液等病变的诊断具有其他影像学检查所无法比拟的价值，在关节软骨的变性与坏死诊断中，早于其他影像学方法。

第二节　颅脑的MRI

一、颅脑的正常解剖

磁共振成像是一门新兴的影像学检查手段，尤其在中枢神经系统，能够非常准确地显示其解剖结构，灰、白质对比度极佳，甚至能与固定的解剖标本切片相媲美。尽管随着CT的普及，大多数放射科医生对颅脑的解剖有了一定的了解，但对MRI的诊断还远远不够。需要更细致地了解颅脑的解剖知识，尤其是MRI正常解剖，这对MRI的读片，区分正常与异常是非常重要的。

颅骨和软组织也能在MRI比较清楚地显示，由于脂肪与致密结构对比度好，T1加权像显示最佳，从外向内，头皮和浅层结缔组织为第一层，呈现中导信号，这层较薄，一般不太清晰；其下为高信号的皮下脂肪层；帽状腱膜因与颅骨外板贴得太紧密，而且均为低信号，正常情况下不能单独显示，但当腱膜下肿物特征性地向外顶起脂肪层时，可将其外形勾画出来；外板为第一条线状无信号带，这是因为皮质骨缺乏氢质子而几乎不产生信号所致；内板也可以分辨，为第二条无信号带，与外板间由板障骨髓的高信号相隔。

脑位于颅腔内，表面凹凸不平，与颅腔的骨面起伏一致。脑分为端脑、间脑、中脑、后脑（脑桥与小脑）和延髓5部分。通常把中脑、脑桥和延髓合称为脑干，也有人把间脑归入脑干。为便于MRI的描述，我们将颅脑分为大脑半球、深部脑结构和脑室系统分别叙述。

（一）大脑半球

MRI 是目前检查大脑半球最有效的方法，能够确定或排除绝大多数疾患。确定病变的基础是熟知大脑的正常解剖。

端脑是人脑的最大部分，由大脑两半球组成。脑回将大脑半球分成几个较大的叶。一些形成颞、顶、枕和额叶边界的主要脑沟是 MRI 的主要解剖标志。半球由位置较深的白质和潜在的灰质组成。灰质和白质的 MRI 表现取决于所用的脉冲序列，在短 TR（＜1000ms）短 TE（＜25ms）序列，即 T1 加权图像上灰质信号比白质略低；在长 TR（＞2000ms）序列的图像上灰质信号高于白质。

1. 中央沟

中央沟将额叶与顶叶分开。其前面是额叶运动带，即中央前回，此处的皮质较邻近灰质略厚一些。中央沟大约位于头颅前后径的中部，在轴位 MR 图像上是大脑凸面最深的一条脑沟，或者是三条同等深度脑沟的中间一条。额叶的其他界限是额骨，眶顶及内侧的半球纵裂和大脑镰。额叶的额回、眶回及直回比较容易为 MR 显示、识别，冠状位能够清晰地将额叶外侧面的额上回、中回及下回区分清楚。

2. 顶枕沟

顶枕沟为顶叶的后界，起自大脑半球的内侧面，于顶枕叶之间向外延伸至大脑外侧面。在 MR 图像上，顶枕沟常显示为大脑半球内侧部，脐服体后方最深的一条脑沟。外侧部则不是很清晰。顶叶的重要结构及标志之一是感觉皮层即中央后回，位于中央沟的后面。

顶枕沟起始部的后面是枕叶内侧面。含有视皮质，冠状位上可见到距状裂将视皮质分开。

紧邻顶枕沟后面的是楔回，在轴位像上它是一个标志。半球外侧面缺少可识别的标志。

3. 外侧裂

大脑外侧裂显而易见，形成额叶、顶叶及颞叶的界缘。此裂有一个位于岛皮质与颞叶之间的垂直部和一个位于颞叶岛盖与额叶岛盖及顶叶之间的水平部。在冠状位和横轴位像上外侧裂显示最好，裂内行有大脑中动脉的大分支。

颞叶有许多脑回可被 MRI 识别。在外侧面上有颞上回、颞中回和颞下回；内侧面的海马旁回、海马回等结构将在边缘系统中叙述。

4. 半球纵裂

纵裂将大脑分成两半球，与其邻近的四叠体池和鞍上池相延续。纵裂内有两个重要结构，即大脑镰和大脑前动脉。大脑镰是一个镰刀状、薄的硬膜结构，前窄后宽，这与小脑幕有关。在 CT 增强扫描时，小脑幕与大脑镰的增强是同步一致的。但在 MRI 却不同，静脉内使用 Gd-DTPA 后，它们的增强并不一致。一些人的大脑镰可见到强化，另一些人却不明显，这些差异可能表示了大脑镰与小脑幕内血供的不同。大脑前动脉因血流的缘故表现为流空的管状结构，分为胼周支和胼缘支，常可作为解剖标志。

（二）深部脑结构和脑室系统

脑深部包括许多端脑和间脑的灰、白质结构。通过它们的特征性形状和位置识别这些结构比通过信号强度更容易。信号强度因所用序列以及患者年龄不同而有很大变化。

脑深部结构的解剖关系在冠状位图像上显示最佳，矢状位像对中线结构的显示非常有用。目前，MRI 轴位像显示这些结构略逊于冠状位像，尽管医生对 CT 的横断面解剖已经很熟悉。

1. 灰质结构

深部灰质核和皮层下核代表了所有位于大脑皮层深部的灰质核，分为基底节和丘脑。

第一，基底节通常包括尾状核、壳核、苍白球、屏状核和杏仁核。豆状核是指壳核加苍白球，纹状体是指尾状核加壳核。尾状核是一个较长、弯曲的灰质团块。前面比较膨大，即头部突入侧脑室额角。体部比较薄，构成了侧脑室体底部的上外侧部分；尾部细长，在侧脑室颞角的顶内向后、向下弯曲走行。

内囊几乎将尾状核与壳核完全分开，但在内囊前肢的下面，尾状核头与壳核内下部是融合的。尾状核与壳核还在多处经穿过内囊纤维的灰质豆尾桥（呈现条纹状）而相互联系，纹状体因此而得名。

豆状核是一个大的凸透镜状或楔状灰质团块，紧贴在内囊的外侧。壳核是其较外和较大的部分，壳核的外侧界和内侧界分别是外囊和豆状核的外髓板。苍白球是豆状核靠常内侧、比较小的苍白灰质部分，其外侧界为外髓板，内侧界为内囊。

杏仁核是紧靠颞角前端的一个较小核团。其外上侧系于壳核，后面与尾状核尾部相连。

屏状核是位于外囊和最外囊之间的薄板状灰质。许多人认为它是岛皮质，其位置较深是由于最外囊的分割，从脑岛上分离出来而形成。

深部灰质核的信号强度部分取决于顺磁性铁在核内的沉积量，此与患者年龄有关。新生儿脑中没发现三价铁，最早在苍白球中发现三价铁是在 6 个月左右；9 ~ 12 个月时可在黑质内侧网状部内发现三价铁；红核约在 18 ~ 24 个月出现三价铁；齿状核约在 3 ~ 7 岁出现三价铁。以后铁的沉积逐渐增多，在 10 ~ 20 岁左右达到一个稳定的水平，60 岁以后又略有增加。在长 TR、长 TE 图像中，含铁结构的信号强度与铁浓度成反比。由于苍白球含铁量比尾状核、丘脑、杏仁核、屏状核及皮层灰质高，因此它在 T2 加权图像上特征性地显示为低信号。60 岁以后，铁在壳核的沉积量增加也许会使豆状核的信号均匀一致。

第二，丘脑是位于内囊膝部及后肢内后侧的一个大的卵圆形灰、白质核团。其背侧面构成侧脑室体底部的内侧部。两侧丘脑内侧平坦面形成三脑室的侧壁。三脑室的顶沿着丘脑背侧面与内侧面交界处系于丘脑，一侧都有丘脑髓纹沿着三脑室顶附着处向后行走达松果体。

丘脑被内髓板和外髓板再分为前侧、内侧、腹侧和外侧组核。丘脑核群的实际排列相当复杂，但总的来说前组核群占据中间块前方的丘肺内侧部分，并构成丘脑前极。内侧核群占据丘脑枕前方的内翻板内侧的丘脑部分。腹侧及外侧核群位于丘脑内、外髓板之间，几乎形成了丘脑整个外侧面。丘脑枕是外侧核群的最级后部分并构成丘脑后极，它的后界是丘脑枕后池。（又叫围池的翼）丘脑内中央核（又叫板内核）位于内髓板之间。丘脑网状核是位于丘脑外髓板内的一薄层灰质。

后丘脑包括内侧膝状体和外侧膝状体。内侧膝状体吸贴在丘脑的下方；外侧膝状体位于丘脑下外侧并接受视束的传入纤维。

2. 白质结构

胼胝体是连接两侧大脑半球的巨大白质联合，同时又构成侧脑室体部和额角的顶。胼胝体分为四部，即前下细薄的嘴部、前面显著的膝部、较长的体部和较为肥厚的压部。嘴部向下延续与终板相连形成三脑室的前壁。经过胼胝体的纤维扇形投向大脑半球的皮质而称为胼胝体辐射。

经过胼胝体膝部的胼胝体辐射称为小钳，此钳分为背侧束支进入额上回与额中回；腹侧束支进入下部额中回、额下回与眶回。经过胼胝体压部的胼胝体辐射称为大钳，主要进入枕叶。

内囊是上达放射冠下至大脑脚的扇形传入传出纤维束。内囊将尾状核、丘脑及下丘脑与豆状核分开，前者在其内侧，后者在其外侧。内囊在壳核前面和后面与外囊相连，将豆状核完全包在其中。内囊主要分为前肢、膝部、后肢、豆状核后部和豆状核下部 5 部分。内囊的最深部位于丘脑枕与外侧膝状体之间，也就是所谓的韦尼克氏三角区。在 T2 加权图像上，内囊前肢信号常较后肢明显要低并伸入放射冠内。在这种长 TR 长 TE 图像上，内囊后肢大部和内囊的豆状核后部信号常较内囊其他部分高，可能是这些地方铁的浓度较低的缘故。

白质的室周带紧靠在侧脑室上外侧角的外面。其上方是胼胝体辐射，外侧是放射冠，下方是尾状核，内侧是侧脑室，由于室周带内疏水性的低密度髓磷脂和细胞外液腔隙增大，使得室周带的水化程度较高。其结果是使正常室周带在 T2 加权图像上有两种表现：一是仍与周围的白质呈现等信号；二是在额角顶端出现圆形灶性高信号，在枕角内、外侧出现新月形高信号，沿着侧脑室体部出现条状高信号。

基底节是被一些白质层带分开的。最外囊将屏状核与岛皮质分开，外囊将屏状核与豆状核分开，豆状核的外髓板将壳核与苍白球分开，而豆状核的内髓板又将苍白球分为外侧核和内侧核。

丘脑外髓板是丘脑的外侧界，其内包含丘脑网状核。丘脑内髓板将丘脑内侧核与丘脑腹侧核和外核分开。乳丘束起于乳头体内侧核，经过下丘脑和丘脑内侧核然后分成较小的束支构成包绕前组丘脑核团囊的一部分。

前连合是一束致密的白质纤维，紧贴于胼胝体嘴部下方在终板内通过中线。它的形状在 MR 横轴位和冠状位上很像自行车的把手。从中线开始，前连合的纤维束先在尾状核头部和内囊前肢的下面向前下外侧行进，在苍白球的外侧核内形成一个膝。然后在壳核和屏状核的下面向后下外侧行进达颞中回和额下回。前连合之行程的外侧部分在杏仁核和颞角顶端的上方通过。

穹隆是海马结构的主要传出纤维，将在边缘系统中叙述。

终纹是位于侧脑室壁内环绕着间脑的一长束纤维，紧贴在尾状核内侧。它在侧脑室底沿着纹状体丘脑沟向后行进，与丘纹静脉关系密切。然后它与尾状核尾部一起弧形包绕着侧脑室房部在颞角顶内向前行进，最后到达杏仁核。此纤维束包含大量连接杏仁核、下丘脑和隔区之间的传出、传入纤维。

在大脑的一定部位，大量的联系纤维形成较长的白质束路。上纵束是位于半卵圆中心外侧部的一长束联系纤维，此纤维束从额叶至外侧裂的后端。从这里许多纤维放射状进入枕叶，其他则转向下方再转向前方、环绕着壳核至颞叶前部。上额枕束（又名麟服体下束或放射冠的网状层）是一束位于内囊和胼胝体交叉点的内侧、贴近侧脑室的联系纤维。此纤维束联系枕叶、颞叶的皮质与额叶、岛叶的皮质。钩状束是一长束联系眶回与额叶的纤维。此束在外囊和最外囊内行走，部分包绕着屏状核。扣带束内既有长联系纤维又有短的联系纤维，行走在扣带回和海马旁回的中央白质内。

3. 灰质白质兼有的结构

一些深部脑结构中既含有灰质又含有白质。上丘脑由后连合、缰三角、髓纹和松果体组成。后连合是一束较短粗的联合纤维，在第 3 脑室后壁，中脑导水管与松果体之间穿过中线。缰三角由两侧的缰内侧核、缰外侧核以及连接两侧缰核的缰连合组成，位于三脑室顶的后端。缰核为贴于丘脑内侧壁的三角形隆起。缰连合是一粗短的联合纤维束，在松果体与三脑室的松果体隐窝之间穿过中线。

松果体是位于四叠体池内的一个小腺体，紧贴在三脑室的后面和上丘的上面。松果体借松果体柄系于三脑室顶的后壁，柄分为上、下两脚，中间夹着松果体隐窝。上脚系于缰连合，下脚系于后连合。正常人群中有 5% 的人松果体可为囊性，大小差异也很大。判断其是否异常的关键是看有无占位效应。松果体的上面紧挨大脑大静脉，前下方紧邻四叠体板和导水管。如松果体增大，就会向上压迫大脑大静脉使其流空征消失，向前下压迫四叠体板及导水管，使其形态异常并出现脑积水。

脑室系统为分泌、储存、循环脑脊液（CSF）的结构。每侧的侧脑室位于大脑半球内，分成几部分，额角前角向前突入额叶，略向外翻似蝶翼状。体呈现 C 形弯曲位于尾状核、丘脑的灰质上方和胼胝体及其他白质的下面。三角区（房部）为侧脑室的三个主要部分（体、颞角和枕角）的交界处形成。在三角区前面，沿着穹窿后部，脉络膜丛球位于丘脑之上。颞角（下角）为侧脑室自三角区向下突入颞叶的部分。枕角为自三角区向后向内突入枕叶的部分。

三脑室位于丘脑和下丘脑之间的狭窄中线腔。经室间孔与侧脑室相通。室间孔位于前连合上方仅几毫米，从室间孔至导水管的连线将丘脑与下丘脑分开。丘脑内侧面在发育过程中有部分融合称中间块。三脑室前壁为前连合和终板，底由下丘脑和丘脑下部构成，顶为中间帆，沿着中间帆有脉络膜丛。矢状位可显示三脑室前下部的视交叉上隐窝和漏斗隐窝，后面可见到松果体隐窝。

中脑导水管为连接第3、4脑室的细管状结构。在三个方向的层面均可看到，长约15mm。

第4脑室在轴位像上呈现等边五角形，底朝前。正中矢状位呈现顶朝后的三角形，冠状位表现为菱形。第4脑室的底也因为是菱形而得名菱形窝，脑室通过顶部尾侧的中孔和两侧的侧孔与蛛网膜下腔相通。

蛛网膜下腔接受从第4脑室流出的CSF，有学者（Liiiequist）结合解剖学和放射学的观点将蛛网膜下腔分为15个池，值得注意的是，这仅是人为地将蛛网膜下腔依据不同部位给予其名称，各池之间有一定融合，边界也不是很明确。CSF出第4脑室后，一小部分向下进入椎管蛛网膜下腔，然后再被吸收；大部分CSF向上通过幕切进至幕上，在外侧沿侧裂池和大脑凸面以及在内侧环绕中脑包围池然后进入半球纵裂池。最后，CSF到达蛛网膜颗粒，在此CSF被重吸收或转送入上矢状窦。从脑室到蛛网膜下腔整个系统的许多环节均可发生梗阻，导致脑积水。

二、脑肿瘤的MRI

近些年来，MRI在检查颅内肿瘤方面进展很快，颇受临床关注。由于MRI显示了一些CT未能显示的肿瘤，因此普遍认为它比CT敏感。MRI较满意地显示了肿瘤的内部结构，它比CT更有效地反映了肿瘤的本质，尤其是它所具有的三维成像特点，为手术方案的拟订、放疗计划的确定以及立体针吸收活检的入路选择提供了更多的依据。

MRI定位、定性颅内肿瘤是从肿瘤的部位、肿瘤信号的特点、肿瘤的边缘、肿瘤的血供、肿瘤的增强情况、周围水肿情况几方面着手的。

（一）肿瘤的部位

区分脑骨抑或脑外肿瘤是行MRI检查的第一步。脑外肿瘤常有以下表现：

①肿瘤有一宽底部，紧贴于颅骨内面；

②肿瘤邻近蛛网膜下腔（脑池）增宽，或在脑池、脑沟内有异常信号；

③邻近脑白质受挤压且向脑室方向移动；

④肿瘤的脑室缘附近有裂隙状脑脊液信号，系脑池或脑沟向脑室方向移位所致。

此外，脑外肿瘤可以呈现出“假包膜”征象，但并非脑外肿瘤所特有，部分脑内肿瘤亦可有此征象。通常，邻近颅骨有变化以脑外肿瘤为多见。

为了显示脑外肿瘤的常见表现，T1加权图像是关键，因为它有利于病理解剖关系之显示。为了明确脑池、脑沟增宽与否或是否向脑室方向移位，T2加权图像必不可少，以便于与脑室内脑脊液信号作比较，除此之外其他原因引起T1加权图像上肿瘤的脑室侧有低信号，如移位的血管、胶质增生等。冠状位扫描有助于观察头顶部、脑底部以及天幕附近占位性病普通，并做出脑外肿瘤之判断。

（二）肿瘤信号的特点

绝大多数肿瘤由于肿瘤细胞内和（或）细胞外自由水增多，在T1加权图像上呈现低信号，在T2加权图像上呈现高信号，构成了这部分肿瘤信号变化的共同特征。尽管个别肿瘤T1和T2延长时间上有差异，如胶质瘤、转移瘤、脑膜瘤在T1与T2延长程度上顺序递减，但总体上讲，肿瘤T1和T2延长程度尚不足以作肿瘤定性诊断。有一些肿瘤由于含一些较特殊的结构，其MRI信号强度不同于绝大多数肿瘤。在T1加权图像上，它们可整体或部分地呈现出高信号，如颅咽管瘤、胶样囊肿、脂肪瘤、皮样囊肿、畸胎瘤、错构瘤、出血性肿瘤以及黑色素瘤转移等；在T2加权图像上呈现等信号或低信号，如脑膜瘤（70%）、结肠癌或前列腺癌脑转移，少突神经胶质瘤（30%）、淋巴瘤（10% ~ 15%）及成人髓母细胞瘤等。虽然单靠信号强度特征仍不能很正确地对上述肿瘤作定性诊断，但它们毕竟与上述绝大多数肿瘤的信号强度不同，如辅以正确的定位，有望在大体上得到定性诊断。

信号强度均匀的脑内肿瘤绝大多数是良性的，如Ⅰ级星形胶质细胞瘤、囊肿等，但也有例外，如脑转移；信号强度不均匀的脑内肿瘤，多半是恶性的，如胶质母细胞瘤、脑转移。有一些良性肿瘤如颅咽瘤的信号强度可以很不均匀。肿瘤若发生囊变、坏死、出血或钙化，其原有的信号强度可发生变化。囊变或坏死在T1加权图像上呈现较肿瘤更低的信号，在T2加权图像上呈现较肿瘤更高的信号；出血若处于亚急性期，均呈现高信号；钙化明显时，都表现为低信号。它们都使原来比较均匀的肿瘤信号变得不均匀，使原来不均匀的肿瘤信号变得更不均匀。

（三）肿瘤的边缘

信号强度均匀的肿瘤往往边缘光整，如脑膜瘤、垂体瘤；信号强度不均匀的肿瘤如边缘不清楚、不规则，常常提示肿瘤对周围组织有浸润，如恶性胶质瘤。有的肿瘤在异常对比增强时边缘较清晰，但平扫时边缘模糊，若肿瘤内部信号不均匀，平扫肿瘤边缘所见较接近肿瘤病理所见。值得注意的是，有些肿瘤具有假包膜。假包膜对于肿瘤定性诊断有一定的帮助，如脑膜瘤的假包膜在多种脉冲序列中可以呈现低信号，反映了瘤周血管受压、移位，或瘤周脱离实质受挤压，或为纤维化的粘连环状结构，或显示了硬脑膜。直径大于4CM的脑膜瘤中，70%有假包膜。又如，胶质瘤的假包膜信号强度可变，在T2加权图像中呈现低信号，在T1加权图像中信号减低不明显，反映了瘤周有含铁血黄素沉着，约有30%的胶质瘤有此征象。

（四）肿瘤的血供

肿瘤的血供及其与颅内大血管的关系在MRI上能清晰显示。由于绝大多数肿瘤在T2加权图像上呈现高信号，因此，T2加权图像有利于具有流空现象肿瘤血管的显示。它可表现为曲线状或圆点状低信号，有的在肿瘤底部呈现树根样低信号，进入肿瘤后如曲线状或圆点散在性分布，这在大脑凸面脑膜并非少见，有上述征象者肿瘤血供丰富。此外，MRI较CT更好地显示了肿瘤包绕邻近血管如垂体瘤，肿瘤侵入静脉窦如窦旁脑膜瘤。对于血流的速度也可作一个大概的估计，如低信号往往提示动脉血流或流速较快的静脉血，高信号常常代表缓慢流动的静脉血。为了有效地显示肿瘤血供及其周围大血管的关系，扫描时采用血流敏感的脉冲序列不失为一种简易而有效的方法。

（五）肿瘤的增强情况

颅内肿瘤灌注性能较差，血脑屏障损害时异常对比增强。所以，在常规 MRI 检查之后行 Gd-DTPA 增强 MRI 扫描，可提高平扫阴性颅内肿瘤的显示率，如直径 2cm 以下的等信号脑膜瘤；对于平扫已显示的脑肿瘤，增强扫描也有助于明确肿瘤的边缘，并帮助作定性诊断。由于血脑屏障破坏往往提示存在肿瘤异常，对比增强程度常常与脑内肿瘤的良恶性有相关性，因此，增强扫描已成为手术前或针吸活检前脑肿瘤的重要检查方法。值得注意的是，此肿瘤由于有穿通血管如纤维状细胞星形细胞瘤、脉搏络丛乳头（状）瘤以及肿瘤放疗后，它们亦会发生显著对比增强，不能轻率诊断为恶性度或肿瘤复发。

据我们 240 例增强扫描的初步经验，肿瘤可呈现弥漫性增强，后者又可表现为小结节状、环状、花状及不规则形增强，但这些对肿瘤的进一步定性诊断意义不大。我们认为重要的是增强发生、持续以及消退的时间，即信号强度—时间曲线。Gd-DTPA 增强的机理同碘造影剂（X 线—CT）不一样，但是，两者均与血脑屏障密切相关。增强开始时，肿瘤发生异常对比增强的快慢与肿瘤血供程度相关性强，此后，造影剂逸于血管周围间隙，进入间质组织的速度均取决于血脑屏障的有无、受损程度的轻重。研究表明，注入 Gd-DTPA 之后，使用梯度回波脉冲序列较自旋回波能及时显示肿瘤的增强情况。垂体瘤往往发生立即性明显增强，之后增强缓慢消失。微腺瘤在一开始不发生增强，其中 50% 要到 5min 才发生增强；脑膜瘤常常呈现瞬时增强、增强消退比较慢，在注入 Gd-DTPA 后 30min ~ 60min 内仍显示较明显的对比增强；听神经瘤增强高峰在 3min ~ 5min 之间；胶质瘤增强速度较慢；脑转移的增强速度较胶质瘤为快。增强程度在听神经瘤为 360%（与平扫瘤内信号强度比）；脑膜瘤 45min ~ 60min，因此，显示一些较小的脑底部肿瘤，延迟扫描时间至少要到 60min。

第三节 正常脊柱的 MRI 表现

一、骨性脊柱

脊柱的椎体大部分为松质骨所组成，其内有可活动的骨髓基质，其 MRI 信号强度与骨髓内含脂肪的多少有关。与正常椎间盘和脑脊液的信号相比，椎体在 T1 加权像上呈现较高信号，信号高于骨皮质而低于皮下脂肪，在 T2 加权像上呈现中等或低信号，稍高于骨皮质，在部分翻转梯度回波上则呈现低信号。正常椎体内的信号比较均一，其内的骨小梁显示不明显。椎体边缘的骨皮质在 T1 加权图像和 T2 加权图像及部分翻转梯度回波图像上均呈现低信号。随着年龄的增长，骨髓内的脂肪也增多，MRI 图像上表现为在 T1 加权图像上骨髓的信号增高；还可在骨髓中出现局灶区域的脂肪置换（直径为 0.5 ～ 15cm）。椎板被突入其间的软骨层覆盖并且与椎间盘相互连接，通常在 T1 和 T2 加权像上呈现低信号，在部分翻转梯度回波上也呈现低信号。椎板的影像可被化学位移伪影所遮盖，伪影还可使其信号增宽。有时椎体内脂肪所形成的高信号也可遮盖椎板的信号，从而造成椎体上下缘椎板信号宽度的不一致。

椎体的附件包括椎弓、椎板、棘突、横突和上下关节突等。这些附件的皮质在 T1 加权图像和 T2 加权图像及部分翻转梯度回波像上均呈现低信号，附件的松质骨在 T1 加权像上呈现略高信号，在 T2 加权像上呈现中等或低信号。在 MRI 图像上还可清楚地显示关节突关节的间隙。关节软骨和关节内的液体，在 T1 加权像上呈现低或中等信号，在 T2 加权像上软骨表现为低或中等信号。液体表现为高信号。在部分翻转梯度回波上，液体和软骨均呈现高信号。

在矢状面和冠状面图像上可显示脊柱的连续解剖结构，椎体基本上呈现矩形，信号比较均匀。矢状面上椎体后缘有短的矢状凹陷，为正常椎基动脉所致。从颈椎、胸椎直至腰散椎，整个脊椎呈现连续的线状排列，椎体间相嵌着椎间盘，在良好的 MRI 图像上常可以显示椎间盘中央的髓核和其周围的纤维环状结构。在矢状面图像中，椎体前缘和后缘分别可见条状的前纵韧带和后纵韧带，在 Tl、T2 加权和部分翻转梯度回波图像上均呈现低信号，一般不能与骨皮质及其他纤维组织完全加以区别。

二、脊髓

脊髓表现为中等信号强度，周围为低信号强度的脑脊液、硬膜囊及包括后纵韧带和椎体骨皮质的硬膜外结构。

从矢状旁正中切面像可见椎间孔内脂肪和神经根。在下胸椎和腰椎段可见由黄韧带与硬膜外脂肪形成的高强度信号线，此线从腰 3 向上逐渐增宽。身体肥胖者，此白线较宽。

三、椎间盘

椎间盘在 MRI 图像上的表现，T1 加权像上呈现较低信号，分不清髓核与纤维环，T2 加权像上除周边 Sharpey 纤维呈现低信号外，均呈现高信号。随着年龄的增大、椎间盘含水量的减少，正常椎间盘在 T2 加权像上信号逐渐降低。在正常椎间盘的髓核、纤维环和 Sharpey 纤维间常可清楚地显示其移行部。在椎间盘退行性变者，常无明显的移行部可见。在 30 岁以上的患者中，大部分在 T2 矢状面图像上，即相当于椎间盘的中央可见到一呈现水平走向的低信号，此为纤维组织所造成，属正常表现。椎间盘最外缘的 Sharpey 纤维层在 T1 和 T2 加权像上表现为低信号，椎间盘的后缘以及与之相贴的后纵韧带在信号上不能与之区别。

四、正常变异和先天异常

脊膜膨出和脊髓脊膜膨出：骨性脊椎的正常变异和先天异常一般用传统的 X 线检查即能解决，而对于脊膜膨出和脊髓脊膜膨出则其显示欠佳。MRI 是检查本病的首选方法。矢状面 T1 加权图像上可清楚地显示脊膜膨出的全貌，向后突出的囊袋状结构其信号与脑脊液相同。髓腔与蛛网膜下腔相通，其 T1 和 T2 弛豫时间均长，因此在 T1 加权像上呈现低信号，而相应的脊髓组织信号较高，在 T2 加权像上囊内液信号增高，而其内脊髓组织信号较低，这些特点有助于脊髓和神经根的观察。横断面 T1 加权图像上还能提供囊腔向两侧膨出的范围及内容物的详细情况。囊腔一般边界清晰，光滑平整。MRI 还能同时发现其他的畸形，如脊髓空洞症、脑积水等。

脊柱病变的 MRI 表现如下：

MRI 兼有常规 X 线纵向观察与 CT 横向观察的优点，不仅能直接显示间盘与脊髓，还可清楚地显示椎间盘的厚度、含水量的改变与真空变性等。根据临床与 MRI 图像，可将椎间盘病变分为腰椎间盘吸收综合征、腰椎间盘膨出、腰椎间盘突出、髓核脱出 4 种类型。

（一）腰椎间盘吸收综合征

①间盘极度变薄狭窄，可达 2 ~ 3mm；

②椎间盘脱水症，与正常者相比，T1 与 T2 值变短；

③椎间盘变性征象，即信号不均匀，在 T2 加权像上显示斑点状、裂纹状低信号以及真空变；

④神经孔梗阻及受压；

⑤上下椎体有骨赘或骨桥形成。

（二）腰椎间盘膨出

因椎间盘髓核内水分减少，故其体积缩小，外形变扁，纤维环的韧性变低，椎间盘扁平，纤维环向周围膨出。其 MRI 表现如下：

①矢状面上间盘变薄，含水量减少，在 T2 加权像上信号变低或不均匀，纤维环后突未压迫硬膜囊与脊髓，但可以观察到静脉回流受阻的高信号；

②轴面上间盘范围超出相应椎体的外缘，以双外侧明显。

（三）腰椎间盘突出

指椎间盘髓核或部分软骨盘穿过纤维环向椎管内突出，但纤维环尚未破裂，仍与间盘相连，此为脊髓神经根受压的常见原因。多数因为体力劳动或扭伤而引起纤维环断裂，致使变性的髓核向外突出。其突出点大多位于外侧后纵韧带薄弱的部分。突出物可压迫硬膜囊、脊髓、神经根，结果造成水肿充血，引起腰腿痛及肢体活动障碍。绝大多数椎间盘突出发生在腰 4 ~ 5 与腰5髓1之间。MRI表现：

①冠状面上可见腰椎侧弯，矢状面上见生理性前凸消失，间盘变扁，信号不均；

②间盘后突，硬膜囊与脊髓局限性受压；

③椎管内脂肪被突出的间盘截断，硬膜外脂肪移位；

④轴面上可见脊髓或神经根受压；

⑤突出的椎间盘上下可见纵行的高信号；

⑥突出物与间盘在同一水平，无上下移位。

（四）髓核脱出

指腰椎间盘纤维环破裂，髓核完全脱离间盘，类似一异物游离于椎管内，可上下移位1cm，也可以钙化。MRI表现与腰椎间盘突出相似，但还有以下特征：

①纤维环断裂；

②矢状面上可见脱出的髓核上下移动，可达1cm；

③轴面上可见脱出的髓核左右移位，压迫硬膜囊与神经根、脊髓。

五、椎管狭窄

脊椎中央管狭窄分为先天性狭窄或获得性狭窄。先天性狭窄可长期无任何临床症状，仅在发生后天性狭窄时才引起注意。腰椎退行性变，骨质增生，手术后骨质增生，以及增生性关节炎是诱发临床症状最常见的原因。

椎管狭窄的MRI表现：由于MRI能直接做矢状面和冠状面成像，因此，MRI诊断椎管狭窄较CT更为简单可靠。在矢状面T1加权图像上可见蛛网膜下腔变狭窄、闭塞，脊髓受压变形。由于增厚的韧带、骨刺与蛛网膜下腔在T1加权图像上信号相似，均呈现低信号，故有时出现假阴性。但在T2加权像上脑脊液信号明显增高，很容易将其区分开。横断面扫描对于椎间盘突出的部位、程度以及韧带肥厚的形态观察更为满意。椎管狭窄严重时，其上部的脑脊液仍有搏动，而狭窄以下部位相对稳定。在T1加权像上可见到狭窄以上部位的脑脊液信号低于狭窄以下部位的脑脊液信号。当脊髓受压严重时，可出现水肿、软化。在T2加权像上可见到髓内局限性高信号区。

六、颈椎病

将颈椎间盘退变，椎体骨质增生及其引起的临床症状综合起来，称为颈椎病。本病多见于50岁以上男性，以颈4～6椎节最易受累，半数左右伴椎管相对狭窄。诊断颈椎病的三个要素为：

①颈椎间盘退变，包括变性、膨出、突出、脱出；

②骨质增生，包括后纵韧带钙化；

③颈椎管相对狭窄。

在 MRI 上，根据病程可将颈椎病分为 4 期：即颈椎蜕变期、间盘源性期、骨源性期、脊髓变性期。

颈椎病可分为 7 种类型：

①颈型：见于间盘源性期的单纯的椎间盘症及轻度骨质增生。

②神经根型：见于间盘源性期、骨源性期。间盘有突出或脱出，或明显骨质增生，并压迫侧方神经根。

③脊髓型：见于间盘源性期、骨源性期与脊髓变性期。椎间盘突出或脱出，后纵韧带明显钙化，有骨刺，骨刺压迫脊髓或使之坏死、囊变。

④椎动脉型：主要见于骨源性期，若有骨质增生，可造成椎动脉受压。

⑤交感型：主要见于骨源性期。

⑥食道型：仅见于骨源性期，乃椎体前缘骨刺过长或生长过快，使食道受压并见炎症反应，多见于颈 6 水平。

⑦混合型：指各期混合出现。

（一）颈椎蜕变期

①颈椎前区骨质增生，在 MRI 上呈现低信号。颈椎变直，生理弯曲消失。

②间盘变性变薄、梯形变、含水量减少。

③椎管前后径正常，大于或等于 15mm，可见静脉回流受阻。

④椎体与椎管矢径之比大于 10 ∶ 0.75。

⑤无临床症状与体征。

（二）间盘源性期

①多为青壮年初发者。

②颈椎变直，或反向弯曲，梯形变、半脱位、骨质增生。

③间盘真空变性或膨出。

④间盘的 T1 和 T2 值均缩短，纤维环与髓核的界限消失。椎间盘在 T1 加权像上变薄，信号不清。在 T2 加权像上，信号降低变暗，甚至消失。

⑤椎体后静脉丛呈现高信号线条状影。

（三）骨源性期

常与间盘源性期、脊髓变性期并存。MRI 显示骨质增生明显，后纵韧带钙化，硬膜囊、脊髓、神经根受压。

（四）脊髓变性期

MRI 能很好地显示脊髓受压的原因，如椎间盘突出、脱出，以及骨刺、脊髓水肿、变性、囊变等。

七、脊髓肿瘤

T1 相检查可清楚地显示肿瘤段脊髓呈现不规则膨大。如肿瘤内有囊性变，MRI 表现则为增大的脊髓内有低信号强度黑影。如有髓内脂肪瘤，则表现为增大的脊髓段内有高信号强度白影。

脊髓肿瘤的定性诊断还可参考其 T1、T2 值的差异。脑膜瘤为等信号，神经纤维瘤及神经鞘瘤的 T2 时间则较长。

八、脊髓空洞症

矢状面 MRI 像可见不移位之大脊髓或小脊髓，其内有一与脊髓长轴平行之囊腔，较长。T1 加权像呈现低信号强度，T2 加权像呈现高信号，且常伴有小脑扁桃体下疝。

脊髓空洞症的中央腔需与伪影区分，往往会将伪影误为脊髓空洞症病变。较大的脊髓空洞积水症与脊髓中央管扩大不易区别。

九、脊髓血管畸形

T2 相检查可在白色的脑脊液及脊髓的背景上分辨出由于高速血流而呈现流空效应的黑色扭曲血管影，但术前诊断还需血管造影证实。

十、骨转移瘤

椎体骨转移瘤的信号强弱取决于组织特性，即成骨性转移瘤呈现低信号；溶骨性转移瘤在 T2 加权图像上呈现高信号，在 T1 加权图像上呈现低信号。当肿瘤向外扩展时，可见软组织肿块。如有病理性压缩骨折，可见椎体变形及髓质缺失。

第四节　常见疾病的磁共振成像诊断

【鼻窦炎症】

一、概述

按病因分为：过敏性、化脓性、肉芽肿性，按发展过呈现分为急性、慢性。

二、病理

急性期：黏膜充血、肿胀炎症细胞渗出，脓性分泌物产生。

慢性期：黏膜肥厚、息肉变性、黏膜萎缩、乳头状增生。

三、临床表现

鼻塞、脓涕、头痛。

四、MRI 表现

第一，鼻甲肥厚、鼻窦黏膜增厚。

第二，窦内分泌物潴留可现气液平面。分泌物呈现 T1 低、T2 高信号，蛋白含量较高时，T1 高、T2 高或低。

第三，增强扫描慢性期窦壁黏膜轻、中度强化。

第四，可致骨壁骨质吸收或骨质增厚、硬化。

【鼻窦囊肿】

一、概述

一般分为黏液囊肿、黏膜囊肿。

二、病理

黏液囊肿鼻窦开口阻塞。窦内分泌物潴留致窦腔膨胀性扩大形成囊性肿物。多见于额窦、筛窦。

黏膜囊肿黏膜腺体分泌物在腺泡内潴留，又称黏膜下囊肿，一般较小。多见于上颌窦。

三、临床表现

黏液囊肿病程进展缓慢、膨胀性生长、早期可无症状，增大后压迫窦壁可引起疼痛。囊肿突入眶内则出现眼球突出、眼球移位、视力障碍等。局部膨隆或触及有弹性肿块，额窦及筛窦分别位于额窦底及内眦部。鼻腔检查，额、筛寒性囊肿突向中鼻道呈现一隆起，蝶窦囊肿后鼻镜检查鼻咽顶壁向下突出，上颌窦囊肿可见下鼻道外侧壁向鼻腔内移位。

黏膜囊肿平时无症状，常在检查中偶然发现，偶有头痛，有时囊肿自行破溃从鼻腔中流出黄色液体。鼻腔检查正常。

四、MRI 表现

（一）黏液囊肿

第一，多见于筛窦及额窦。

第二，窦腔呈现类圆形膨胀扩大，有环形均匀薄层囊壁包围。

第三，囊内液体信号取决于囊液中的蛋白含量、水含量和水化状态以及黏稠度，如含粘蛋白不多，含水较多而黏度较低则 T1WI 为中等信号，T2WI 为高信号号，若含粘蛋白较多时 T1 及 T2 加权像均为中等或高信号，若水分吸收，囊内分泌物十分黏稠时，T1WI 及 T2WI 均为低信号。增强扫描后囊壁增强。

第四，窦壁弧形变薄或外移向外膨隆，但无虫蚀样破坏。

第五，囊肿侵犯眼致眼球突出、眼外肌移位、视神经受压移位。额窦黏液囊肿常先向眼眶内上方扩展。筛窦囊肿易向眶内壁及鼻腔顶部膨隆。

（二）黏膜囊肿

第一，多见于上颌窦等大窦腔，常多发。

第二，囊肿一般较小，呈现小结节形或呈现广基位于窦底的半球形或球形，信号均匀，边界清楚。

第三，黏膜潴留囊肿 T1WI 呈现略低、中等或高信号，T2WI 为高信号，黏膜下囊肿 T1WI 呈现略低信号，T2WI 为高信号。

第四，增强扫描无强化。

第五，个别囊肿较大可占据整个窦腔。

【鼻咽癌】

一、概述

鼻咽部黏膜上皮发生的癌肿，是我国南方最常见的恶性肿瘤之一，此病有地区性，好发于亚洲，尤其是我国的广东省，多见于 40 ~ 60 岁成人。与之相关的发病因素有种族因素、家族因素、EB 病毒感染与环境致癌因素。

二、病理

起源于鼻咽部假复层纤毛柱状上皮和鳞状上皮。

按其形态可分为：结节型、菜花型、溃疡型及黏膜下浸润型。

按组织学可分为：鳞状细胞癌、腺癌、泡状核细胞癌及未分化癌，其中最常见的为低分化鳞状细胞癌。

三、临床表现

鼻衄；鼻出血；鼻阻塞；耳鸣；耳闷塞；听力减退；颈部淋巴结转移；头痛及颅神经症状。远处转移，鼻咽镜显示肿瘤呈现紫红色，触之易出血，实验室检查 EB 病毒 VCA-IgA 增高。

四、MRI 表现

（一）鼻咽部改变

早期仅表现为鼻咽部黏膜稍增厚，咽隐窝变浅、消失或隆起，肿块较大时，常突入鼻咽腔引起鼻咽腔不对称、狭窄或闭塞。

（二）肿瘤信号

肿瘤在 T1WI 多呈现与肌肉类似的等信号或略低信号，T2WI 呈现稍高信号，增强扫描病灶呈现轻度或中度强化。

（三）深部浸润

侵犯翼内、外肌致咽旁间隙变窄，向后外侵犯颈动脉鞘，向前扩展后鼻孔、鼻腔、上颌窦，向上可累及斜坡、蝶窦及筛窦。

（四）继发鼻窦、乳突炎症

继发鼻窦、乳突炎症表现为鼻窦、乳突黏膜增厚或积液，T2WI 呈现明亮高信号。

（五）颅底骨质破坏

颅底骨质破坏冠状面显示颅底骨质破坏较好。MRI 显示茎突、翼板等小的骨质破坏不如 CT 敏感，但显示斜坡、岩骨尖等松质骨改变优于 CT。

（六）颅内侵犯

肿瘤易沿颅底的神经孔如圆孔、卵圆孔、破裂孔等向颅内侵犯，最常累及海绵窦、颞叶、桥小脑角等。

（七）淋巴结转移

咽后外侧淋巴结及颈深上淋巴结群是鼻咽癌淋巴结转移的好发部位。表现为圆形或类圆形，T1WI 低或略低信号，T2WI 为高信号。

（八）远处转移

多见于椎体、肝脏、肺等。

（九）MRI 对鼻咽癌放疗后的评价

放疗早期（3个月内）常可见黏膜肿胀、咽隐窝消失变平，以及鼻窦、乳突炎症后期（半年后）由于纤维化、瘢痕收缩可出现鼻咽腔萎缩征象。

MRI 有助于鉴别肿瘤复发与放疗后纤维化，前者 T2WI 为高信号，而后者 T2WI 为低信号，增强扫描后前者呈现轻中度强化，而后者无强化。

五、诊断要点

多见于南方地区，男多于女。

多有鼻衄、鼻阻塞、耳鸣、耳闷塞、颈部淋巴结转移。

MRI 可以更好地显示鼻咽肿物及其侵犯、转移情况。

【主动脉瘤】

一、概述

由于动脉壁遭受破坏或结构异常而形成囊样扩张性病变。

病因有损伤、动脉硬化、动脉中层退行性改变、感染、先天性、梅毒等。

二、病理

真性动脉瘤：瘤壁由发生病理损伤后的主动脉壁全层构成。

假性动脉瘤：瘤壁无主动脉全层结构，仅有内膜面的纤维组织覆盖，周围为较厚的血栓。三种形态为梭形、囊状、混合型。

三、临床表现

主要为疼痛，多为隐痛。瘤体的压迫症状。瘤体部可闻及收缩期杂音。腹部瘤体可被触及，有波动性。

四、真性动脉瘤 MRI 表现

动脉呈现囊状或梭状扩张。

动脉瘤腔内的信号改变：

T1WI、T2WI 均为低信号（快速血流）。

T1WI 中等、T2WI 信号上升（缓慢血流）。

T1WI 中等、T2WI 高信号（非常缓慢血流）。

动脉瘤常由粥样硬化的碎片及血栓组成。粥样硬化斑呈现中等信号，纤维化及陈旧性血栓呈现低信号，新鲜血栓呈现高信号。

MRI 可清晰显示动脉瘤的上下范围及其与周围的解剖关系。

五、假性动脉瘤 MRI 特点

最常见的病因首先为创伤，其次为感染。好发于主动脉的峡部。

于主动脉旁偏心囊状占位。

瘤腔可较大或较小，外缘不规则，壁较厚。

可见瘤腔与主动脉相通，为破口。

Cine-MRI 较好地显示假性动脉瘤内膜破口，破口血流喷射入瘤体，有涡流而形成低信号。

【夹层动脉瘤】

一、概述

主动脉夹层是由于各种原因造成主动脉壁中膜弹力组织和平滑肌病变，在高血压或其他血流动力学变化的促发下，内膜撕裂，血液破入中膜，并将主动脉壁分为两层，形成主动脉壁间血肿。

二、病理

DeBakey 分型：

I 型：主动脉的升、弓、降部均受累，且病变延至腹主动脉的中、远端，破口多于升主动，少数于弓部。

Ⅱ型：夹层局限于主动脉升、弓部，破口多于升主动脉。

Ⅲ型：夹层局限于降主动脉，破口多于升主动脉弓、降部。

三、临床表现

突发胸、背剧烈痛，严重者休克。慢性者可有急性发作，可无典型疼痛。体查可闻血管性杂音。

四、MRI 表现

真假腔：主动脉分两腔。SE 序列上，真腔较小，一般为无信号，假腔较大，T2WI 上一般为高信号。

内膜瓣：在真、假腔间可见一线状的中等信号的内膜瓣。真假腔之间经破口相通。

五、诊断要点

临床突发胸、背剧烈痛。

SE 序列主动脉分两腔，之间可见内膜。

真腔一般为无信号，假腔 T2WI 上一般为高信号。

Cine-MRI 较好地显示内膜破口。

【胆管癌】

一、概述

多发生于 60 岁以上的老年人。

二、病理

病理上多为腺癌。形态上分为三种类型：浸润狭窄型、巨块型、壁内息肉样型。

三、临床表现

临床表现为上腹痛，进行性黄疸，消瘦，可触及肿大的肝和胆囊，肝内胆管癌常并存胆石和胆道感染，所以患者常有胆管结石和胆管炎症状。

四、MRI 表现

①有不同程度和不同范围的胆管扩张。

②根据胆管扩张的部位和范围可以推测癌的生长部位是在左肝管、右肝管还是肝总管。MRCP 能很好地显示胆管扩张，确定阻塞存在的部位和原因，甚至能显示扩张胆管内的软组织块影，是明确诊断的可靠方法。

③肝门区胆管癌，肝门附近外形不规则、境界不清病变，T1WI 呈现稍低于肝组织信号强度，T2WI 呈现不均匀性高信号。

④扩张的肝内胆管呈现软藤样高信号。

⑤门静脉受压移位，可见肝门区淋巴结肿大。

【胆石症】

一、概述

胆石症占胆系疾病的 60%。

二、病理

按化学成分可将胆石分为三种类型：胆固醇类结石，此类结石最常见；胆色素类结石；混合类结石。

三、临床表现

与结石的大小、部位及有无并发胆囊炎和胆道系统梗阻有关，1/3 ~ 1/2 的胆囊结石可始终没有症状。间歇期主要为右上腹不适和消化不良等胃肠道症状。急性期可发生胆绞痛、呕吐和轻度黄疸。伴发急性期胆囊炎时可出现高热、寒战等。

四、MRI 表现

胆石的质子密度很低，其产生的磁共振信号很弱。在 T1WI 上多数均呈现低信号，与低信号的胆汁不形成对比，在 T2WI 上胆汁一概为高信号，而胆石一般为低信号充盈缺损。少数胆石可在 T1 和 T2 加权图像上出现中心略高或很高的信号区。

【胆囊癌】

一、概述

原发性胆囊癌少见，65% ~ 90% 为合并慢性胆囊炎和胆囊胆石。

二、病理

病理上多为腺癌。形态上分为三种类型：浸润型、乳头状腺癌、黏液型腺癌。

三、临床表现

胆囊癌没有典型特异的临床症状，早期诊断困难，晚期可有上腹痛、黄疸、体重下降、右上腹包块等症状。

四、MRI 表现

MRI 检查见胆囊壁增厚和肿块肿瘤组织在 T1WI 为较肝实质轻度或明显低的信号，在 T2WI 则为轻度或明显高的信号结构，且信号强度不均匀。胆囊癌的其他 MRI 表现是：侵犯肝脏，65% ~ 95% 的胆囊癌合并胆石，梗阻性胆管扩张，淋巴结转移。

【胰腺癌】

一、概述

胰腺癌是最常见的一种胰腺肿瘤，近年来，其发病率有明显增长趋势，男性多于女性，以 50 ~ 70 岁发病率较高，早期诊断困难，预后极差。

二、病理

胰腺癌起源于腺管或腺泡，大多数发生在胰头部，约占 2/3，体尾部约占 1/3。

胰头癌常累及胆总管下端及十二指肠乳头部，引起阻塞性黄疸，胆管及胆囊扩大。

三、临床表现

胰腺癌早期症状不明显，临床确诊较晚。癌发生于胰头者，患者主要因阻塞性黄疸而就诊，发生于胰体、胰尾者，则常因腹痛和腹块来就诊。

四、MRI 表现

第一，MRI 显示胰腺癌肿的占位效应引起的胰腺形态学改变，与邻近部位相比，局部有不对称性肿大。

第二，胰腺癌 T1WI 为低或等信号，在 T2WI 为高或低信号，肿瘤内部可出现坏死、液化和出血等改变，导致信号影混杂不均。

第三，肿瘤侵犯胰导管使之阻塞，发生胰导管扩张，扩张胰管内的胰汁在 T2WI 为高信号。

第四，胰头癌阻塞胆总管，引起胆总管扩张。

第五，可浸润胰周脂肪组织，胰周血管受到侵犯，表现为血管狭窄、移位或闭塞，可有腹膜后淋巴结转移。

【肝硬化】

一、概述

国内以乙肝为主要病因。

二、病理

肝细胞结节状再生，伴有肝内广泛纤维组织增生。

肝硬化进而引起门脉高压、脾大、门体侧支循环建立，以及出现腹水等。

三、临床表现

早期肝功能代偿良好，可无症状，之后逐渐出现一些非特异性症状，如恶心、呕吐、消化不良、乏力、体重下降等。

中晚期可出现不同程度肝功能不全表现，如低蛋白血症、黄疸和门静脉高压等。

四、MRI 表现

第一，肝脏体积缩小或增大，左叶、尾叶增大，各叶之间比例失调，肝表面有结节状、波浪状甚至驼峰样改变。

第二，无脂肪变性的单纯再生结节（RN），在 T2WI 表现为低信号，其机制与再生结节中含铁血黄素沉着或纤维间隔有关。

第三，并发的脂肪变性和肝炎等可形成不均匀的信号，有时硬化结节由于脂变区的甘油三酯增多，在 T1WI 上出现信号强度升高，增强扫描无明显强化。

第四，腹水、肝外门静脉系统扩张增粗、脾大等提示门静脉高压征象，MRI 能很好地显示。

第五，不典型增生结节（DN），又称退变结节、变性结节、发育不良性结节，是介于再生性结节与肝细胞癌的中间阶段，属于癌前病变，DN 在 T1WI 上表现为高或等信号，T2WI 上大部分呈现低信号，少数为等信号，增强扫描动脉期无强化，门脉、延迟期与肝实质强化一致。

第六，从 RN 转为 DN、进一步转为小肝细胞癌（SHCC），动脉供血不断增加，门脉供血不断减少，T1WI 信号从高向低转变，T2WI 信号从低向高转变，一旦出现 DN 结节增大，T2W 低信号中出现高信号，即所谓的“结中结”，应高度怀疑 DN 已癌变。

【原发性肝癌】

一、概述

原发性肝癌，简称肝癌，是原发于肝脏的上皮性恶性肿瘤，其中超过 90% 的肝癌为肝细胞癌，其余为胆管细胞型肝癌和混合型肝癌。

二、病理

巨块型：肿块直径≥ 5cm。

结节型：结节≥ 5cm。

弥漫型：小的瘤结节弥漫分布全肝。

小癌型：单个癌结节≤ 3cm，数目≤ 2 个。

肝癌的细胞类型 90% 为肝细胞。

三、临床表现

亚临床期肝癌（Ⅰ期）：常无症状和体征，常在定期体检时被发现。

中、晚期肝癌（Ⅱ、Ⅲ期）：以肝区痛、腹胀、腹块、食欲不振、消瘦乏力等最常见。可并发肝癌结节破裂出血、消化道出血和肝性脑病等。70% ~ 90% 的肝癌 AFP 呈阳性。

四、MRI 表现

第一，形态因病理类型而异。

第二，肿瘤大多呈现 T1WI 以低信号为主，T2WI 以高信号为主，内可有脂肪变性、囊变、坏死、出血和纤维间隔等改变，信号不均，混杂。

第三，肝内肿物 MRI 信号不均、混杂时，首先要想到肝癌的可能。

第四，静脉瘤栓门静脉、肝静脉、下腔静脉内出现瘤栓可使血管的流空效应消失。

第五，假包膜征于肿瘤的周围有一圈低于肿瘤组织及正常肝组织的低信号影。

第六，肿瘤周围水肿呈现 T2WI 上边缘不清的高信号，如果直径小于 3cm 的小肿瘤在追踪观察中其周围水肿范围扩大应高度怀疑是肝癌。

第七，增强扫描呈现快进快出特点，多数内可见小结节或分隔等不均匀强化；强化时间短，延时扫描又迅速变为低信号影。

【肝转移瘤】

一、概述

肝脏转移性肿瘤是最常见的肝脏肿瘤。肝脏为血源性转移的癌细胞提供了良好的生长环境，虽然肝脏转移性肿瘤可源于身体的任何部位，但肺、乳房、结肠、胰腺和胃是肝脏转移肿瘤最常见的原发性部位，而且在这些原发性部位的癌症的最初临床表现是肝脏内转移，且并不少见。

二、病理

肝转移瘤多数为转移癌，少数为转移性肉瘤。转移癌以多个结节灶较为普遍。

癌灶血供的多少与原发肿瘤有关，多数为少血供。病灶周围无假包膜，亦不发生肝内血管侵犯，常有坏死、囊变、出血。

三、临床表现

肝转移瘤早期无明显症状或体征，或被原发肿瘤症状所掩盖。

一旦出现临床症状，病灶常已较大或较多，其表现与原发性肝癌相仿，常表现为肝区疼痛、乏力、消瘦等，无特异性。

四、MRI 表现

第一，多数肿瘤呈现 T1WI 低、T2WI 高信号。

第二，胃肠道癌等血供较少的转移瘤 T2WI 上可比肝实质低；而血供丰富的转移瘤，如平滑肌肉瘤、嗜铬细胞瘤、内分泌肿瘤、肺癌、肾癌等，T2WI 上可呈现明显的高信号影。黑色素瘤的转移多呈现出血性转移。

第三，转移瘤的形态多不规则，边缘不清，多发者大小可不一。

第四，常发生坏死、囊变、出血、脂肪浸润、纤维化、钙化等，因而信号不均，多见“靶征”或“牛眼征”。

第五，Gd-DTPA 增强扫描在诊断上帮助不大，周围的水肿组织及肿瘤内部坏死不显示增强。

【肝海绵状血管瘤】

一、概述

肝海绵状血管瘤是肝脏最常见的良性肿瘤，可见于任何年龄，女性居多。随着影像技术的发展，为经常遇到的肝内良性病变，其重要性在于与肝内原发和继发性恶性肿瘤鉴别。

二、病理

主要由扩大的、充盈血液的血管腔隙构成，窦内血流缓慢地从肿瘤外周向中心流动，边界锐利，无包膜。

肿瘤可位于肝内任何部位，但以右叶居多，大小不一，直径 1 ~ 10cm 不等，单个或多发，瘤体常可见纤维瘢痕组织，偶见出血、血栓和钙化。

三、临床表现

绝大部分肝血管瘤无任何症状和体征，查体偶然发现。少数大血管瘤因压迫肝组织和邻近脏器而产生上腹不适，胀痛或可能触及包块，但全身状况良好。血管瘤破裂则发生急腹症。

四、MRI 表现

第一，可单发或多发，一般＜ 3cm，＞ 4cm 为巨块型。

第二，70% 为圆形、卵圆形，30% 为分叶状，边缘清晰，锐利。

第三，T1WI 为低信号影，T2WI 为高强信号影，FIESTA 呈现中等偏高信号，但较血管信号低，绝大部分信号均匀。

第四，特征性的 MRI 表现：在多回波 T2WI 上，随 TE 的延长，信号强度递增，甚至超过胆汁、脑脊液信号影，呈现“灯泡征”。

第五，瘤灶周边部或中心呈现结节状强化，范围迅速扩大，逐渐融合，充满整个瘤体，这是其 MRI 加强扫的特征性表现（呈现快进慢出）。

第六，巨大的海绵状血管瘤内可见发生囊变，出血。

第七，巨大的海绵状血管瘤内纤维瘢痕或纤维间隔在 T1WI、T2WI、质子密度上均为低信号。加强扫描纤维疤痕无强化。

【肝囊肿】

一、概述

为较常见的肝脏先天性病变。一般认为系小胆管扩张演变而成。

二、临床表现

通常无症状，大的囊肿压迫邻近结构时可出现腹痛、胀满等症状；压迫胆管时，可出现黄疸。

三、MRI 表现

为典型水样信号强度表现，即 T1WI 为低信号，T2WI 为高信号，FIESTA 呈现高信号，与血管信号相似，信号强度均匀，边缘光滑锐利，周围肝组织无异常表现，增强扫描，肝囊肿无异常对比强化。

【肝脓肿】

一、概述

肝脓肿是细菌、真菌或溶组织阿米巴原虫等多种微生物引起的肝脏化脓性病变，若不积极治疗，死亡率可高达 10% ~ 30%。肝脏内管道系统丰富，包括胆道系统、门脉系统、肝动静脉系统及淋巴系统，大大增加了微生物寄生、感染的概率，然而通常肝窦内的库夫细胞（Kupffer 细胞）能够有效的清除微生物，抑制微生物的增值，从而防止肝脓肿的发生。

二、临床表现

典型表现是寒战、高热、肝区疼痛和叩击痛，肝大及白细胞和中性粒细胞计数升高，全身出现中毒症状等。

三、MRI 表现

肝内单发或多发、单房或多房的圆形或卵圆形病灶，T1WI 脓腔呈现不均匀低信号，周围可见晕环，信号强度介于脓腔和周围肝实质之间。T2WI 脓腔表现为高信号，多房性脓肿则于高信号的脓腔中可见低信号的间隔，还可见一信号较高而不完整的晕环围绕脓腔，晕环外侧的肝实质因充血和水肿而信号增高；注射 Gd-DTPA 后，脓腔呈现花环状强化，间隔亦可强化。

正常 MRI 表现：

骨皮质、骨膜及骨骺板等在任何序列上均为低（无）信号。

骨髓在 T1WI、T2WI 均呈现高信号。

关节的软骨面在 T1WI、T2WI 呈现中等信号。

关节腔内少量滑液呈现长 T1WI、长 T2WI 信号。

关节面皮质、韧带和肌腱为无信号区。

【骨肉瘤】

一、概述

骨肉瘤是一种由肿瘤细胞直接形成骨或骨样组织的最常见的恶性骨肿瘤。

分类：中央型（髓内型）、周围型（表面型）

本病发病年龄多在 11 ~ 20 岁，5 岁以下、40 岁以上较少发生。好发部位为膝关节上下。

二、病理

肿瘤由圆形或梭形细胞以及由这些细胞直接形成的骨样组织和骨组成；瘤内常伴有不同程度的出血、坏死和囊变。

三、临床表现

疼痛，好发于膝部，多有轻伤史；逐渐增大的偏心性肿块。

四、MRI 表现

第一，长管状骨干骺端或骨端的瘤区 T1WI 为低信号，T2WI 为不均匀的高信号。

第二，钙化、骨膜反应和瘤骨部分 T1WI 和 T2WI 均为低信号。

第三，液化、坏死区为液性信号。

第四，出血部位则 T1WI 和 T2WI 均为高信号。

第五，病灶呈现偏心或中心性改变，骨髓和软组织可受侵犯，并可见成骨及溶骨改变。

第六，Gd-DTPA 增强软组织肿块强化明显。

【软骨肉瘤】

一、概述

是仅次于骨肉瘤的骨恶性肿瘤。

分原发性和继发性两种类型，根据发病部位分为中央型，多见于长管状骨干骺端，以及周围型，多见于骨盆、肩胛骨。原发性肿瘤好发于 20 ~ 30 岁青壮年。继发性肿瘤好发于 40 岁以上。好发于四肢长骨干骺端及扁骨。

二、临床表现

疼痛和压痛或局部肿胀，关节活动受限。

三、MRI 表现

中心型：T1 信号稍低、T2 信号稍高，信号不均匀。

周围型：T1 信号稍高于肌肉，T2 信号高的不均匀信号。

肿瘤呈现分叶状，可有间隔及软骨基质钙化。

GD-DTPA 增强，明显强化。

【骨髓瘤】

一、概述

是起源于髓腔网状组织的恶性肿瘤，好发于扁骨和不规则骨，也可发生于长骨。

多发生于 40 岁以上成人，男性多见，特征：广泛溶骨性破坏，伴有顽固性贫血、高血钙、肾功能紊乱、抗感染力下降。

二、病理

肉眼可见髓腔被胶冻状紫红色或者暗棕色瘤结节填充。

骨松质破坏后可形成囊腔。

骨皮质变薄，瘤组织伸展到周围软组织。

三、临床表现

骨骼系统：全身骨痛、肿块、病理骨折。
泌尿系统：急慢性肾衰。
反复感染、贫血、紫癜。
实验室检查：贫血、血沉加快、高蛋白血症、高血钙、蛋白尿（60%）。

四、MRI 表现

T1WI 呈现低信号，正常骨髓高信号。
T2WI 呈现很亮的高信号，正常骨髓中等信号，特征性改变“椒盐状”。

【骨巨细胞瘤】

一、概述

骨巨细胞瘤是一种有良性、生长活跃和恶性的特殊属性的骨肿瘤。
好发年龄多在 20 ~ 40 岁。
发部位多发生于长骨，尤以股骨下端、胫骨上端、肱骨上端和桡骨下端多见。

二、病理

肿瘤呈现溶骨性破坏，骨皮质膨胀变薄。瘤内常伴有显著的出血、坏死和囊变。
目前认为，所有骨巨细胞瘤都是具有局部侵袭能力的潜在恶性或低度恶性肿瘤。

三、临床表现

主要症状为疼痛、局部肿胀和运动受限，但均无特异性。

四、MRI 表现

第一，位于骨端偏心性溶骨灶，呈膨胀性生长。
第二，T1WI 呈现低信号，T2WI 呈现低或中等信号，局限性囊变区呈现高信号。
第三，三分之一病例呈现皂泡样改变。
第四，瘤内出血则 T1WI 和 T2WI 均为高信号。
第五，Gd-DTPA 增强，呈现中度强化。

【化脓性骨髓炎】

一、概述

由化脓性细菌感染骨髓、骨质和骨膜而引起的炎症称化脓性骨髓炎。

本病可见于任何年龄，好发于10岁以下，男性多见。生长期管状长骨干骺端是其好发部位。

二、病理

感染常常是由干骺端骨髓组织开始。

早期出现充血、水肿、渗出。

化脓性病灶形成——骨质破坏及骨质坏死。

病变向骨干、骨膜下蔓延——骨膜反应增生。

病理特点：骨质破坏、坏死、新骨形成相互并行。

三、临床表现

起病急，全身出现中毒症状，寒战、高热。

局部体征：红、肿、热、痛。

实验室检查：白细胞计数升高。

四、MRI表现

第一，早期骨髓的充血、水肿在T2WI上表现敏感，为高信号，边界不清，在T1WI上为低信号。

第二，骨膜下的脓肿表现为液性信号。

第三，新生骨、硬化骨及死骨，T1WI和T2WI均为低信号。

第四，Gd-DTPA增强，呈现对比性强化。

第五，早期MRI敏感性较高，其信号虽不具有特异性，但结合临床资料，可做到早期诊断。

【半月板损伤】

一、概述

半月板损伤机制和分型。

机制：膝关节运动中所引起的半月板矛盾性运动；膝关节运动中的突然性变化。

分型：临床多依据解剖特点而分型，即横裂、纵裂、水平裂、边缘裂、混合裂和前后角撕脱等。

二、病理

半月板黏液变性：黏液多糖类物质沉积。

严重损伤：半月板基质内有游离的纤维软骨样间隔。

三、临床表现

有膝关节外伤史或职业病史。畸形和功能障碍，少数患者出现关节交锁。

体征常可见股四头肌萎缩，局限而固定的压痛。膝关节检查试验呈阳性等。

四、MRI 表现

第一，半月板撕裂分为水平型及垂直型。因关节内的液体充满于撕裂口处，表现为高信号影。

第二，半月板内的线状或球状的高信号区，表示黏液变性和半月板撕裂的病理改变。

半月板的信号分度：

Ⅰ度：半月板内小球状区。

Ⅱ度：半月板内的线状区未达关节面。

Ⅲ度：线状区达关节面，为半月板撕裂。

【膝关节韧带损伤】

一、概述

前十字韧带是膝关节重要的前向稳定结构，断裂后可以产生明显的膝关节不稳，严重影响膝关节功能，如果不及时治疗，关节出现反复扭伤，容易引起关节软骨、半月板等重要结构的损害，导致关节过早老化和骨关节病的发生。

二、病理

前十字韧带在解剖上为一根，但因为一根当中的纤维在关节不同屈曲角度时松紧度不同，可以分为大部分角度均紧张的前内束和接近伸直时紧张的后外束，理论上单纯损伤一束称为部分断裂，两束同时损伤称为完全断裂，还有一种前十字韧带胫骨止点处连同骨一起撕起的称为髁间棘撕脱骨折。实际上，临床中很少见到真正的部分断裂，最多见的是完全性断裂，经过一定时间后粘连容易造成部分断裂的假象。

三、临床表现

好发群体：

第一，25 岁以内的专业运动员，18 ~ 35 岁的非运动员；

第二，男性发生率约为女性的 2 倍，但运动员中女性发生率高于男性；

第三，一些特殊职业如军人、舞蹈演员和杂技演员发病率高于一般人群。

疾病症状：新鲜和陈旧性的前十字韧带断裂在临床表现上有所不同。

四、MRI 表现

（一）韧带完全断裂

第一，韧带的连续性中断。

第二，韧带扭曲，呈波浪状改变。

第三，韧带内形成假瘤，看不到正常的纤维结构。

（二）韧带部分断裂

第一，韧带内信号增高，但内仍可见到正常的纤维结构。

第二，韧带变细。

【股骨头缺血性坏死】

一、概述

股骨头缺血性坏死的病因还不是十分清楚，主要与外伤、长期应用肾上腺皮质激素等关系密切。其发病机制多数认为与股骨头微循环障碍及局部压力增高有关。

依据 X 线表现和治疗需要，本病可分为五期。

Ⅰ期：在 X 线平片无异常改变。

Ⅱ期：可见囊性病变或局灶性硬化，但皮质下无透亮区。

Ⅲ期：发现软骨下透亮区及软骨下骨折，呈现新月征。

Ⅳ期：可见软骨下塌陷，股骨头变扁。

Ⅴ期：髋关节狭窄。

二、病理

早期为充血和炎症反应。

中期为股骨头坏死与修复交替进行。

晚期以纤维化及硬化为主。

三、临床表现

髋关节肌肉萎缩，髋关节试验检查呈阳性。

早期患者可无任何症状，上述表现没有特异性。

四、MRI 表现

第一，MRI 可以显示 X 线易于漏诊的 I 期和 II 期病变，从而有利于早期诊断。

第二，在 T1WI 上正常股骨头高信号区内可见黑色线状低信号。在 T2WI 上于线状低信号内侧还可见一条高信号线，形成股骨头缺血性坏死的特异征象“双线征”，它是病变充血和炎症的反映。

第三，病变严重时股骨头脂肪数量减少，病灶在 T1WI 为低信号，T2WI 为高信号，呈现液体样信号。

第四，晚期病例以纤维化和硬化为主，在 Tl、T2 和质子密度加权图像上均呈现低信号，关节间隙变窄。

第五，关节积液为液体样信号。

【骨样骨瘤】

一、概述

骨样骨瘤是由骨母细胞及其所产生的骨样组织所构成的良性肿瘤。

特征：瘤巢体积小，<2cm，境界清，周围有反应骨生成区。发好于 10 ~ 19 岁男性，多见于长骨骨干、股骨上段。

二、病理

瘤核心由骨母细胞、骨样组织和编织骨组成，间质为富含扩张血管的疏松结缔组织。

三、临床表现

疼痛，夜间加重，服用水杨酸类药物可缓解。

四、MRI 表现

瘤体钙化或硬化部分 T1、T2 加权图像均无信号。瘤巢 T1 为低信号、T2 为稍高信号。

Gd-DTPA 增强无强化。

【骨软骨瘤】

一、概述

良性骨肿瘤中最多见。分为单发、多发。多见于 10 ~ 20 岁男性。股骨和胫骨发病率最高，手足骨和肱骨次之。

二、病理

具有软骨帽的骨性突起，自表面向下为三层结构：薄层纤维结缔组织、软骨帽、骨松质。

三、临床表现

无明显症状，或触及无痛性肿物。

四、MRI 表现

干髓端外生性突起。

MRI 可见软骨帽、骨皮质和骨松质三层结构，其中以骨松质与髓腔相通为特征。

【动脉瘤样骨囊肿】

一、概述

动脉瘤样骨囊肿是一种由大小不等、充满血液腔隙组成的膨胀性溶骨性囊性病变，囊壁为含骨样组织、骨小梁和破骨细胞型巨细胞的结缔组织。

好发于 30 岁以下的青少年。常位于长骨干骺端和骨干或脊柱的后部。

二、病理

表现为薄层骨壳，内衬暗红色膜状组织，囊内为许多扩张的血窦，囊壁间充满红细胞。

三、临床表现

局部肿胀和疼痛，没有特异性。

四、MRI 表现

边界清晰膨胀性肿块，偶见多个分隔。典型征象：

第一，囊腔内显示液—液平面，为分层的未凝固血液，T2WI 液平面上呈现高信号，下呈现低信号。

第二，多个囊腔内在 T1WI 和 T2WI 上均显示为不同程度的高信号，为不同时期的出血。

第三，增强扫描囊壁明显强化。

【骨纤维异常增殖症】

一、概述

是以大量纤维组织替代骨组织为特征的骨病。

分类：单骨型、多骨型，Albright 综合征，同时有皮肤色素沉着、性早熟。

好发年龄：10 ~ 30 岁。

好发部位：多见于股骨、胫骨，颅面骨次之。

二、病理

纤维组织替代了骨组织，其内有软骨、骨样组织和新生骨。

三、临床表现

常见症状为局部畸形，多由病理骨折引起。

四、MRI 表现

第一，边界清楚的肿块，有时可发性病理骨折。

第二，T1 和 T2 加权呈现不均匀的中等信号。

第三，病灶内液化 T1 为低信号、T2 为高信号。

【喉癌】

一、概述

好发于 50 ~ 60 岁成人，男女比例为 8 ： 1，可能与吸烟、饮酒、空气污染及慢性炎症有关。

二、病理

按解剖部位分为声门上癌、声带癌、声门下癌；按细胞组织学分为鳞状细胞癌、腺癌、未分化癌、淋巴肉瘤、纤维肉瘤。

三、临床表现

声音嘶哑、呼吸困难、咽喉疼痛等。

四、MRI 表现

第一，分声门癌、声门上癌、声门下癌。
第二，肿物 T1 为略低或等信号，T2 为高信号，信号多不均匀。
第三，Gd-DTPA 增强扫描，肿瘤呈现中等强化，囊变、坏死区无强化。
第四，如有颈部淋巴结转移，则转移瘤和肿瘤信号及强化相似。

【中耳乳突胆脂瘤】

一、概述

慢性中耳炎类型之一。中耳角化复层鳞状上皮团块，为非真性肿瘤。

二、病理

由角化上皮和胆固醇混合组成。呈现白色牙膏样或豆腐渣样。
外耳道鳞状上皮—鼓膜穿孔—上鼓室—鼓窦入口—鼓窦。

三、临床表现

耳内长期流脓，传音性耳聋，鼓膜穿孔处可见白色鳞屑状或豆腐渣样物，奇臭。

四、MRI 表现

第一，鼓室、鼓窦入口及鼓窦内软组织影，T1 为低信号或等信号，T2 为稍高信号。
第二，无强化周围肉芽组织，可呈现环状强化。
第三，周围骨质破坏可侵入颅内，引发颅内并发症。

【腮腺混合瘤】

一、概述

是腮腺最常见肿瘤，占 60%，其中 90% 为良性，10% 为恶性，腮腺其他常见良性肿瘤为腺淋巴瘤（Warthin's 瘤），占 5% ~ 10%。

常见于30～50岁成人，病程较长，缓慢生长，常在无意中或体检时发现。

二、病理

大体上多呈现圆形或椭圆形，直径3～5cm，表面多呈现结节或分叶状，包膜较完整。切面呈现灰白色，可见浅蓝色软骨样组织，半透明黏液样组织及小米粒大的黄色角化物，有的囊变。

镜下肿瘤由上皮及其产物，即黏液样组织和软骨样组织组成。

三、临床表现

无痛性肿块，位于以耳垂为中心及耳屏前方的腮腺组织，触诊表面光滑或呈现结节状，活动界限清楚。

四、MRI表现

第一，较小时表现为腮腺内圆形或类圆形肿物，界限清楚，边缘光滑，信号较均匀，T1WI为等信号，T2WI为略高信号或高信号，周边常可见低信号薄壁包膜。

第二，当肿瘤较大时，可出现坏死、囊变、出血、钙化、黏液变性及纤维化等系列改变，此时，T1WI及T2WI信号不均匀。T2WI上高信号瘤体内一些低信号区常认为是瘤体内纤维间隔和条索，极低信号为钙化，此征象常提示为混合瘤。

第三，由于咽旁结构的压迫和侵犯，肿瘤较大时可见咽侧壁向中线移位，咽旁间隙的脂肪透亮带闭塞或向中线移位，邻近血管推压移位。

第四，一般良性者边界较清楚，信号较均匀，生长较缓慢。而恶性者肿瘤较大，信号不均匀，呈现混杂信号，增强后不均匀强化。

五、诊断要点

无痛性耳前肿物。

腮腺内肿物均匀，边缘清。

与腮腺淋巴瘤的鉴别：

多为高龄男性，通常为多发或双侧发病，常位于腮腺后下极，以囊性成分为主，边界清晰。

MRI在胸部的适应证：

第一，胸部入口病变，与颈部、上胸部、胸腔及纵隔结构相互关联。

第二，气管、大支气管肿瘤。

第三，纵隔肿瘤、囊肿与血管相互关联。

第四，肺癌及其分期显示肺门、纵隔淋巴结，肿瘤对邻近组织侵犯程度。

第五，肺部肿块及肺不张、肺炎等病变的鉴别，可提供更多的信息。

第六，鉴别放疗后纤维化团块与肿瘤组织。

第七，显示胸膜、胸壁病变，鉴别胸腔积液的性质，显示隐匿在胸水内的病变及肺内病变对胸壁的侵犯。

第八，与 CT 相比，优点是纵隔及肺门区显示良好。缺点是肺部细微结构显示不如 CT，空间分辨率差。

【原发性支气管肺癌】

一、概述

临床上常见的恶性肿瘤之一。目前临床上对肺癌的检查方法很多，MRI 是临床检查的一个方面。

二、病理

肺癌细胞起源于支气管黏膜上皮。

肺癌发生于主支气管和叶支气管称中央型，发生于段支气管开口以下称周围型。

肺癌按生长方式不同可分为管内型、管壁浸润型、肿块型和弥漫浸润型等。

肺癌有 4 种转移方式：①淋巴转移；②血行转移；③直接侵犯；④气道转移。

三、临床表现

第一，肺癌年龄 50 ~ 60 岁发病率最高。

第二，肺癌早期可无临床症状。

第三，最常见的症状以痰中带血最有诊断价值。部分患者可出现发热和胸痛，初诊易误诊为肺炎，但经抗感染治疗后效果不佳。

第四，侵犯胸膜或胸壁、远处转移、肺外症状。

四、MRI 表现

（一）中央型肺癌

管内型：MRI 易于显示支气管腔内肿物，冠状面能清晰显示肿瘤的范围，明确肿瘤相对于支气管隆突的位置。

管壁型：所致支气管壁不规则增厚、管腔狭窄及梗阻，MRI 也能清晰显示。

管外形多在肺门区形成软组织肿块，MRI 易于将软组织肿块与肺门区的血管区分开来。

（二）周围型肺癌

肺内肿块状影 MRI 表现为 T1WI 上呈现中等信号，T2WI 呈现中等偏高信号，信号多不均匀，边缘可光滑，也可有分叶、毛刺及胸膜凹陷等征象。

病灶内发生坏死液化时，T1WI 表现为低信号，低于瘤体的信号，T2WI 则呈现高信号，其强度高于瘤体信号。

液化坏死物经支气管排出形成空洞时，表现为无信号区。

肿瘤内的钙化 MRI 不能显示，表现为信号缺失区。

（三）弥漫型肺泡癌

表现为肺内多发结节及斑片状影，边缘清楚或不清楚，T1WI 上往往呈现中等信号，T2WI 上为高信号。病灶大小不一，多分布于中下肺野。

（四）肺癌所致阻塞性改变

MRI 在区分肿瘤与阻塞性炎症或阻塞性不张均有一定作用。

在 T1WI 上，肺部炎症或肺不张部位的信号类似或低于肿瘤信号。

T2WI 肺炎或肺不张的信号高于肿瘤的信号。

MR1 增强扫描能明显提高两者分辨率。

（五）纵隔及肺门淋巴结转移

直径在 1cm 以下的淋巴结多为正常，直径在 1.0 ～ 1.5cm 者，可怀疑异常，直径大于 1.5cm 者为转移所致。

T1WI 上为中等或低信号，T2WI 上转移淋巴结信号有所增高，类似于肺内肿块的信号。单纯依据淋巴结的信号改变很难鉴别良、恶性淋巴结。

（六）其他

MRI 扫描还能发现腔静脉内瘤栓形成，瘤栓附着于血管壁上，在 T1WI 上为中等信号，T2WI 呈现高信号，信号不甚均匀，多回波扫描，其形态无变化，有助于诊断。

【脊椎转移瘤】

病理分为溶骨性、成骨性及混合性三种。以溶骨性和成骨性为主。

原发灶首先为乳癌、甲状腺癌、前列腺癌及肾癌较多见，其次为肺癌和鼻咽癌，最后为消化道及女性生殖器肿瘤。

主要症状为进展性疼痛，以夜间明显，病理性骨折和继发性截瘫。

MRI 表现

第一，溶骨性转移 T1WI 为低信号影，T2WI 为高信号影，成骨性转移 T1WI 为低信号影，T2WI 均为低信号影。

第二，常伴椎旁及硬膜外软组织肿物，以及伴有椎体病理性骨折，硬膜囊及脊髓受压。

第三，椎间盘一般不受累，为其典型表现。

第四，经常为多发性病灶，呈现跳跃性。

第五，有原发病灶或肿瘤病史，有利于诊断。

第六，脊髓内转移少见，有时有脊膜转移，加强扫描可强化。

【椎骨化脓性骨髓炎和椎间盘感染】

脊柱骨髓炎和椎间盘感染多为葡萄球菌所引起的化脓性病变，多见于 60 ~ 70 岁的老年人，男女发病率相似，好发于腰椎。临床上患者可出现急慢性背部疼痛和局部压痛，严重病变可导致驼背。实验室检查可见外周白细胞、血沉和 C 反应蛋白增高改变。

MRI 表现为：

受累椎体及椎间盘在 T1WI 上为低信号，T2WI 上为等信号或高信号，脂肪抑制像为等信号或高信号，同时可见椎体终板不规则，椎旁软组织肿胀。增强扫描可见椎体、椎间盘以及椎旁软组织病变显著强化。

本病应与脊柱骨转移瘤、脊椎结核和椎间盘退行性变相鉴别。

【脊柱结核】

一、概述

脊柱结核为常见的骨关节结核，占 40% ~ 50%。好发于儿童和青年，女性略多。以腰椎多见，胸椎、颈椎次之，骶尾部很少见。

二、病理

（1）中心型（椎体中心）：

多见于儿童，椎体内部供血主要来自椎体后动脉，因此病灶常位于椎体中心，且小儿骨皮质分化较差，病灶易向上、下扩展，可连续侵犯多个椎体及椎间。

（2）边缘型（椎体上下缘）：

多见于成人，椎体主要由前方的肋间动脉及腰动脉分支供血，病灶常于椎体的边缘，发展一般较慢，有局限于两个椎体的倾向，常使椎间盘破坏。

三、MRI 表现

第一，椎体、附件骨质破坏区与塌陷处，呈现 T1WI 为低信号影，T2WI 为高信号影。

第二，多累及两个以上椎体，少见“跳跃”破坏。

第三，椎间盘受累的表现：椎间盘变窄，边缘模糊。

第四，椎前或椎旁寒性脓肿，呈现 T1WI 为中等或低信号影，T2WI 为中等或高信号影。

第五，寒性脓肿、干酪性坏死、肉芽组织及移位的骨碎片，对硬膜囊、脊髓有压迫。MRI

可清晰显示。

第六，MRI 可显示椎弓和椎板等附件破坏。

第七，加强扫描受累的椎体、椎间盘及寒性脓肿的周边，可见强化。

【脊柱外伤】

一、分类

（1）椎体损伤

压缩性骨折，椎体变扁，内可见透亮线，急性 T1 为低信号，T2 为高信号，慢性 T1 为低信号，T2 为低信号。

椎体变扁，向后突，压迫局部硬膜囊及脊髓。

硬膜外血肿，T1 高、T2 高—低信号的信号，硬膜囊受压。

（2）脊髓损伤

急性，脊髓肿胀，增粗，脊髓水肿 T1 信号降低，T2 信号增高，脊髓出血，斑片、斑点状，T1 为高信号、T2 为低信号。

二、MRI 表现

第一，椎体骨折在急性期发生骨髓水肿，MRI 图像上呈现长 T1 和 T2 信号。至骨折中后期，骨折椎体一般表现为中等 T1，短 T2 信号。

第二，急性出血在 T2WI 上为等信号，亚急性为高信号。

第三，单纯性压缩骨折 MRI 矢状面可见典型的楔形变，常伴有上下椎间盘压缩损伤。骨折椎体的中央可见一水平的带状异常信号区，为骨折线。

第四，爆裂骨折 MRI 可见椎体变形及正常结构丧失，骨折片四周移位。受损椎体信号极不均匀。

第五，伴发椎间盘、韧带断裂的 MRI 表现为 T2WI 上这些结构区的信号异常增高和结构变形中伴有碎裂移位或连续性的中断。

第六，水肿是急性期脊髓损伤的早期表现，受伤段脊髓增粗，多呈现梭形肿大，T1WI 上呈现稍低或等信号，T2WI 上为高信号。

第七，出血急性期 T1WI 上与脊髓呈现等信号，由于游离血红蛋白效应，T2WI 上呈现低信号。亚急性期由于正铁血红蛋白聚集在出血部位，T1WI 和 T2WI 均呈现高信号。

第八，脊髓横断是最严重的脊髓损伤，T1WI 矢状面显示为佳，表现为脊髓的连续性的中断。同时可见椎体错位或成形椅角。

第九，脊髓软化为慢性脊髓损伤的一种表现。T1WI 表现为脊髓内局灶性的低信号区，T2WI 为高信号。

【椎间盘退行性变】

一、分类

椎间盘退行性变的病理类型分为变性、膨出、突出、脱出及髓核游离变性多无临床症状和体征。核磁扫描可见盘内含水量减少，是早期改变。膨出为生理退变，纤维环松弛但完整，髓核皱缩，表现为纤维环均匀超出椎体终板边缘。一般无临床症状。

二、MRI 表现

（1）T1WI 表现为髓核与纤维环的明显分界消失。

（2）T2WI 显示正常椎间盘的高信号丧失，信号强度明显降低。

三、诊断要点

（1）T2WI 上为敏感，椎间盘信号明显降低，椎间盘变薄。

（2）可无临床症状及体征。

（3）多发生于 20 岁以上的成年人，年龄越大，发病率越高。

【椎间盘膨出】

椎间盘膨出是指变性的椎间盘纤维环松弛，但沿完整纤维环超出纤维终板的边缘。其 MRI 表现为：第一，矢状面显示变性的椎间盘向后膨出，后方的条状低信号呈现凸面的弧形改变。第二，横断面显示边缘光滑的对称性膨出。第三，硬膜囊前缘及双侧椎间孔的脂肪层可见光滑、对称的轻度压迹。

【椎间盘突出】

髓核经纤维环裂隙向椎管内突出，后纵韧带未破裂，影像学表现为椎间盘局限性向椎管内突出，可无症状，部分患者出现典型神经根性症状、体征。

椎间盘突出的类型分为中央型、旁中央型、侧方型。

中央型：椎间盘疝出物位于椎管中部，主要对硬膜外脂肪间隙和硬膜囊形成压迫。

旁中央型：椎间盘疝出物位于椎管内一侧，未超过椎间孔内口，主要对硬膜外脂肪间隙、硬膜囊和神经根形成压迫。

侧方型：椎间盘疝出物位于椎管以外，主要引起椎间孔狭窄和一侧根神经受压。

【椎间盘脱出】

概念：椎间盘脱出是指变性椎间盘纤维破裂，其内的髓核连同残存的纤维环和覆盖在其上的后纵韧带向外脱出。脱出髓核可与相应椎间盘不连接，可游离到椎管内病变的上或下节段、椎间孔等。

临床表现

腰背痛并明显向双下肢放射，可无阳性体征，有时出现下肢肌肉痉挛，甚至肌肉萎缩。

MRI 表现

第一，椎间盘后脱，局部的硬膜囊和脊髓受压变形，神经根受压移位。

第二，脱出的髓核可为扁平、圆形、卵圆形，T2WI 可表现为高低信号影。

第三，脱出的髓核与未脱出的部分有“窄颈”相连。游离的髓核与未脱出的部分不相连。

第四，加强扫描，脱出的髓核不强化或轻度强化，而周围的纤维组及静脉丛明显强化。

【椎管狭窄】

一、概念

是指构成椎管的骨和软组织的异常，使椎管、侧隐窝、神经孔狭窄，挤压脊髓及神经根等结构。常见于颈、腰段。可分为中心性、外围性和混合性。

二、MRI 表现

第一，中心性椎体的后缘、椎间盘、椎弓根、椎小关节、椎板、棘突和黄韧带等疾患引起的神经根管狭窄。

第二，外围性侧隐窝、小关节突，椎间孔的部位的神经根管狭窄。

脊柱 MRI 的正常表现

第一，椎体的 MRI 信号在 T1 加权图像上呈现较高信号，信号高于骨皮质而低于皮下脂肪。

第二，在 T2 加权图像上呈现中等至低的信号，高于骨皮质。

第三，正常椎体内的信号比较均一。

第四，在矢状面上可见椎体后缘的中间部位有短的条状凹陷，为正常脊椎静脉。

第五，椎间盘在 MRI 上的典型表现是在 T1 加权图像呈现较低信号，T2 加权图像上呈现高信号。

第六，椎体的附件包括椎弓、椎板、棘突、横突和上、下关节突等，这些附件的骨皮质在 T1 加权图像和 T2 加权图像上均呈现低信号。

【室管膜瘤】

一、病理

起源于脊髓中央管以及终丝的室管膜细胞。少数为恶性，绝大多数为良性，呈现膨胀性生长。易种植转移及空洞形成。

二、临床表现

好发于 30 ~ 60 岁成人；感觉异常；运动障碍。

三、MRI 表现

第一，肿瘤可发生于脊髓内的任何节段，好发于腰髓，脊髓圆锥或终丝，可部分呈外生性生长。

第二，常由实质性及囊性部分组成。

第三，肿瘤上、下部可见脊髓继发性空洞。

第四，加强扫描肿瘤的实质部分可见强化。

【星形细胞瘤】

一、病理

起于脊髓的星形细胞，呈现膨胀性或浸润性生长。多为Ⅰ ~ Ⅱ级。

好发于颈段及胸段，以胸段为多。

由于肿瘤常呈现浸润性生长，内可发生坏死，肿瘤往往无确切的边界。

二、MRI 表现

第一，其 MRI 表现与室管膜瘤大致相仿。

第二，一般认为，限于脊髓圆锥及终丝的肿瘤以室管膜瘤为多。

第三，不强化的髓内肿瘤，以星形细胞瘤为多。

第四，室管膜瘤多呈现跳跃性，星形细胞瘤多呈现连续性。

第五，并有蛛网膜下腔出血者，以室管膜瘤的可能性大。

【血管网状细胞瘤】

一、病理

常见于 20 ~ 30 岁成人，好发于颈、胸段脊髓内皮细胞。肿瘤常无包膜，多呈现囊性样结构，内可有陈旧性出血，囊壁上可见肿瘤结节。肿瘤富有血管，有较粗大的引流静脉，并有广泛的脊髓水肿及继发空洞形成。

二、MRI 表现

第一，肿瘤较小时易漏诊，由于其富有血管，唯一的佐证为髓内的低信号，为流空效应所致。

第二，肿瘤较大时具有特征性。

第三，肿瘤结节常位于脊髓的背侧，T1WI 为混杂信号或低信号，T2WI 为高信号。

第四，有明显的对比增强。

第五，有时可显示蜿然走向的肿瘤引流静脉或供血动脉。

第六，可形成广泛的继发性空洞。

第七，易发生蛛网膜下腔出血。

【脊髓炎】

一、病理

以软脊膜，脊髓的白质的炎症与变性为主，有的以中央的灰质受累为主。镜下可见灰质中的细胞肿胀溶解，白质中髓鞘纤维变性、脱失。

晚期有疤痕形成，甚至脊髓萎缩。

二、MRI 表现

第一，MRI 为目前唯一能显示该病的影像。

第二，急性期受累段的脊髓稍增粗。

第三，受累处的脊髓内可见片状的 T1WI 略低、T2WI 高信号影，信号均匀。

第四，急性期病灶可出现斑点状、斑片状的强化。

第五，陈旧期可出现脊髓萎缩。

【脊膜瘤】

MRI 表现如下：

第一，脊膜瘤呈现 T1WI 为低或等信号，T2WI 为稍高或等信号，少数为低信号。

第二，肿瘤好发于椎管内的前后正中位置，与硬膜广基相贴。

第三，钙化率高，内可见小斑点的低信号影。

第四，很少引起椎间孔扩大和呈现“哑铃状”生长。

第五，加强扫描，肿瘤明显强化，可见“脊膜尾”征。

【神经鞘瘤、神经纤维瘤】

MRI 表现如下：

第一，神经鞘瘤呈现 T1WI 为低或等信号，T2WI 为明显的高信号。

第二，神经纤维瘤内有纤维组织，T2WI 内可见星形低信号。

第三，肿瘤较大时，可见囊变、出血。

第四，加强扫描，肿瘤明显强化，未见“脊膜尾征”。

第五，一般认为，相应处的椎间孔扩大，肿瘤沿神经根向硬膜外生长，呈现“哑铃状”，提示神经鞘瘤或神经纤维瘤。

【转移瘤】

一、概述

多见于老年人，疼痛是最常见的首发症状，很快出现严重的脊髓压迫症。

以胸椎最为常见，腰椎次之，颈椎髓椎少见。原发瘤以乳腺、肺癌、前列腺癌多见，淋巴瘤、肾癌、黑色素瘤等次之。

二、MRI 表现

第一，椎体、椎弓根及附件溶骨性破坏，T1WI 为低信号影，T2WI 为高信号影，成骨性转移 T1WI 为低信号影，T2WI 均为低信号影。

第二，硬膜外可见不规则软组织块影，易向椎旁软组织内侵犯，硬膜囊和脊髓有不同程度受压、移位。

第三，受累椎体呈现跳跃式分布，椎间盘一般不受累，为其典型表现。

第四，发现骨转移瘤的敏感性和特异性均较同位素高。

第五，脊髓内转移少见，有时有脊膜转移，加强扫描可强化。

【淋巴瘤】

一、MRI 表现

第一，MRI 扫描能够明确肿瘤的部位范围，受累椎体的信号降低。

第二，硬膜外高信号的脂肪组织被肿瘤组织替代，肿瘤呈现包鞘状环绕硬膜囊生长，神经根常受侵犯。

第三，长 T1 信号，T2 呈现不均匀高信号。

第四，增强后可见肿瘤中度强化。

二、大小

每个侧叶约高 5cm，宽 2.5cm，厚 2cm。
峡部高 2cm，宽 2cm，厚 0.5cm。

三、MRI 信号

T1WI 信号高于肌肉，低于脂肪。
T2WI 信号明显高于肌肉，低于脂肪。
血供丰富，信号均匀。

四、甲状腺的位置

上甲状软骨中部。
下第 6 气管软骨环。
峡部第 2 ~ 4 气管软骨部前方。

五、形态横断和冠状位

MR 横断与 CT 相仿左叶、右叶呈现三角形。
冠状呈现锥形。

【甲状腺腺瘤】

一、概述

甲状腺腺瘤是最常见的甲状腺良性肿瘤，多见于青中年妇女，男女比例为 112 ∶ 4，出现甲状腺功能亢进者不超过 1%。

二、病理

第一，滤泡性腺瘤多见，为实性。
第二，乳头状腺瘤少见，为囊性。

三、临床表现

偶然发现颈部包块，表面光滑，边界清楚，随吞咽动作上下活动。

四、MRI表现

第一，甲状腺内局限性肿块，边缘光整，界限清楚。

第二，T1WI为低或等或高信号，T2WI为高信号，可见低信号包膜，明显强化。

第三，肿块较大，压迫邻近组织。

【甲状腺癌】

一、概述

甲状腺恶性肿瘤占甲状腺肿瘤的5% ~ 7%。其中以甲状腺癌较为多见，发展较缓慢，易发生转移。

二、病理

第一，乳头状腺癌，最常见。

第二，滤泡性腺癌，第二位。

第三，未分化癌。

第四，髓样癌。

三、临床表现

特点是甲状腺区不规则，肿块生长迅速，边界不清，活动度差及伴有压迫症状。

四、MRI表现

第一，甲状腺区不规则或分叶状异常肿块，与周围正常的甲状腺分界不清。

第二，T1WI低或高信号，出血，T2WI不均匀高信号，钙化为低信号，明显强化。

第三，转移征象，晚期可见邻近脏器受侵犯及局部淋巴结转移。

【颅脑】

一、脑质信号异常

第一，T1WI呈现低信号、T2WI呈现高信号，见于脑水肿、肿瘤、脑梗死、脑软化、脱髓鞘病变、脑炎等。

第二，T1WI和T2WI均呈现低信号，见于动脉瘤、AVM、钙化、骨化、纤维组织增生等。

第三，T1WI和T2WI均呈现高信号，见于脂肪、脑出血亚急性期、肿瘤出血等。

第四，T1WI 呈现高信号、T2WI 呈现低信号，见于急性出血、黑色素瘤、少数垂体瘤及肿瘤性卒中等。

第五，混杂信号，高低不一，如肿瘤钙化、囊性变等。

二、脑肿瘤的诊断要点

1. 肿瘤的部位

脑外肿瘤的表现：

第一，肿瘤有一宽基底部，紧贴于颅骨内面。

第二，邻近的蛛网膜下腔，脑池，增宽。

第三，脑白质凹陷症。

第四，肿瘤的脑室周围有裂隙状的脑脊液信号，可有“假包膜征”。

第五，瘤周围水肿少见或较轻。

2. 肿瘤信号的特点

第一，肿瘤信号特征取决于肿瘤实质的含水量，瘤体内的钙化、出血、囊变、脂肪等。

第二，信号均匀的脑内肿瘤大多数为良性。

第三，信号明显不均匀的脑内肿瘤，多半为恶性，常伴有坏死、出血、囊变。

3. 肿瘤的边缘

第一，边缘不清，不规则的，常常提示肿瘤对周围组织浸润，如恶性胶质瘤。

第二，“假包膜”包括两种情形：

①血管受压、移位或为纤维化的结构，或为硬脑膜，如脑膜瘤。

②含铁血黄素沉着，如胶质瘤。

4. 肿瘤的血管

MRI 能较 CT 更好地显示肿瘤的血供及其与周围大血管的关系。

T2WI 上有利于显示具有流空效应的肿瘤血管，呈现曲线状或圆点状的低信号影。

5. 肿瘤的加强

第一，提高了平扫阴性肿瘤的显示率。

第二，了解肿瘤的边缘。

第三，异常对比增强与肿瘤的良、恶性有相关性。

第四，有助于肿瘤的定性诊断。

6. 周围水肿情况

发生机制：血脑屏障破坏，静脉回流障碍，组织缺氧和代谢障碍。

范围与下列因素有关：

第一，与肿瘤的级数及血脑屏障有关。

第二，与肿瘤的部位、性质有关。

第三，与患者的全身免疫功能有关。

【硬膜外血肿】

一、概述

指血液积聚在颅骨与硬脑膜间，常为动脉性，少数为静脉性。

二、病理

常由直接外力作用引起颅骨骨折，或颅骨变形伤及脑膜中动脉及其分支所致。

三、临床表现

患者昏迷之后清醒过来，再次进入昏迷。

四、MRI 表现

第一，颅骨内板下“双凸透镜形”血肿，一般不跨越颅缝。

第二，急性期 T1 为等信号、T2 为低信号。随后 T1、T2 均呈现高信号，血肿信号与脑内出血的各期信号基本一致。

第三，血肿内缘可见低信号的硬脑膜。

第四，大多伴有颅骨骨折。

第五，占位效应脑灰白质交界内移，同侧脑室受压，脑中线对侧移位。

第六，脑疝征象环池变窄或消失。

【硬膜下血肿】

一、概述

指血液积聚在硬脑膜与蛛网膜间，常与脑挫裂伤同时存在，称为复合性硬膜下血肿。

二、病理

可由直接或间接外力作用引起。急性及亚急性硬膜下血肿常因皮层的动静撕裂引起。慢性多由桥静脉断裂所致，以中老年人多见。

三、临床表现

急性及亚急性硬膜下血肿，常伴有严重的意识障碍。慢性硬膜下血肿，症状出现较慢。

四、MRI 表现

第一，沿颅骨内板走行的新月状或弧形的血肿。

第二，急性期 T1 为等信号、T2 为低信号，随后 T1、T2 均呈现高信号（血肿的信号变化过程与脑内血肿基本一致，慢性早期信号与亚急性期相仿，晚期与脑脊液相仿）。

第三，血肿可跨越颅缝但不跨越硬脑膜反折处，如大脑镰和天幕。

第四，双侧硬膜下血肿可致：

①双侧脑室对称性变小。

②双侧脑室前角内聚，呈现“兔耳征”。

③脑白质变窄塌陷，灰白质交界内移。

④皮层脑沟消失。

【颅内血肿】

指血液积聚在颅腔内，幕上 220mL，幕下 210mL，形成局限性占位性病变，出现脑受压和颅内压增高等症状。

脑内血肿呈现圆形或不规则形，MRI 其影像特征及信号演变与自发性脑内血肿一致。高场强 MRI 成像，超级性期血肿 T1WI 和 PDWI 呈现高信号，急性期血肿 T1WI 呈现等信号，PDWI 呈现等或略高信号，T2WI 呈现低信号外周水肿带。亚急性期血肿 T1WI 上呈现等信号核心层和高信号核外层无边缘带，稍低信号外周水肿带，T2WI 上早期呈现低信号的核心层、更低信号的核外层及高信号外周水肿带，后期呈现低信号的核心层、高信号的核外层、低信号的边缘带及高信号外周水肿带。慢性期血肿 T1WI 和 T2WI 上核心层和核外层均为高信号、低信号、边缘带、无外周水肿带。

【脑挫裂伤】

一、概述

脑挫伤是外伤引起的皮质和深层的散发小出血、脑水肿和脑肿胀。

脑裂伤（Laceration of brain）是脑与软脑膜血管的断裂，二者多同时发生，称脑挫裂伤。

二、病理

分为三期：

早期：数日内，脑组织以出血、水肿、坏死为主要变化。

中期：数天至数周，变性坏死区组织液化，渐由瘢痕组织修复。

晚期：数月至数年，小病灶由瘢痕修复，大的病灶偶尔可形成囊腔。

三、临床表现

外伤的程度及部位的不同，有不同程度的意识障碍，有颅内高压，脑膜刺激征。

四、MRI 表现

脑水肿——T1 为低信号、T2 为高信号。

点片状脑出血——与其他脑出血信号一致。

脑软化灶和脑萎缩征象。

五、诊断与鉴别诊断

诊断：根据病史、意识障碍、CT 和 MRI 表现能做出明确诊断。

鉴别诊断：鉴别脑挫裂伤与脑内血肿。

【弥漫性轴索损伤】

一、概述

指头部遭受加速性旋转暴力时因剪力造成脑实质撕裂。包括弥漫性脑水肿、弥漫性脑肿胀和脑白质损伤，轴突剪切伤。

二、病理

轴索断裂、轴浆溢出，呈现多灶性出血、水肿。

多位于及灰白质交界处、鳞服体、大脑脚和脑干。

三、临床表现

伤后即刻产生意识障碍，多数不久后死亡。少数持续昏迷数周或数月，甚至成为植物人。

四、MRI 表现

第一，弥漫性脑水肿，局部、单侧或双侧弥漫性 T1 低信号区，双侧弥漫性可压迫脑室、脑沟和脑池变小或消失。

第二，弥漫性脑白质损伤，脑室和脑池变小，灰白质交界处散在、不对称的小灶性高信号出血灶和蛛网膜下腔出血。

非出血性——T2 白质区多为圆或椭圆形高信号，T1 为低信号。

急性期小灶出血——T2 为低信号，周围有水肿高信号，T1 为等信号。

亚急性期小灶出血——T1、T2 均为高信号，周围有水肿。

【脑脓肿】

一、概述

指化脓性细菌侵入颅内引起局部的脑组织破坏，形成脓腔。

病因血源性脓肿、耳源性脓肿、鼻源性脓肿、外伤性脓肿和隐源性脓肿。

致病菌金黄色葡萄球菌、链球菌、溶血性链球菌、肺炎双球菌等。

二、病理

分为三个阶段：

第一，急性脑炎期炎性细胞浸润，局灶性脑组织充血、水肿甚至坏死、液化。

第二，化脓期液化区扩大融合脓肿。

第三，包膜形成期 1 ~ 2w，脓肿壁内层有炎性细胞、中层肉芽组织和纤维组织，外层以胶原成分为主。

三、临床表现

第一，原发感染的症状。

第二，脑急性感染的症状，如发热、头痛等。

第三，脓肿占位引起的颅内高压。

第四，局部的神经损害症状，如偏瘫、偏盲、失语等。

四、MRI 表现

脓壁形成特征：T1 呈现等信号或 T2 等或低信号，加强扫描呈现环状强化，无结节，单发或多发，可以呈现多房改变。圆形或类圆形的脓腔，呈现长 T1 长 T2 改变，有占位。周围较广泛水肿带，常为中度。脓腔内有空气是有力的征象。

五、诊断要点

第一，圆形或类圆形脓腔，周围较广泛水肿带，DWI 脓腔呈现高信号。

第二，脓肿壁明显强化，环壁完整、光滑、均匀，常无结节。

第三，局部或全身感染症状。

【病毒性脑炎】

一、概述

是由病毒感染所引起的脑组织局部炎症。包括单纯疱疹病毒性脑炎、亚急性硬化性全脑炎和带状疱疹病毒性脑炎。

病因单纯疱疹病毒、带状疱疹病毒、麻疹病毒、乳多腔病毒等感染所致。

二、病理

早期血管周围炎性细胞浸润，脑组织水肿。

如晚期治疗不及时，可导致病变中心坏死，脑软化，脑萎缩。

三、临床表现

常有发热、头痛、恶心、呕吐、精神异常、抽搐、嗜睡、颈部抵抗等。后期出现肢体瘫痪、甚至昏迷。

四、MRI 表现

第一，脑组织水肿，呈现 T1 低信号，T2 高信号改变，信号较均匀。

第二，脑皮、髓质交界处多见，可多发。

第三，加强扫描，不均匀强化，可见软脑膜及脑室周围强化。

第四，经适当治疗，占位效应减轻，异常信号逐渐消失。

第五，晚期可出现局部脑软化，脑萎缩。

五、诊断要点

第一，脑皮、髓质交界处多见，血管源性水肿。

第二，缺乏特异性，需结合临床资料。

【颅内结核】

一、概述

继发于其他部位的结核，经血行播散而来，以肺结核常见。分为结核性脑膜炎和结核瘤。

二、病理

第一，结核性脑膜炎大量纤维蛋白质沉于脑底部脑沟及脑池，继发脑积水。

第二，结核瘤中央干酪性坏死，周围胶原纤维等肉芽组织包绕，部分有钙化。

三、临床表现

常伴有低热、盗汗等结核中毒症状。结核性脑膜炎者有脑膜刺激征，严重者意识障碍甚至昏迷。

结核瘤常伴有颅内高压，慢性者以头痛和癫痫为主。

四、MRI 表现

结核性脑膜炎（三联征）：

第一，脑底部脑沟及脑池渗出物 T1WI 为低信号影，T2WI 为高信号影，脑膜增厚，明显强化。

第二，多伴有阻塞性脑积水。

第三，双侧基底节区脑梗死。

结核瘤：

第一，常多发，位于基底池和大脑皮层下。中央坏死及周围水肿，呈现 T1WI 为低信号影，T2WI 为高信号影。

第二，钙化灶呈现低信号影。

第三，增强呈现结节状或环状强化。

五、诊断要点

第一，脑池渗出物。

第二，脑内病灶可见钙化。

第三，常有脑积水及脑梗死。

第四，脑脊液生化检查糖和氯化物减少。

【脑囊虫病】

一、概述

是猪囊尾蚴寄生于人脑内所引起的疾病。

二、病理

分为四期：

①囊泡期囊液清亮，囊腔内见蚴虫节。

②胶样期蚴虫头节退变，囊液混浊周围脑组织水肿。

③颗粒结节期囊泡缩小，壁钙化，周围肉芽肿形成。

④钙化结节期囊虫形成钙化头节。

三、临床表现

主要表现为癫痫发作、精神症状、脑膜刺激征及颅内高压症。病情的轻重与囊虫的大小、数量、部位的时期有关。

四、MRI 表现

脑实质型：

第一，脑内多发的小囊腔，大小为 0.5 ~ 1cm。

第二，囊虫存活时呈现附壁小点状影 T1WI 高于囊液 T2WI 低于囊液，加强扫描囊壁及头节强化。囊虫退变死亡时，头节消失，周围出现水肿，加强扫描呈现环状强化。钙化时，呈现低信号影，周围水肿消退。MRI 常规序列不敏感。

【多发性硬化】

一、概述

一种自身免疫性疾患，目前认为它与病毒感染或遗传有关，好发于 20 ~ 30 岁成人，以女性居多。

二、病理

好发部位于室管膜下区、特别是侧脑室外上角、视神经及脊髓。

分三期：早期髓鞘破坏，周围水肿，但轴索保留；中期崩解产物被清除形成局部坏死灶；

晚期胶质细胞增生，形成硬化斑。

三、临床表现

急性或亚急性起病，可有感觉和运动障碍、视力减退等症状，反复发作病情呈现阶梯式进展。

四、MRI 表现

以脑白质受累为主，好发于大脑半球的脑室周围及深中白质、脑干、大脑角、第四脑室底部、中脑导水管。病灶呈现斑片状、大小不一，小者几毫米，大者可布满整个侧脑室，多无明显占位效应，可见垂直侧脑室活动性斑块，边界模糊，有轻度的占位效应，呈现 T1WI 为稍低信号影，T2WI 为高信号影，可强化。

激素治疗，斑块常缩小。呈现 T1WI 为低信号影，T2WI 为高信号影，无强化。

第四章　介入放射学

第一节　介入放射学基本技术

一、基本技术

介入放射学的基本技术可以用四个字简单概括，即“通、堵、注、取”。

（一）通——管腔成形术

通，是指对体内各种管腔，如血管、消化管、胆管、气管、输卵管等，因各种原因造成的狭窄、闭塞，进行开通和恢复管腔通畅的技术。目前，管腔成形或再通主要采用球囊扩张和支架置入技术。对血管急性血栓所致狭窄、闭塞则主要采用取栓和溶栓的技术。管腔成形术除对体内已有管腔的狭窄和闭塞进行再通外，为了达到某些临床治疗目的也可对原本没有管腔的部位进行开通、造瘘。比如，为了缓解门静脉高压，经体循环的肝静脉直接穿刺至门静脉分支，建立分流通道的技术等。

（二）堵——栓塞术

堵，与通相反，是对体内各种异常管腔（如破裂的血管、动脉瘤、肿瘤血管、食管、气管瘘等）实施封堵、闭塞的技术。临床上各种出血的首选治疗就是栓塞，在血管造影诊断的同时进行有效的治疗。

（三）注——注射技术

注，是将各种药物直接注入体内血管、肿瘤等病变组织的技术。除传统的药物注射，近年广泛开展的经皮消融技术也属该技术的范畴。消融技术是经皮穿刺，将化学的或物理的介质直接送达体内器官组织（主要是肿瘤），对后者进行局部毁损、灭活的技术。目前应用最多的包括肿瘤射频、微波等热消融和氩氦刀冷冻消融技术。

（四）取——经皮活检、引流和异物取出术

取，是经皮获取活体组织诊断，经皮对体内异常积液、积脓引流，以及对病变和异物经皮取出的技术。

二、介入放射学技术的临床应用

介入放射学技术的临床应用可以概括为以下三个方面。

（一）血管介入放射学

血管介入放射学又称腔内血管治疗学或腔内血管外科学。对血管本身狭窄闭塞病变，采用管腔成形与支架置入技术恢复血管管腔通畅；对血管出血性病变如血管畸形、动静脉瘘、动脉瘤和各种原因造成的出血，采用栓塞技术治疗等。

（二）非血管介入放射学

包括利用管腔成形与支架技术治疗各种原因造成的非血管管腔狭窄，如消化管、气管、胆管等的狭窄闭塞；利用穿刺、引流术治疗囊肿、脓肿、血肿、积液和梗阻性黄疸、肾盂积水等。

（三）肿瘤介入放射学

通过血管途径进行化疗、栓塞和药物灌注。如利用肝动脉化疗栓塞术治疗肝细胞癌等；利用经皮穿刺术对肿瘤实施物理和化学的消融治疗，如射频消融、冷冻消融和酒精消融等。肿瘤介入治疗是介入放射学最主要的组成部分，在我国开展得最为广泛。

第二节 介入放射学应用设备与器材

一、影像监视设备

（一）血管造影机

血管造影机是介入放射学工作中最为主要和最为常用的影像设备。几乎所有血管介入放射学、非血管管腔成形术和大部分经皮穿刺引流、异物取出均是在血管造影机上完成的。血管造影机技术进步迅猛，在实时监视、图像参照、路径指导等多方面设计上都更加符合治疗的需要。但血管造影机需要对比剂的使用，对术者和患者造成的X线放射损伤是其不可避免的缺点。

（二）超声

主要作为引导穿刺的定位手段。超声波诊断仪具有使用方便和实时显像的特点。目前主要用于引导血管的穿刺、异常积液或脓肿的穿刺引流、腹部实质性脏器和体表病变的穿刺定位。但超声检查受到气体和骨骼的影响较大，不适合肺、肝脏紧贴膈下的部位等。

（三）CT

影像对比分辨率高，靶病灶或组织显示清楚。尤其是CT透视更加为介入放射学的开展提供了便利条件。但是由于CT机价格较超声昂贵，CT操作费时又有较大的X线损伤，所以在临床上的使用不及超声普遍。主要用于颅内出血穿刺减压治疗、肺内和骨髓病变的穿刺活检和消融治疗等。

（四）MR

随着开放型MR和MR实时监控技术的发展，MR介入技术也在逐步开展。但目前MR设备昂贵，受到专用无磁性介入放射学器材市场限制（价格高、货源少），尚未在临床得到广泛使用，仅在少数医院开展，前景仍不乐观。

二、介入治疗常用器材

（一）导管

在介入放射学中，导管是主要器材。根据使用目的不同，可分为造影导管、引流导管和球囊扩张导管等。一般导管直径用F（Franch）表示，球囊长度和直径用厘米（cm）表示，导管内径用英寸表示。

（二）导丝

导丝是将导管选择性插入的重要器材。通过穿刺针的外套管利用导丝交换法送入导管或者经导管利用导丝导向性能，将导管选择性插入。导丝的直径用英寸表示。

根据物理特性和用途的不同，导丝可分为超滑导丝、超硬导丝、交换导丝及溶栓导丝等。

（三）导管鞘

使用导管鞘的目的是避免导管反复出入组织或管壁对局部造成损伤，尤其在血管操作时避免损伤血管壁。导管鞘由带反流阀的外鞘和能够通过导丝的中空内芯组成，用硅胶制成的反流阀在防止血液外溢的同时，可以反复通过相应口径的导管，而血管壁不会受损伤；内芯较硬，前端呈锥状，以保证导管鞘可以顺利沿导丝送入。导管鞘的外套管直径用F表示，内芯的直径用英寸表示。

（四）穿刺针

穿刺针是最基本的器材。无论是在血管系统介入放射学，还是在非血管系统介入放射学中都需要用穿刺针先建立通道，然后才能进行下一步操作，如血管穿刺、组织活检及胆管穿刺等。

穿刺针的主要用途在于建立通道后，通过导丝导入各种导管进行下一步操作，或者直接经建立的通道获取病变组织、抽吸内容物或注入药物等。

穿刺针根据用途的不同分为带针芯的穿刺针和单纯用于血管穿刺的中空穿刺针等多种。

（五）活检针

穿刺活检针一般用于非血管系统介入放射学。根据穿刺针头的形态和抽取组织细胞的方式，可分为细胞抽吸针和组织切割针两大类。抽吸针多为细针，主要用于获取细胞学和细菌学材料，包括Chiba针和Turner针。切割针有粗有细，取材较多，用于组织学检查，按其构造可分为两类：一类为具有切割作用的针尖，包括Madayag针和Greene针等；另一类为针远端具有一活检窗，如Westcott针。近年出现的自动或弹射式活检枪属于切割针范畴。该针使用弹射装置，在激发扳机后，切割针弹射入病变获取组织材料。活检枪使用简便、快速且减少了患者的痛苦，现在临床上广泛使用。

（六）支架、滤器

支架用于支撑狭窄管腔以达到恢复管腔流通功能，广义上分为内涵管和金属支架，狭义上仅指金属支架。内涵管仅用于非血管系统，其内腔直径远小于金属支架所能达到的内径，由于管腔内沉积物的黏着，短期内容易出现再狭窄；但是可以通过介入放射学技术或内镜将其取出后重新留置。金属支架分为自涨式和球囊扩张式，它可用于血管系统和非血管系统管腔狭窄或建立新的通道。

滤器是一种能够滤过血栓的特殊装置，通常用于下腔静脉血栓的滤过，防止肺栓塞的发生。

（七）栓塞剂

原则上，任何可以使血管闭塞的物质都可以作为栓塞剂。根据栓塞目的选择适当的栓塞剂，才能达到预期效果。

栓塞剂的使用原则是在使用时，必须保证能够在X线或其他影像手段下显影，释放或留置其全程必须在X线或其他影像手段监视下完成，否则易造成异位栓塞、过度栓塞或栓塞剂反流。

栓塞剂按性质分为生物栓塞剂、海绵类栓塞剂、弹簧圈类栓塞剂、可脱球囊、组织坏死剂、黏胶类栓塞剂、微粒、微球、微囊、线段类栓塞剂、碘化油和中药类栓塞剂。按栓塞时间长短分为短效栓塞剂、中效栓塞剂、长效栓塞剂。

1. 生物栓塞剂

生物栓塞剂多数取自患者自体组织，如肌肉、皮下组织和自体血凝块等，少数取自同种异体或异种组织，如干冻硬脑膜、牛心包膜等。由于生物栓塞剂取材往往需要另作切片，甚至损伤组织，所以现在已经放弃使用。

（1）血凝块

自体血凝块是一种短期栓塞剂，可在6 ~ 24小时分裂消散，因此，可用于非永久栓塞。虽然如此，但是自体血凝块常常在24 ~ 48小时再通，有时甚至长达14天仍可见栓塞。自体血凝块是较早应用于临床的栓塞物之一，易取得，弹性好，便于注入，无生物适应性问题。

（2）冻干硬脑膜

冻干硬脑膜为片状，容易制备，不被吸收，具有较好的可塑性，使用时裁成 0.2mm × 0.2mm × 0.2mm 微粒，与稀释的对比剂一同注入，无不良反应。

2. 海绵类栓塞剂

（1）明胶海绵

属于中期栓塞剂。它是蛋白胶类物质，无毒、无抗原性，是外科常用的止血剂。明胶海绵制备方便，可根据需要切割成任意大小的碎块，是最有价值的栓塞材料，且价格低廉、安全有效、有良好的可压缩性和遇水再膨胀性。

明胶海绵的栓塞机制除机械栓塞外，其海绵状框架可被红细胞填塞，在血管内引起血小板凝集和纤维蛋白原沉积，快速形成血栓。此外，它引起血管痉挛也促进血栓形成。血管栓塞后 14 ~ 19 天开始吸收，3 个月后可完全吸收。

（2）聚乙烯醇（PVA）

属于永久性栓塞剂。它是一种海绵物质，有大小不等的孔，可压缩到 1/15 ~ 1/10 体积，遇水膨胀。

聚乙烯醇的栓塞机制也是一种机械性阻塞，使用时要用比明胶海绵更多的颗粒和更长的时间才能完成栓塞。其作用与用法同明胶海绵相似，另外具有下列特点：

①不被机体吸收，自身化学降解十分缓慢，可造成血管的长期阻塞；生物相容性好，不招致严重炎性和异物反应；很少引起血管痉挛。

②可压缩性和再膨胀性优于明胶海绵，利于栓塞较大口径血管，但其摩擦系数较大，注射较困难，较易引起导管堵塞。

3. 弹簧圈类栓塞剂

不锈钢弹簧圈属于永久性栓塞剂。在不锈钢弹簧圈全长均附有 Dacron 线，常用的直径有 3mm、5mm 和 8mm。不锈钢弹簧圈的主要特点有：永久性栓塞，栓塞定位准确，能通过较细的导管完成较大直径的血管栓塞，能由 X 线平片长期随访观察。不锈钢弹簧圈常用于动静脉畸形、动静脉瘘、真性与假性动脉瘤的栓塞等。

4. 可脱落球囊

用于栓塞脑内动静脉畸形。各种可脱落球囊投放的原理与方式完全不同，常用的有 Debrun 球囊和 Serbinenko 球囊。

5. 组织坏死剂

无水乙醇是最常用的一种良好的血管内组织坏死剂。它容易取得，没有严重的全身性反应，安全可靠。栓塞后侧支循环不容易建立，因此被广泛应用。

无水乙醇具有强烈的蛋白凝固作用，能造成局部血管内皮和血管周围组织坏死，破坏与其接触的血液有形成分及蛋白质，使之成为泥浆样，阻塞毛细血管床。同时它又可以直接破坏此动脉供养的组织器官。加上继发性的广泛血栓形成，使无水乙醇成为良好的永久性栓塞剂。它的另一特点是栓塞后侧支循环不容易建立，缺点是不能做 X 线跟踪，注射时有一过性疼痛。

6. 黏胶类栓塞挤

多用于血管畸形的栓塞。黏胶类栓塞剂均为液态物质，操作较固态栓塞剂难控制。主要有蓝色组织胶（histoacryl blue 或 NBCA）和 EVAL（ethylene vinyl alcoholcopo lymer）等。

7. 微粒、微球、微囊、线段类栓塞剂

是指直径均在 50 ~ 200mm 大小的颗粒状栓塞剂。通常将大块物质如明胶海绵、干脑膜或真丝线段处理成微小颗粒时称微粒，将某种物质如乙基纤维制成能包裹其他药物的微小囊袋称为微囊。而微小实体，如矽球、钢球等称为微球。

（1）微球（microspheres）

矽球是最早应用的微球，KATO 公司制成含抗肿瘤药物的乙基纤维素微球，这一方法将化疗与栓塞结合在一起，首次提出化疗性栓塞的概念。所制微球能栓塞微小动脉，克服了中枢性栓塞剂栓塞后容易在短期形成侧支循环的缺点。又弥补了单纯药物灌注时，药物一冲即过的不足。

（2）真丝微粒与线段

真丝线段或微粒有良好的生物相容性，能有效地闭塞血管，加工容易、易推注，具有取材方便，价廉、无须进口等优点。

8. 碘化油栓塞剂

碘化油的治疗作用主要在于其能与抗癌药制成乳剂或悬浊剂，作为抗癌药物载体，使药物能以高浓度长时间潴留于肿瘤内缓慢释放，增强了药物的抗癌作用。在肝动脉内注入碘化油抗癌药化疗栓塞剂是临床上治疗肝癌的常用方法。

9. 中药类栓塞剂

临床上白芨和鸦胆子油微囊应用较多。

第三节　介入放射学的分类与操作技术

一、血管性介入技术

（一）血管球囊成形和支架术

动脉血管狭窄的主要病因是动脉粥样硬化。动脉粥样硬化除先天基因因素外，主要诱因包括高血脂、高血糖和高血压，其他因素包括吸烟、饮酒等不良习惯。血管狭窄的少见病因还有大动脉炎、动脉纤维肌结构不良等。大动脉炎在我国北方地区较为多见，多见于青少年，以女性为多。发病原因仍不十分明了，可能和机体免疫机制失常有关。动脉纤维肌结构不良为先天因素，但发病多以青年女性为主。动脉硬化主要累及大、中动脉，尤其是冠状动脉、脑血管、颈部动脉、主动脉、股动脉、肾动脉等。而糖尿病所致的下肢动脉硬化以中小动脉为主，即胆及膝下小动脉受累较重引起所谓糖尿病足。大动脉炎主要累及头臂动脉、腹主动脉及其分支，如肾动脉、肠系膜上动脉、腹腔动脉等。纤维肌结构不良主要累及头臂动脉和肾动脉。

血管狭窄或闭塞性病变一方面会导致相应供血器官的缺血、缺氧，引起相应缺血症状，如下肢动脉狭窄引起跛行；另一方面还会引起血流动力学改变，激发体内的内分泌、代谢等系统异常反应，如肾动脉狭窄引起高血压、水钠潴留等。血流动力学改变还会引起局部凝血功能异常，形成的血栓和粥样硬化斑块在高速血流冲击下容易脱落，引起远端血管的栓塞。如脑梗死的病因有 25% ~ 50% 与颈动脉狭窄直接相关。

经皮腔内血管成形和支架术系指应用球囊导管、支架等器械扩张或再通由于各种原因所致的血管狭窄或闭塞性病变的一种微创治疗方法。主要包括球囊血管成形术和血管腔内支架置入术等。目前，腔内血管成形与支架术已成为血管狭窄和闭塞性病变的首选治疗方法，其应用范围也由肢体动脉、肾动脉、冠状动脉等扩展至颈动脉、颅内动脉、静脉、人造血管和移植血管的狭窄和闭塞。与此同时，随着血管超声、磁共振与 CT 血管造影等血管疾病诊断新技术的不断提高，也促进了血管成形与支架技术的进一步发展和应用。

1. 血管球囊扩张成形术

Dotter 和 Judkins 率先使用同轴导管系统治疗了 1 例因下肢动脉粥样硬化性狭窄引起下肢缺血的患者，从而创立了经皮血管腔内成形术的最初技术。但是，由于同轴导管对穿刺部位及病变部位的血管损伤较大，又不能到达远处细小和弯曲的血管，这项技术在其出现后的头 10 年内并未得到广泛认可。1974 年，Gruntzig 发明了双腔球囊导管，标志着血管成形技术时代的到来。球囊导管的设计是一项具有划时代意义的发明，开创了真正的经腔内血管成形治疗的篇章。球囊导管的组成可分为导管和球囊两部分。根据需要，将导管设计成不同的长度和直径。最细的球囊导管直径不足 1mm，最粗的球囊导管直径也只有 2 ~ 3mm。但是导管前端携带的球囊可做成不同的直径，用来扩张不同大小的血管。由于球囊导管携带的球囊在到达靶血管病变部位之前是呈微缩或抽空状态，其外径几乎和球囊导管一致。所以，球囊可随导管到达身体包括冠状动脉、颅内动脉、足背动脉等多部位血管。到达病变血管后，体外通过球囊导管的尾端将球囊充盈，达到扩张狭窄血管的作用。

球囊扩张后，狭窄动脉管腔的增大主要是由于血管内膜和中膜的局限性撕裂，血管结构（尤其是中膜）的伸展及动脉粥样硬化斑块的断裂造成的。因此，球囊血管成形术是一种损伤血管壁成分的机械性治疗方法。球囊血管成形术的疗效与血管病变的部位、性质、应用的器械及术者的经验等多种因素有关。目前，虽然球囊血管成形术对冠状动脉、肢体动脉狭窄的治疗亦取得较为满意的近期疗效，但单纯球囊血管成形术仍存在一些不容忽视的问题。由于血管壁的弹性回缩、原有病变进展以及球囊对血管壁损伤后的过度修复等原因，约有 30% 以上的病变血管在球囊血管成形术后 6 个月内发生再狭窄，严重影响了球囊血管成形术的远期疗效，也直接导致了新的血管腔内成形技术的产生。

2. 血管腔内支架置入术

血管支架是采用特殊金属材料制成的不同结构的圆筒形网状支撑器，置于血管狭窄处，使之保持通畅。

球囊对狭窄的血管扩张后，球囊导管需撤出体外。由于血管壁的弹性作用，有一部分狭窄血管扩张后会因弹性回缩，残留较重的狭窄。还有部分狭窄血管在扩张过程中因血管受到机械损伤，发生血管壁夹层或内膜部分脱落，造成急性血栓等并发症，引起扩张血管的急性闭塞。为了解决球囊扩张残留狭窄、扩张失败和近期再狭窄等，支架便在 20 世纪 80 年代后期被研究发明出来，并逐渐成为球囊血管成形术最有效的补充和替代技术，成为国内外应用最为广泛的解决和维持血管再通的血管置入材料。

支架主要由金属材料制成。支架依据其释放或体内置入方式不同分为自膨式和球扩式。自膨式支架具有一定弹性，在产品上市时已经预装在输送器前端。当输送器将支架送至预定部位后，通过不同方式回撤外鞘管，将支架释放。支架则依靠其弹性膨胀固定在狭窄血管部位。自膨式支架具有一定弹性，所以柔韧性相对较好。迂曲血管更适用自膨式支架。但其缺点是定位较球扩式支架准确性相对较差。因此，对定位要求很高的部位如肾动脉不适用自膨式支架。

球囊扩张式支架输送器就是球囊扩张导管。球囊扩张式支架上市时支架已经固定在球囊上。当支架通过球囊导管（输送器）送至预定狭窄血管部位后，充盈球囊就将支架释放或置入血管内。球扩式支架可没有弹性，从出厂时的压缩状态到置入后的功能状态，全靠球囊的被动扩张。该类支架靠球囊扩张释放（置入），所以定位准确，被广泛用于冠状动脉和肾动脉。但其支架柔韧性较差，支架不适用过于迂曲的血管和过长病变。也不适用于近体表和活动较多的部位，如颈动脉、股浅动脉等。

支架表面涂以药物，以防止支架置入后发生再狭窄，该类支架称为药物洗脱支架（Drug Eluting Stent，DES），药物洗脱支架主要用于冠状动脉狭窄的治疗。对于其他血管狭窄的支架市场上尚没有成熟的药物洗脱支架。该类支架表面药物主要为西罗莫司和紫杉醇类药物。冠状动脉介入治疗的大量临床研究证实了药物洗脱支架对防止支架置入后再狭窄的作用，其在有效降低再狭窄的同时，大大扩展了支架治疗的适应证。

金属支架与人工血管材料结合，制作成“覆膜支架”或“支架—人工血管”，英文称为 stent-graft（SG）。目前使用最多的 stent-graft 有以下三种。

①用于胸腹主动脉瘤和动脉夹层腔内修复治疗的大血管 stent-graft。

②主要用于外周血管的覆膜支架。临床上主要用于封堵四肢血管的破裂出血、动静脉瘘、腔内修复四肢动脉瘤和用于治疗门脉高压经颈静脉肝内门腔分流术的分流道等。

③覆膜球扩式支架。该类支架是在冠状动脉球扩式支架基础上覆以聚四氟乙烯（PTFE）

膜而制成的。但真正用于冠状动脉狭窄治疗的甚少。目前更多的是用于较为细小的动脉如颈内动脉、肾动脉等，治疗动脉破裂出血、动静脉瘘以及封堵动脉瘤等。

3. 临床应用

（1）颈动脉狭窄支架成形术

颈动脉狭窄的主要危害就是脑梗死。一方面颈动脉严重狭窄会直接导致所供应脑组织的血流减少，引起相应脑组织的缺血、缺氧表现，严重时则可发生脑梗死。另一方面由于颈动脉狭窄引起局部血流动力学的改变，后者进一步导致局部的血栓形成。加上狭窄的动脉局部血流增速等原因，容易引起血栓和粥样斑块组织脱落。这些斑块组织随血流进入脑血管，引起栓塞性脑梗死。传统的颈动脉狭窄的治疗是颈动脉内膜剥脱术（carotid end arterectomy，CEA）。但是由于开放性手术带来的颅神经损伤和心血管严重事件等并发症，使得 CEA 在我国至今未能广泛开展。CAS 操作相对容易，随着技术和器材的不断进步，其安全性和有效性已经接近或超过 CEA，而且其适应证更加广泛。目前 CAS 在全球，包括我国迅速推广，有望替代传统的颈动脉内膜剥脱术，成为颈动脉狭窄治疗的首选方法。

（2）冠状动脉狭窄支架成形术

冠状动脉是开展血管腔内成形和支架最为广泛和最为成功的血管部位。由于国内外冠状动脉血管介入治疗均由心内科医生完成，因此在内科教科书中将另有叙述。

（3）锁骨下动脉狭窄成形术

锁骨下动脉严重狭窄导致上肢缺血症状，如无脉、静息痛等，伴有锁骨下动脉窃血综合征（subclavian steal syndrome，SSS）。患者可表现为进行上肢活动时出现椎基底动脉或冠状动脉系统（内乳动脉冠脉搭桥术后）的缺血症状。锁骨下动脉支架成形术操作比较容易，并发症很少。因此，支架成形术已成为锁骨下动脉狭窄的首选治疗。

（4）肾动脉狭窄成形术

肾动脉狭窄使肾脏缺血，一方面可引起肾性高血压，另一方面可导致肾功能不全。经皮肾动脉腔内成形和支架术适应证范围较外科治疗更为广泛，并发症少而轻微。目前，PTRA/S 已成为治疗肾动脉狭窄的首选方法。技术成功率接近 100%，80% 以上的患者术后血压和肾功能有不同程度的改善。

（5）下肢动脉狭窄的血管成形和支架术

腹主动脉末端、髂动脉、股腘动脉以及膝下动脉的狭窄可引起下肢缺血症状。临床表现为不同程度的跛行和静息痛，严重时更会出现组织破溃形成溃疡，甚至不得不截肢。下肢动脉狭窄的介入技术日益成熟，越来越多的患者接受血管腔内成形和支架治疗。尤其是糖尿病致膝下小动脉的狭窄，目前主要由介入治疗完成。

（6）腹主动脉瘤内支架术

腹主动脉瘤（abdominal aortic aneurysm，AAA）主要是由动脉硬化引起腹主动脉壁的局部薄弱，继而扩张、膨出形成的。当腹主动脉瘤足够大时，就会导致破裂，后者死亡率高达 90%

以上。目前，采用经股动脉小切口置入腹膜血管支架治疗腹主动脉瘤已经成为腹主动脉瘤的主要治疗方法。手术创伤小，适应证广，疗效肯定。

（7）布加综合征

布加综合征（Budd Chiari sydrome，BCS）是指由于原发或继发原因造成下腔静脉和肝静脉部分或完全阻塞，使下腔静脉回心血流或肝静脉出肝血流受阻，导致下腔静脉高压或窦后型门脉高压而引发的一系列症候群。在我国河南、山东、江苏和河北等地发病率较高。根据病变类型不同，患者临床表现也不同，肝静脉狭窄往往症状较重。可出现严重门静脉高压症状，如腹水、食道静脉曲张和消化道出血。而以下腔静脉病变为主的患者症状往往较轻，主要表现为下肢静脉曲张，严重者可出现下肢组织坏死、溃疡。血管腔内成形支架术使90%以上患者免除开刀手术。介入治疗操作相对简单、安全，成功率也和外科手术相同。

（8）门脉高压肝内门体静脉支架分流术

经颈静脉肝内门体静脉内支架分流术是治疗门脉高压症的一项介入放射学技术。它是利用金属内支架在肝静脉和门静脉之间建立有效的分流通道，从而达到降低门脉压力，达到控制食管静脉曲张破裂出血和促进腹水吸收的目的。TIPS是介入放射里程碑式手术之一。通过简单的经皮穿刺，就可完成外科手术复杂的分流和断流目的，甚至达到超过传统外科分流和断流手术的临床疗效。TIPS技术的成功率＞95%，对门脉高压引发的大出血和顽固性腹水疗效肯定，而且具有创伤小、安全、操作简单的优点。

（二）血管栓塞术

血管栓塞术是通过导管技术，将栓塞物有选择性地注入病变组织或器官的血管内使之闭塞，从而达到治疗的目的。血管栓塞术是介入放射学的主要治疗手段之一，其临床应用主要包括以下几个方面。

第一，控制各种原因引起的出血，如肺出血、消化道出血、泌尿生殖道出血、外伤性脏器损伤出血、肿瘤出血及医源性出血等。

第二，治疗血管出血性疾病，常见有动脉瘤、动静脉畸形、动静脉瘘等。

第三，肿瘤的栓塞治疗，是肿瘤介入放射学的主要组成部分，将在后面详细介绍。

第四，功能性器官栓塞，如脾脏、肾脏等器官，通过栓塞供血动脉的方法，可以取得与外科手术切除相同或相近的疗效。血管栓塞术在临床应用广泛，是临床各科医生处理急性出血性病变的首选诊断和治疗方法。

1. 常用栓塞物

栓塞物的种类有很多种。根据性状不同，可分为固体栓塞物和液体栓塞物；根据能否被吸收，可分为暂时栓塞物和永久栓塞物；根据理化特征不同，可分为物理栓塞物、化学栓塞物和生物栓塞物等。下面是常用的栓塞物。

（1）明胶海绵

是临床最常用的栓塞剂之一。医用海绵来源方便，价格低廉。使用时根据需要可以制作成不同大小的颗粒。明胶海绵广泛应用于出血、肿瘤及血管疾病的栓塞治疗。明胶海绵属于非永久性栓塞物，较大血管的栓塞可在近期发生血管再通。

（2）碘化油

能够选择性长时间滞留在肝癌等恶性肿瘤内，被大量用于恶性肿瘤尤其是肝癌的栓塞治疗。特别是碘化油作为末梢血管栓塞剂还能与化疗药物充分混合成乳剂，达到栓塞、化疗的双重效果。

（3）螺圈（又称弹簧圈）

由不锈钢、包、镍钛等金属制作而成。输送到预定部位后释放，根据预制形态与大小可永久栓塞不同大小的血管或动脉瘤。目前是临床最常用的栓塞物之一。一般弹簧圈是指通过 0.035 英寸内腔的普通导管输送；而为内腔 0.018 英寸以下微导管设计的栓塞圈通常称为微圈。目前，微圈的应用已远远超过普通螺圈，广泛用于脑动脉瘤和脏器出血的栓塞治疗。

（4）聚乙烯醇（poly vinyl alcohol，PVA，商品名 Ivalon）

早期也是作为一种海绵，用于心血管外科手术中。目前厂家制作成颗粒作为永久栓塞物。市场上有各种大小规格的剂型可供选择。近年国内外最多的是用于子宫肌瘤的栓塞治疗。

（5）异丁基 -2- 氰丙烯酸盐（isobutyl-2-cyanoacrylate，IBCA）

组织黏合剂，遇到离子性物质如血液和造影剂就会迅速聚合、固化，从而闭塞血管。使用时一般与碘化油以一定比例混合，既可控制其聚合速度，又便于 X 线下监视。主要用于脑血管畸形的治疗。

（6）可脱球囊

固定在导管上的球囊在到达预定栓塞部位后，用造影剂充盈至病变血管或动脉瘤完全闭塞，然后使球囊完全脱离。临床可脱球囊主要用于海绵窦动静脉瘘的封堵治疗。其缺点是有自然塌陷、萎缩，使病变再通。

（7）无水酒精

注入血管后会迅速导致小血管内膜损伤、蛋白凝固，继而引起血管内广泛凝血和闭塞。酒精是一种末梢永久性栓塞剂，其栓塞范围、程度与注射速度和浓度直接相关。临床主要用于恶性肿瘤的姑息治疗和血管畸形与静脉曲张的硬化治疗。

2. 栓塞物输送导管

栓塞物是靠各种导管输送到治疗部位的。常用的导管有 3 种，即血管造影导管 4 ~ 5F，微导管 1.0 ~ 3.0F 和球囊闭塞导管 3 ~ 5F（1F 即表示导管外径周长为 1mm）。

3. 栓塞技术要点

血管入路采用 Seidinger 经皮穿刺技术。动脉插管多经股动脉、腋肱动脉和栈动脉入路；静脉多采用股静脉和颈内静脉入路。血管栓塞术前，常需进行详尽的血管造影检查，并尽可能进行选择性血管造影。在充分了解病变的性质、范围、组成结构的前提下，制订包括栓塞范围、栓塞程度及栓塞物种类与计量在内的栓塞方案。栓塞中，应于透视下密切观察，仔细操作，防止误栓塞的发生。

4. 栓塞后反应

血管栓塞的并发症主要有栓塞后综合征，包括疼痛、发热、恶心、呕吐等症状。对症治疗后可缓解。其他还有组织器官坏死、异位栓塞及感染等，正确的治疗方案和细致规范的操作可以预防和减少此类并发症的出现。

5. 临床应用

（1）头颈部病变栓塞治疗

①脑动脉瘤：是颅内出血的主要病因，多发生于中老年人。表现为颅内动脉的局限性扩张，CTA、MRIA 可做出初步诊断。血管造影仍然是诊断动脉瘤的最终手段。脑动脉瘤好发于后交通动脉、前交通动脉及大脑中动脉等处。脑动脉瘤栓塞主要使用可控性电离解脱或机械解脱微弹簧圈。当弹簧圈完全塞满动脉瘤后将输送导丝与弹簧圈解脱。近年来，脑动脉瘤介入治疗技术进展迅速。除微弹簧圈栓塞外，根据病变需要还使用覆膜支架、液体胶等治疗动脉瘤。

②脑动静脉畸形：为先天性血管发育异常。病变破裂出血，常引起蛛网膜下隙出血、脑室内出血和脑内出血，从而产生相应的神经症状。介入栓塞治疗也是一种有效的治疗手段。主要适用于病变分布广泛，周围有重要功能区的患者。栓塞物多采用液体胶类。

③颌面部、头颈血管畸形：血管畸形是传统外科治疗的难题。手术无法彻底切除、容易复发。介入治疗以血管腔内硬化和动脉栓塞为主，虽然通常需要反复治疗，但在控制病情发展方面效果显著。尤其对局限性的静脉畸形效果最佳，多数可以治愈。

（2）肺部病变栓塞治疗

①咯血：每日咯血量大于 500mL 称为大咯血，可引起窒息，从而导致死亡，需要紧急治疗。咯血主要源于支气管动脉，有时还有肋间动脉和锁骨下动脉的分支参与，少数来源于肺动脉。某些出血病变可以由两支或两支以上血管供血，所以需全面细致观察，防止遗漏，否则达不到止血目的。栓塞物常采用明胶海绵与 PVA 颗粒。对于动静脉畸形、血管瘤及一些出血量大的病灶可采用不锈钢圈进行栓塞。

②肺动静脉畸形：肺动静脉畸形是指肺动脉和肺静脉之间存在的异常交通，病变血管迂曲、扩张。肺动静脉畸形大多可以行动脉导管栓塞治疗。通过对供血动脉的栓塞，达到阻断血管短路的目的。肺动静脉畸形栓塞物一般采用弹簧圈或可脱球囊，对于多发小动静脉畸形，可以采用明胶海绵或 PVA 颗粒栓塞。

（3）腹部病变栓塞治疗

①消化道出血：消化道出血的原因有很多，绝大多数病变是由于消化道本身，如良性溃疡、血管畸形、消化道肿瘤、外伤和胃肠道术后医源性出血等造成。但是也可由肝脏或胆管出血经由胆管引流入胃肠道造成。急性胃肠道出血量较大，必须持续输液或输血才能保持患者生命体征稳定或更严重时应积极采用血管造影诊断。发现出血部位后给予栓塞治疗。栓塞方案需依据出血部位、范围、供血特点等制订。目前临床上越来越多地使用微弹簧圈进行栓塞，后者定位

准确，栓塞效果肯定。肝脏、胆管出血也是微弹簧圈栓塞治疗的最佳适应证之一。

②泌尿生殖道出血：不论是肾脏外伤还是肿瘤都可能导致泌尿道出血。通过肾动脉栓塞治疗可以达到有效的止血目的。生殖道出血主要由于妇科肿瘤、早产、异位妊娠和产后等原因引起，往往出血凶险，死亡率较高。栓塞治疗安全、有效，是止血的首选方法。

③精索静脉曲张：可引起阴囊疼痛、坠胀等症状，多发生于左侧。严重者可导致不育，需要积极治疗。治疗的常用方法主要有手术结扎和精索内静脉栓塞治疗。栓塞前常规造影，可明确静脉曲张程度及范围，制订栓塞方案。栓塞物多采用硬化剂和不锈钢圈，疗效肯定。

④肢体血管病变栓塞治疗：肢体血管病变主要包括动静脉畸形、动静脉瘘与血管瘤等。治疗的主要目的是阻断血液分流，改善远端肢体血供，降低心脏负荷。栓塞物包括明胶海绵、PVA 颗粒、无水酒精和弹簧圈。

（三）血管灌注术

血管灌注术是指经导管将某种血管应用的药物直接注入靶组织或靶器官，从而达到提高局部药物浓度进而提高药物疗效的作用。换言之，血管灌注术就是借助导管的平台，将各种药物或生物制剂输送到 F1 的部位。目前，药物灌注术主要的临床应用有两个方面，即血管局部溶栓术和肿瘤动脉药物灌注化疗术。后者将在肿瘤介入放射学部分进一步介绍。血栓形成与栓子脱落引起的动静脉血管闭塞是临床上的常见病，临床上可出现心肌梗死、脑梗死、肺梗死、肢体缺血坏死及肠坏死等严重后果。传统的治疗方法包括全身抗凝和静脉溶栓治疗、外科血栓切除或血管搭桥术等。新的介入技术血管局部溶栓术为血栓性疾病提供了新的治疗手段。与静脉全身给药相比，血管局部给药使血栓局部的药物浓度得到了极大提高，而由药物引起的出血等不良反应则明显降低。

血管药物灌注术的临床应用有以下几个方面。

1. 脑血管溶栓术

脑血栓系来自颅外的血栓栓子或脑血管局部形成的血栓阻塞脑动脉所致。研究表明，脑组织对缺血的耐受时间仅为数小时。因此，能否在梗死区脑组织发生不可逆损伤之前溶解血栓，开通闭塞的脑血管，是脑血栓治疗的关键。与传统的静脉给药法相比，早期选择性动脉内接触性溶栓极大地提高了血栓局部的药物浓度，是目前治疗急性脑血栓最为有效的方法之一。

2. 外周动脉溶栓、取栓术

外周动脉内血栓形成或血栓造成血管栓塞，引起梗阻远端肢体苍白、肢冷、疼痛，严重者可发生坏疽。长期以来，急性动脉血栓栓塞多采取手术治疗，创伤大，疗效却并不理想。20 世纪 80 年代初发展起来的动脉内溶栓、取栓术，开创了介入治疗急性血栓栓塞的新途径。在局部使用溶栓药物的基础上还可同时进行介入取栓术。主要应用经皮导管抽吸 / 粉碎的方法清除引起血管闭塞的急性、亚急性血栓或脱落栓子，从而恢复闭塞血管远端的血流。

深静脉血栓形成（deep venous thrombosis，DVT）和肺动脉栓塞（pulmonary embolism，

PE）属常见病、多发病，临床上并不鲜见。较大栓子引起的肺动脉栓塞可导致患者猝死。局部药物溶栓术目前主要用于大面积肺栓塞，通常结合肺动脉局部碎栓、取栓术。

下腔静脉滤器（inferior vena cava filter，IVCF）植入术是预防PE的主要方法，也是静脉溶栓、取栓术的安全保证。对已经发生PE的患者，有抗凝禁忌证的DVT患者，下腔静脉、骼静脉内有浮动血栓的DVT患者，以及准备行DVT溶栓、取栓术的患者和需要接受易导致DVT脱落的手术（如骨科手术及下肢、腹盆部手术）的患者等需要积极放置IVCF，防止肺栓塞。

二、非血管介入技术

非血管病变介入治疗技术主要包括经皮穿刺活检技术、经皮穿刺引流技术、经皮穿刺消融技术和非血管管腔的球囊扩张和支架技术。其中经皮穿刺消融技术主要用于肿瘤的局部治疗，所以将在肿瘤介入放射学章节叙述。经皮穿刺引流技术主要用于梗阻性黄疸的引流，而梗阻性黄疸的介入治疗在临床技术和意义上都具有特殊性，既包括经皮穿刺引流技术，又含有非血管的扩张支架技术，因此将在胆管介入技术中叙述。

（一）经皮穿刺活检术

经皮穿刺活检术是临床上最常用的技术之一。介入放射学对经皮穿刺活检的主要贡献是在影像学的导引或监视下，对体内深部组织的活检更具靶向性。同时大大提高了活检的安全性。随着影像设备和活检器材（活检针或枪）的不断发展，介入放射医生的活检导引方法和定位精确性不断提高。目前临床上最常用的经皮穿刺活检导引设备包括超声和CT，而磁共振技术导引下的穿刺活检也在少数医院开展，但是由于其穿刺设备和器材价值昂贵，市场上又不容易得到，所以开展受到限制。

（二）气管、支气管狭窄成形与支架术

气管、支气管狭窄成形与支架术是在X线影像设备的监视下，应用导丝、导管以及球囊、支架技术，对狭窄段进行机械性扩张，恢复管腔通畅的技术。

由于各种原因造成气管、支气管狭窄引起，严重呼吸困难。对于不适合外科手术治疗，尤其是晚期肿瘤患者，置入气管或支气管支架可以立即解除患者呼吸困难，延长寿命。对良性气管、支气管狭窄不适合手术的患者主张采用单纯球囊扩张治疗。气管和支气管置入支架操作有条件时应于全麻、气管插管下进行。经插管先行气管造影，确定狭窄段的位置和范围之后，将导丝通过狭窄段，经导丝直接引入支架释放器，置入支架。气管支架解除气道狭窄引起的呼吸困难，有效率与技术成功率在90%以上。

（三）胃肠道狭窄扩张成形和支架术

胃肠道狭窄成形和支架术同样是指在X线影像设备的监视下，应用导丝、导管以及球囊、支架技术，对狭窄段进行机械性扩张，恢复管腔通畅的治疗技术。单纯球囊扩张主要适用于胃

肠道良性瘢痕性狭窄，胃肠道外科手术后的吻合口狭窄，以及贲门失弛缓症不适于外科手术治疗者。支架置入主要用于由恶行肿瘤引起的消化管道梗阻以及良、恶性原因致食管气管瘘或纵隔瘘而又不适合手术治疗的患者。胃肠道狭窄的介入治疗是一种相当安全和微创性技术。通常是在口腔黏膜麻醉下，使用导丝和导管的有机配合技术，通过狭窄部位。即使完全堵塞的病变，通过导管的配合导丝通过闭塞病变的成功率也在 90% 以上。对于良性严重狭窄的病例，常需从小号球囊开始，逐渐加大，循序渐进地扩张。恶性病变置入支架时，一般不主张球囊预扩张，而是直接沿导丝送入支架推送装置，在透视下确定位置无误后将支架缓慢释放。目前，食管支架的技术成功率已近 100%，90% 以上的患者能达到解除狭窄与梗阻的治疗目的。支架封堵食管气管瘘或纵隔瘘简单有效，常在解除食管狭窄的同时使 90% 以上的瘘口成功封闭，使患者即刻恢复进食，为进一步治疗创造了有利条件。

（四）胆管介入技术

胆管介入技术主要包括胆汁引流术和胆管支架术，用于梗阻性黄疸的治疗。不论是肝内还是肝外胆管，不论是良性还是恶性病变造成的胆管梗阻，最终都会因胆汁排空障碍，胆管压力增高而引起黄疸。对于外科手术治疗的梗阻性黄疸患者，术前胆汁引流可以有效地减少围手术期并发症，提高手术的疗效。而对于不能手术治疗的梗阻性黄疸患者，胆汁引流和胆管支架术作为有效的治疗手段，可以消除或减轻患者黄疸等症状，延长患者寿命。常见的恶性胆管梗阻病因有胰头癌、肝门与肝外胆管癌、胆囊癌、肝癌和转移性肝癌以及淋巴结肿大等。良性胆管狭窄主要由炎症、结石和外伤造成。梗阻性黄疸合并感染可引起急性化脓性胆管炎，发病急、死亡率高，需要急诊做胆汁引流。

胆汁引流术操作要点（以右侧入路内外引流为例）：在透视导引下，首先选择右侧腋中线细针穿刺肝内胆管成功后直接送入 0.018in 细导丝。通过同轴导丝导管扩张系统将 0.035in 导丝、导管引入胆管并初步引流胆汁，最大幅度降低胆管内压力，为引流管的置入做准备。然后使用各种技巧将导丝送入十二指肠。在导丝的引导下置入引流管或置入支架。经皮肝穿胆管引流术技术成功率达 90% ~ 100% 以上，与操作者的经验和引导设备有关。引流管不论是单纯外引流还是内外引流，只要保持通畅，均能起到胆管减压和缓解黄疸的作用。

三、肿瘤介入与微创治疗

肿瘤介入与微创治疗是介入放射学的重要组成部分，也是肿瘤治疗的重要手段之一。目前肿瘤的介入微创治疗主要包括两个方面的技术：一是经导管的肿瘤供血动脉化疗和栓塞，二是经皮穿刺对肿瘤组织进行物理或化学的直接毁损（消融 Ablation）。

（一）经导管动脉化疗栓塞术

经股动脉穿刺导管进入主动脉，根据治疗的肿瘤部位，选择靶器官的供血动脉。将高浓度的化疗药物在短时间内通过导管注入肿瘤供血动脉，即动脉化疗术。动脉栓塞术是对于血供丰富的肿瘤，导管进一步选择至肿瘤局部供血动脉，注入液体或颗粒性栓塞剂，使之进入并阻塞肿瘤微小动脉，从而使肿瘤组织缺血、坏死。临床上通常将动脉化疗和动脉栓塞结合用于肿瘤的治疗，称为经导管动脉化疗栓塞术（transcatheter arterial chemo embolization，TACE）。TACE 技术必须在血管造影机上进行。操作过程是在透视和动脉造影的引导下完成的。

（二）经皮穿刺肿瘤消融术

在超声、CT 和透视等影像技术引导下，将各种治疗性穿刺针经皮进入肿瘤组织，通过高热、超低温或酒精、醋酸等化学物质毁损肿瘤组织，称为肿瘤消融术。由于定位准确，毁损彻底，目前肿瘤的经皮消融治疗已经成为肿瘤治疗的最主要手段之一。对某些肿瘤的治疗已经达到或接近外科手术的疗效。因此，也被称为治愈性治疗手段。

1. 射频、微波消融术

射频消融和微波消融是目前临床上两种最常用的热消融技术。其工作原理虽有不同，但都是将电能转换为热能，通过置入肿瘤组织内的射频电极或微波电极针，使肿瘤组织迅速升温达到 100℃左右，从而使肿瘤组织发生凝固性坏死。早期研究使用的射频和微波电极针均是单根（极），一次穿刺消融组织范围直径在 2 ~ 3cm。因此，早期主要用于不能手术的小肝癌的治疗。随着技术的进步，射频和微波电极针通过一针多极技术、冷循环技术和多针并列技术等使得消融组织范围逐渐加大。目前市场上的先进射频和微波热消融技术，一次穿刺消融毁损组织范围可以达到 6 ~ 7cm。临床应用也不再局限于小肝癌的治疗。由于射频、微波热消融术的确切疗效（据报道，其 1 年、3 年、5 年生存率分别为 96%、64% 和 40%），国际肿瘤界已将其归属为治愈性治疗手段。

2. 冷冻消融术

冷冻消融术的原理是通过置于肿瘤内部的探针循环制冷物质，使探针及其周围组织迅速超过零下 100℃低温，使组织冰冻，然后再通过迅速升温使组织细胞水肿死亡，达到组织毁损的目的。目前市场上最常用的冷冻消融术为氩氦刀。近年由于技术的进步，冷冻探针逐渐细小，其适应证、穿刺技术和疗效已和射频、微波等热消融术相似。主要用于实体肿瘤的治疗。

3. 酒精化学消融术

酒精（无水乙醇）注射化学消融是应用最为广泛的微创性肝癌治疗方法。因其易操作，仪器、药品相对廉价以及良好的临床治疗效果而广受欢迎。无水乙醇进入肿瘤细胞后可导致细胞浆脱水引起凝固性坏死，进而引起纤维性反应。在肿瘤血管内无水乙醇可引起血管内皮细胞坏死及血小板凝聚，从而导致血栓及组织缺血坏死。无水乙醇注射通常用于原发性肝癌，直径小于 3cm 的肿瘤疗效最好。据报道，其 1 年、3 年和 5 年生存率分别为 98%、79% 和 47%。缺点是需要反复注射才能获得肿瘤的完全坏死。

（三）肿瘤介入微创治疗的临床应用

1. 肝癌及肝转移癌的介入治疗

（1）经动脉化疗栓塞术

由于正常肝组织接受双重血液供应，25% 为肝动脉血，75% 为门静脉血。而肝脏恶性肿瘤的血供 95% 以上来自肝动脉。因此肝动脉的栓塞可选择性地引起肿瘤的缺血坏死，而正常肝组织因主要由门静脉供血而影响较小。目前肝动脉栓塞是采用超选择性的对肿瘤末梢血管的栓塞，因此对正常肝脏影响更小。化疗药物对多数癌肿的治疗效果与灌注区域的药物浓度－时间曲线成正比。经动脉注入化疗药物可比经静脉全身用药提高局部药物浓度 10 ～ 100 倍，如果同时进行动脉栓塞则可使药物在局部滞留数小时至数周，因此可以提高药物浓度－时间曲线的高度。目前，肝动脉栓塞化疗已成为肝癌治疗的主要方法之一。经动脉化疗栓塞需要在血管造影机上通过选择插管技术完成。常用的化疗栓塞方案包括化疗药物（原发肝癌以蒽环类化疗药物为主，转移肝癌则根据原发瘤的敏感药物选择）、碘化油以及颗粒性栓塞物（如聚乙烯微球和明胶海绵等颗粒）。

经动脉化疗栓塞适用于原发性肝癌和肝转移癌，肝功能 Child 分级为 A 或 B 级患者。动脉化疗栓塞的禁忌证包括门静脉主干阻塞（癌栓等）、肝性脑病、肝功能分级为 C 级、肿瘤超过正常肝脏 50% 以上、心肾功能衰竭等。操作常规经股动脉穿刺，首先行腹腔－肝动脉 DSA 造影以了解血管解剖与肿瘤供血情况，然后根据血管造影将导管插至肿瘤供血之肝右或肝左动脉主干或相应肝段动脉或亚肝段动脉，注入化疗栓塞药物至血流近于停滞状态。栓塞完毕再次行肝动脉造影，以确定肿瘤血管被全部栓塞。经动脉化疗栓塞的一年平均有效率为 60% ～ 80%，1 年、3 年及 5 年生存率分别为 70%，40% 和 10%。对肝内的复发肿瘤可以重复进行治疗。

（2）经皮肝癌与肝转移癌消融术

由于多数肝癌患者诊断时已失去手术的最佳时机。加上我国肝癌患者往往合并慢性肝病和肝硬化，手术长期疗效并不满意。5 年生存率只有 30% ～ 40%。经皮消融术可以起到局部肿瘤切除的疗效，而又对正常肝脏影响甚微。因此，经皮肝肿瘤消融治疗已经成为肝肿瘤的又一重要微创介入手段，临床得到广泛应用。肝肿瘤经皮消融治疗技术包括前述的物理射频消融、微波消融、冷冻消融和化学的酒精消融。3cm 以下的肿瘤，无论采用哪种消融技术均能获得满意疗效。随着肿瘤直径的增大，消融效果也逐渐下降。酒精化学消融目前主要用于物理消融困难，病灶直径 2 ～ 3cm 以下的病灶。射频和微波技术进展较快，消融探针的一次消融范围已经达到 6cm。通过术前和术中的多针、重叠消融方案，目前一次治疗消融病灶甚至可超过 10cm。当然，随着肿瘤体积的增大，其完全消融灭活的概率逐渐减低。目前，国际肝癌学术组织已将消融治疗和外科手术一样，列为肝癌的治愈性治疗手段，可见其受重视的程度。

2. 肝血管瘤的介入治疗

肝血管瘤为最常见的肝脏良性肿瘤，病理上属于肝脏血管的发育畸形。多数肝血管瘤没有明显临床症状。瘤体较大（超过 5cm），有明显临床症状，位于肝被膜下有破裂可能的或已破裂者则需治疗。一般情况下可行肝动脉一次性栓塞，而瘤体较大时为减少合并症的发生可行分次栓塞。除心、肾、肝功能衰竭，一般状态差的患者外，无特殊禁忌证。需要指出的是，肝血管瘤为一种良性肿瘤，治疗时除考虑疗效外，更重要的是安全性。治疗时应尽可能超选择栓塞，栓塞剂以碘化油、无水乙醇为主。部分肝血管瘤经动脉造影没有明显肿瘤染色或染色很少，经导管栓塞药物不容易进入瘤内，或碘化油沉积困难。此类病变可采取细针穿刺，直接注入酒精硬化治疗。后者可取得良好疗效。经导管栓塞加经皮硬化治疗肝血管瘤的有效率高于 95%，是一种简单、有效、可靠和安全的微创治疗方法。

3. 肺癌的介入治疗

肺癌是严重危害人体健康的常见恶性肿瘤之一。很多患者当临床发现时多属中晚期，从而失去手术切除机会。如何对非手术适应证的肺癌患者进行有效可靠的治疗成为肿瘤研究工作者的重要课题。对原发性肺癌行经支气管动脉化疗早在 20 世纪 60 年代中期就已开展。国内从 80 年代中期开始应用这项技术治疗中晚期不能手术的肺癌患者，取得了较满意的疗效。近四十多年由于经皮肿瘤消融术的广泛开展，对局限性尤其周围性肺癌的经皮消融治疗取得惊人的疗效。临床研究证实，经皮消融治疗肺癌的疗效可以达到或接近手术切除的效果。可以有效地消除患者症状，延长患者寿命。

4. 肾癌的介入治疗

栓塞治疗目的一是术前栓塞以减少术中出血，二是对已不能手术切除的肿瘤进行化疗栓塞以控制肿瘤的生长并争取使肿瘤得以缩小。其中部分肿瘤还可以获得二次手术机会。根据治疗目的的不同，所使用的栓塞物质亦有区别。一般以单纯术前栓塞为目的时多单独使用明胶海绵颗粒，有时因肾动脉主干难以达到完全闭塞而需追加弹簧圈。而以治疗为目的的栓塞则多与化疗药物联合应用，如阿霉素和（或）丝裂霉素加碘油与明胶海绵颗粒等，亦可使用聚乙烯醇微球（poly vinyl alcohol，PVA）替代海绵。无水乙醇动脉栓塞方便、经济，且疗效可靠。其原理是无水乙醇可直接破坏血液中的蛋白质，还可以直接破坏血管内皮细胞导致其闭塞引起组织缺血及坏死等。缺点是无水乙醇不能显影，需与碘化油或造影剂混合使用。对于不适合手术的小肾癌，经皮消融治疗可以替代手术取得肯定疗效。

5. 盆腔恶性肿瘤的介入治疗

膀胱癌的介入治疗以双侧髂内动脉化疗为主。所用药物以较大剂量顺铂与阿霉素为主的联合方案。各期膀胱癌均适于进行动脉化疗，有些非手术适应症患者经一次至数次的经皮动脉化疗后可转变为手术适应证。动脉化疗可以提高手术成功率，使Ⅱ～Ⅲ期膀胱癌的 5 年生存率达 50%。宫颈、宫体癌的介入治疗包括动脉化疗和动脉栓塞。子宫体、颈部的血液供应主要来自子宫动脉。动脉化疗前先行髂内动脉造影以了解血管解剖情况，而后将导管留置髂内动脉或选择至子宫动脉进行药物灌注和动脉栓塞治疗。

6. 子宫肌瘤介入治疗

子宫肌瘤在经期女性发病率高达 20% 以上，有解剖资料报道最高达近 40%。但是绝大部分子宫肌瘤没有症状，不需要特殊治疗。而对症状性子宫肌瘤则应采取积极治疗。子宫肌瘤的主要症状包括月经过多、时间过长，肌瘤对周围器官的压迫症状，如尿频、里急后重感等以及患者的焦虑症状等。子宫肌瘤的动脉栓塞治疗是在保留子宫的同时有效治疗症状性子宫肌瘤的最有效的治疗方法。子宫动脉栓塞目前多采用聚乙烯醇（PVA）等颗粒性栓塞物，行双侧子宫动脉栓塞。栓塞对子宫出血的有效率接近 100%，而对缩小子宫和子宫肌瘤体积的有效率也在 80% 以上。因此，子宫动脉栓塞已经成为保留子宫，治疗子宫肌瘤的首选方法。

第四节　介入放射学的临床应用

一、介入放射学的临床应用

介入放射学作为一门新兴的学科，在国外初创于 20 世纪 60 年代，我国起步于 80 年代，发展较快。卫生部发出《关于具备有一定条件的放射科改为临床科室的通知》后，我国介入放射学的发展异常迅速，并逐步与国际接轨，专家预言二十二世纪介入影像学将与内科、外科并列成为医疗的三大学科。

介入放射学几乎已经渗透到了临床学科的每一个领域，如脑卒中的早期接触性溶栓治疗，冠心病的冠状动脉成形与支架置入，先天性心脏病的介入治疗，各种管腔的支架放置，肿瘤的介入性治疗，都以介入治疗为主要手段。神经系统中介入治疗已经代替了部分手术，甚至成为唯一选择的治疗方法。

（一）经皮经血管技术

这类技术系指经皮穿刺动、静脉，在影像监视下，插入各种用途的导管，将其送至靶血管，实施各种诊断治疗技术。

①经血管灌注抗癌药物治疗各种恶性肿瘤。

②经血管注入血管收缩剂或硬化剂治疗出血性疾病。如食道静脉曲张出血、胃出血等。

③经血管注入栓塞剂进行血管栓塞治疗。常用的有栓塞肿瘤动脉、部分脾动脉栓塞治疗、脾功能亢进症、原发性血小板减少性紫癜及血管畸形等。

④血管成形术，如用球囊导管扩张动脉治疗肾动脉性高血压、心脏瓣膜狭窄成形术及血管内支架等。

⑤溶栓术，可用于周围动脉、脑内动脉、冠状动脉血栓形成的栓塞，可达到立竿见影之效。

⑥其他经血管术，如经颈静脉穿刺、门静脉、肝静脉分流术（TIPSS）。

（二）经皮非血管技术

这类介入技术系指经皮直接穿刺，在影像导引下，将穿刺针直接穿刺病变部位，而进行取材诊断或直接实施治疗技术。

①经皮穿刺活检和治疗，如胸部、腹部病变及其他部位病变。

②经皮穿刺引流、抽吸、硬化治疗，如胆道引流术、肝囊肿、脓肿抽吸术。

二、介入性超声的临床应用

介入性超声作为现代超声医学的一个分支，是1983年在哥本哈根召开的世界介入性超声学术会议上被正式确定的。它是在超声显像基础上为进一步满足临床诊断和治疗的需要发展起来的一门新技术。其主要特点是在实时超声的监视或引导下，完成各种穿刺活检、X线造影以及抽吸、插管、注药治疗等操作，能解决内科药物治疗不能解决而外科又必须手术的部分疾病，能达到与手术治疗相媲美的效果。此外，术中超声和腔内超声是将超声探头置入体内，用以完成各种特殊的诊断和治疗。

由于超声显像具有实时显示、灵敏度高、引导准确、无X线损伤、无须造影剂、操作简便、费用低廉等优点，因而发展迅速，应用广泛，在现代临床医学中占有重要地位。尤其是自动活检的临床应用，更具有取材好、损伤小、诊断价值高的优点。

（一）在诊断方面的应用

1. 超声引导细针穿刺细胞学检查

适用于临床各种影像检查疑有占位性病变经超声显像证实者。

2. 超声引导穿刺组织学活检

适用于凡超声显像发现的病变须明确组织病理诊断者。以下情况尤为适用：

①疑早期肿瘤或细胞学检查未能确诊者。

② CT或超声显示肿块较大、侵犯较广，已无法切除者。

③手术未取活检或活检失败者。

④怀疑是转移性肿瘤须确诊者。

⑤良性病变须获得组织病理诊断者。

⑥可疑非均匀性脂肪肝者。

3. 经皮经肝穿刺胆管造影

适用于阻塞性黄疸需明确病因，了解阻塞部位和病变范围者，以及胆道畸形者。

4. 弥漫性肾病的穿刺活检

适用于急性肾衰竭原因不明者；肾炎、肾病的鉴别和分型；累及肾脏的系统性疾病（如狼疮性肾炎等）的鉴别诊断；移植肾排异的鉴别诊断。

5. 肾盂穿刺造影

适用于经超声显像、静脉肾盂造影和逆行肾盂造影，肾盂或输尿管病变仍然未明确诊断者。

6. 诊断性羊膜腔穿刺

适用于高危孕妇、中期妊娠取羊水做细胞染色体培养、测定甲胎蛋白、胆红素、血型、晚期妊娠取羊水做胎儿成熟度测定。

7. 脐血管穿刺取血

适用于胎儿溶血症，有遗传病分娩史或家族史孕妇做胎儿染色体检查，胎儿宫内发育迟缓，非免疫性胎儿水肿，双胎输血综合征。

8. 胎儿宫内介入性诊断

如胎儿取血、胎儿活检等。

9. 盆腔肿块穿刺与活检

适用于卵巢非赘生性囊肿、异位妊娠及性质不明的盆腔肿块等。

10. 超声引导下卵泡穿刺取卵

适用于因输卵管疾患引起的不孕症，子宫内膜异位症经药物或手术治疗后仍未受孕者，宫颈黏液异常者，原因不明的不孕症，遗传缺陷者做人工授精。

11. 宫腔声学造影

适用于疑有宫腔内疾病者，如子宫黏膜下肌瘤、子宫内膜息肉、增厚内膜、子宫纵隔、节育环嵌顿、流产后组织残留、子宫粘连等。

12. 宫腔内超声

适用于子宫黏膜下肌瘤，子宫内膜癌的诊断和分期，子宫内膜息肉的诊断。

13. 负荷超声心动图诊断

冠心病，左室整体收缩功能的评价，冠心病预后的估测，人工瓣膜功能的评价。

14. 眼部介入性超声诊断

适用于眼内恶性肿瘤难以排除其他类似病者；眼眶占位病变考虑炎性假瘤或恶性肿瘤，需做组织学诊断者；可疑眶内转移性病变者以及复发性肿瘤。

15. 胸部疾病介入超声

如诊断胸膜、肺、纵隔病变。

（二）在治疗方面的应用

（1）腹部脓肿的穿刺抽吸及置管引流的适应证

膈下脓肿、肝脓肿和肾周围脓肿、腹膜后脓肿等。

（2）经皮经肝穿刺胆管置管引流（PTBD）的适应证

凡胆管梗阻导致胆汁淤积不能手术或不宜马上手术者，均适于做 PTBD。

（3）肝癌的介入性治疗

如乙醇注射治疗、激光凝固治疗、微波凝固治疗。

（4）肝囊肿的穿刺硬化治疗适应证

①有症状的大于 5cm 的单发或多发的单纯性肝囊肿。

②肝囊肿合并感染。

③不适合手术的肝囊肿，但患者迫切要求治疗。

④对于多囊肝，可缓解因囊肿压迫周围脏器所致的腹痛、腹胀等症状，以及胆道和胃肠道的梗阻。

（5）肾囊肿和多囊肾的穿刺硬化治疗适应证

①单纯性肾囊肿。

②多房性肾囊肿、多发性肾囊肿和含胆固醇性肾囊肿。

③多囊肾囊肿直径达 3.5 ~ 4cm 时或出现尿毒症时，应选择较大囊肿逐一硬化治疗。

（6）肾盂穿刺置管引流的适应证

①急性上尿路梗阻造成的尿闭。

②肾盂积水或肾盂积脓，用本法控制感染，以利手术治疗。

③术后发现输尿管被误扎，引起肾盂积水，因种种原因不宜立即做重建手术者。

④输尿管损伤出现尿外渗，需做临时性肾盂造瘘转移尿流方向者。

（7）治疗性羊膜腔穿刺的适应证

①中期妊娠羊膜腔穿刺给药引产，如盲穿失败，死胎或胎膜早破、羊水过少者。

②羊膜腔给地塞米松以促进胎儿肺成熟。

③胎儿宫内发育迟缓或羊水过少时，在超声引导下行羊膜腔穿刺，进行宫内治疗。

（8）胎儿宫内介入性治疗

①给胎儿输血治疗胎儿溶血性疾病、胎儿贫血、出血、水肿等。

②药物治疗宫内胎心率慢的完全性房室传导阻滞。

③胎儿穿刺术或胎儿引流术。

（9）盆腔肿块穿刺治疗

①卵巢囊肿穿刺抽吸硬化治疗，适用于巧克力囊肿及浆液性囊肿。

②异位妊娠行孕囊穿刺注入甲氨蝶呤或氯化钾于胚囊内。

③妇科恶性肿瘤瘤体穿刺注射化疗药。

（10）超声引导下卵泡内和腹腔内直接授精

适用于输卵管通畅，人工授精失败者，宫颈因素不孕者。

（11）经阴道宫腔手术

①疑难宫腔手术。

②宫腔镜检查及宫腔镜下手术。

③经阴道—宫颈的输卵管导管术。

④胚胎移植。

（12）二尖瓣球囊扩张术

可部分取代X线透视并能确定导管顶端的位置及过隔的定点问题、气囊在二尖瓣口处扩张情况等；术中、术后应用CDFI观察二尖瓣反流的变化，可指导扩张的次数和程度；用PW、CW测定二尖瓣口面积、最大跨瓣压差、肺动脉压力等数据，判断疗效，如不满意，可再次扩张，并重复测量以上数据，直到达预期效果为止。

（13）眼部介入性超声治疗

①超声引导眼内异物和眶内小病变切除。

②超声发现含液性无回声区，穿刺抽吸。

三、介入性CT的临床应用

CT导引下经皮活检和介入性治疗是介入性放射学范畴之一。CT导引下经皮穿刺活检较其他方法更准确，目前几乎可以从人体的任何部位、组织器官取得标本，得到病理诊断，活检部位涉及颅脑、脊髓、周围神经、颅底、甲状腺、肺（包括纵隔和胸壁）、乳腺、肝、脾、肾、肾上腺、前列腺、肌肉、骨骼、淋巴结等，以前认为血管瘤、血管性病变、凝血障碍性病变、包虫病等是活检的禁忌证，现已突破此禁区。CT导引用于全身各部位，可清楚显示病变大小、形态与周围的关系，可精确确定进针部位、角度、深度、避免损伤血管、神经和脊髓，提高了安全系数、准确率和疗效。

（一）介入诊断

1. 胸部穿刺活检

①肺部孤立病变的鉴别诊断，尤其怀疑是肺癌时。

②肺部多发病变的鉴别诊断困难时。

③胸腔积液、胸膜肥厚性病变伴肺内实变的定性诊断。

④治疗前提供细胞类型。

⑤纵隔良、恶性肿瘤的鉴别诊断。

⑥心包肿瘤和囊肿的定性诊断。

⑦胸壁良、恶性肿瘤的鉴别。

2. 腹部穿刺活检

①肝脏良、恶性肿瘤的定性诊断。
②肝脏局灶性或弥漫性结节的鉴别诊断。
③胆囊病变的定性诊断。
④恶性胆道梗阻，疑为肝门区肿瘤者。
⑤胰腺肿块的定性诊断。
⑥胰腺癌与慢性胰腺炎的鉴别诊断。
⑦脾脏良、恶性肿瘤的鉴别诊断。
⑧肾良、恶性肿瘤的鉴别诊断。
⑨肾病的诊断、分型和鉴别诊断。
⑩肾上腺良、恶性肿瘤的鉴别诊断。
⑪腹腔、盆腔肿块的鉴别诊断。
⑫腹部淋巴结肿大的定性诊断。

3. 肌肉骨骼穿刺活检

①原发性软组织和骨骼的组织学诊断。
②原发骨肿瘤和继发骨肿瘤的鉴别。
③肿瘤和炎性病变的鉴别。

4. 颅内穿刺活检

①颅内良、恶性肿瘤的诊断和鉴别诊断。
②多发病灶的鉴别诊断。
③肿瘤和炎性病变鉴别。
④囊性病变的鉴别诊断。

（二）介入性治疗

1. 胸部 CT 介入性治疗

①脓胸置管引流术。
②肺脓肿、纵隔脓肿抽吸引流术。
③胸膜硬化术。
④电化学治疗癌症。

2. 腹部 CT 介入性治疗

①肝囊肿穿刺硬化剂治疗。
②肝包虫病经皮穿刺酒精治疗。
③肝肿瘤酒精疗法。

④胰腺囊肿穿刺抽吸引流术。

⑤肝脓肿穿刺抽吸引流术。

⑥肾囊肿穿刺硬化治疗。

⑦肾区血肿、积液穿刺抽吸术。

⑧腹腔脓肿和液体积聚穿刺抽吸引流术。

⑨腹腔神经丛阻断术。

3. 肌肉、骨骼 CT 介入性治疗

① DCT 导引下经皮切除骨样骨瘤和骨纤维结构不良。

②经皮穿刺化学髓核溶解术。

③经皮穿刺椎间盘切除术。

4. 颅脑 CT、介入性治疗

①脑血肿抽吸引流术。

②脑脓肿穿刺抽吸引流术。

③脑囊性病变抽吸治疗。

④颅内异物钳取术。

四、介入性磁共振的临床应用

介入性磁共振（IMRI）是指在磁共振成像技术引导下的介入操作。磁共振具有极高的软组织分辨率，无须对比剂即可利用磁共振血管成像（MRA）技术无创地显示血流情况，并且可以进行任意视角的三维重建。再加上导管和导丝技术的发展，使得血管性介入磁共振具有广阔的应用前景。例如，利用 MRI 引导行血管栓塞术。此外还可行 MRI 实时监控下的热消融术、MRI 引导下的经皮活检术及 MRI 引导下的鼻旁窦内镜操作。

五、介入并发症及其处理

（一）插管引起的并发症

（1）血肿

经股动脉穿刺血肿的发生率为 0.26%，经腋动脉穿刺为 0.68%。工作中我们的经验是除穿刺原因外主要与拔管后压迫有关，压迫时最好不用敷料，以左手的中指压在血管穿刺处即可，更不能只压迫皮肤穿刺点。

处理：对于小血肿一般不必处理，大血肿在 24 小时后可热敷，在血肿内注入透明质酸酶 150 ~ 300mL。如出现神经压迫症状者，应手术切开，减压止血。

（2）血管痉挛

血管痉挛多为暂时性，但它可导致血流速度减慢，血液黏稠度增加，加上血管内皮损伤，易形成血栓。

处理：内脏血管痉挛时，可通过导管注入妥拉唑林，局部热敷，半小时后不见改善者，应静脉注入肝素 100 ~ 150mg/ 小时，防止血栓形成。

（3）血栓形成或栓塞

发生原因为导管过粗，在血管内停留时间过长，导管表面不光滑，肝素化程度不够，血液处于高凝状态。

处理：一般发生在 4 小时内，注意观察术前后的脉搏变化，如发现肢体发凉、苍白，应尽早进行抗凝治疗，如用尿激酶、链激酶静脉给药，必要时动脉给药。

（4）血管穿孔和血管撕裂

原因系使用高压注射器或导管造影所致。

（5）假性动脉瘤

发生原因多系动脉壁有潜在的病变，有时发生动静脉瘘，必要时进行外科修复术。

（二）非血管性介入引起的并发症

（1）胸部经皮穿刺

肺部病变、纵隔病变、胸膜病变，常见的并发症为气胸、液气胸、咳血、肋间神经损伤等。

处理：一般少量气胸不必处理，可自行吸收，中、大量气胸，有呼吸困难者应进行抽气或放引流处理。

（2）腹部介入

经常用的有：肝癌的穿刺活检或无水乙醇治疗，胆系梗阻的引流，肾肿瘤的穿刺活检，囊肿的抽吸及硬化治疗，脓肿的引流等，其并发症有肝包膜破裂出血、癌细胞种植转移、内瘘等。

处理：穿刺前常规查出凝血时间、凝血酶原时间。距肝包膜近的病灶要通过正常肝组织，不要穿边缘，注射无水酒精时压力不要过大。并发症出现后应用 B 超监控，少量出血可自行缓解，大量出血影响血压者，应剖腹探查。

腹部介入感染极少见。预防：

①注意无菌操作。

②穿刺途径尽可能避开消化管道，尤其是结肠。

③对感染病灶穿刺的进针次数应尽可能少。

④利用经腹壁的引导针穿刺可减少沿针道污染。

（3）其他部位

并发症发生率较低，对症处理即可，我们的体会是：穿刺点强压迫 10 分钟，逐渐减压至 5 分钟，如此并发症的发生明显降低。

第五章　介入放射学诊断

第一节　血管介入技术

血管介入技术指利用穿刺针、导丝、导管等器械经血管途径进行的诊断和治疗操作。

Seidinger 创立经皮血管穿刺插管术即 Seidinger 技术，其主要步骤为穿刺血管、引入导丝、拔除穿刺针、沿导丝引入导管。

一、经导管血管栓塞术

经导管血管栓塞术（TAE）指经导管向靶血管内注入栓塞剂，使靶血管闭塞，从而达到治疗目的的技术。

理想的栓塞剂应具备的条件：无毒、无抗原性、有好的生物相容性、易得、易消毒、不透 X 线、易经导管注入。栓塞剂种类较多，按物理性状分为固体性、液体性；按栓塞血管部位分为外围性（末梢栓塞剂）和中央性（近端栓塞剂）；按能否被机体吸收分为可吸收性和不可吸收性；按栓塞血管时间的长短，分为长期（1 月以上）、中期（48 小时至 1 个月）、短期（48 小时以内）。目前临床常用的有以下几种栓塞物。

1. 自体血凝块

栓塞血管时间为 24 ～ 48 小时，主要用于控制小动脉出血，如胃肠道少量出血。

2. 吸收性明胶海绵

栓塞血管时间为 2 ～ 4 周，按需要剪成条状或颗粒状，可机械性阻塞血管，并可造成继发性血栓形成。主要用于栓塞肿瘤、血管性疾病和控制出血。

3. 碘化油

长时间栓塞 20 ～ 50μm 以上的肿瘤血管，而在正常肝组织内易于清除，有利于发现小肝癌。也可作为化疗药物载体和示踪剂，主要用于肝癌的栓塞治疗。

4. 弹簧圈

为永久性、中央性栓塞物，有不锈钢弹簧圈、钳金微弹簧圈、电解脱弹簧圈、机械解脱弹簧圈四种，主要用于动脉瘤、动静脉血管畸形的栓塞治疗。

5. 其他

无水乙醇、鱼肝油酸钠等具有损伤血管内皮、溶血、诱导血栓形成的作用，达到毛细血管水平栓塞。可用于肿瘤、精索静脉曲张、胃冠状静脉曲张的栓塞治疗。异丁基-2-氰丙烯盐酸、正丁基-2-氰丙烯盐酸，属组织黏合剂，为永久性栓塞剂，主要用于颅内动静脉畸形的栓塞治疗。可脱球囊主要用于颅内动脉瘤、颈动脉海绵窦瘘的栓塞治疗。含化疗药或放射性物质的微囊或微球主要用于肿瘤的化学性、放射性栓塞治疗。聚乙烯醇属永久性栓塞剂，主要用于肿瘤、硬膜动静脉瘘、脊髓动静脉瘘的栓塞治疗。

二、栓塞剂运送导管

将栓塞剂送入靶血管，可选用选择性造影导管（如脑动脉导管、冠状动脉导管、内脏动脉导管等）和超选择性造影导管或双腔阻塞球囊导管。

三、临床应用

栓塞剂应用原则：在行诊断性血管造影后，根据病变的确切部位、性质、血管解剖等特点，采用选择性和超选择性插管技术，尽量使导管接近病变部位，选择合适的栓塞剂，在透视监视下缓慢注入栓塞剂，直至血流速度变慢或被阻断。避免栓塞剂反流至正常血管内，以免造成严重并发症。栓塞结束后行造影复查，以观察栓塞效果。临床上常用于以下几个方面。

（一）止血

栓塞治疗可控制体内多种原因引起的出血，栓塞部位和程度以及栓塞物的选用视器官血供特点、出血部位和程度而定，一般以栓塞出血动脉或接近出血部位的血管为宜。

1. 外伤性

出血肝、脾、肾外伤性出血，分别行相应出血动脉栓塞；骨盆骨折致盆腔大出血，行髂内动脉的出血动脉栓塞；保守治疗无效的外伤性鼻出血行颌内动脉栓塞；胸壁出血行内乳动脉栓塞；需行手术止血又处于休克者，可先用球囊导管暂时阻断靶器官的血流，为手术治疗创造条件。

2. 医源性

出血活检术术中误伤血管，术后感染引起动脉炎或动脉瘤破裂出血。

3. 肿瘤

出血鼻咽部肿瘤行颈外动脉栓塞；肺癌伴咯血行支气管动脉栓塞；盆腔肿瘤行髂内动脉栓塞。

4. 溃疡出血胃

十二指肠出血，依出血部位，对胃和十二指肠的供血动脉行栓塞治疗。

5. 胃食管静脉曲张

胃食管静脉曲张出血采用经颈静脉肝内门体静脉支架分流术（TIPSS）和胃冠状静脉栓塞术来控制出血，疗效优于外科分流术和食管胃底静脉结扎术。

（二）治疗血管性疾病

包括动静脉畸形（AVM）、动静脉瘘（AVF）和动脉瘤。尤其对中枢神经系统的血管性病变治疗价值更大。

（三）治疗肿瘤

1. 手术前辅助性栓塞

适应于富血管肿瘤如脑膜瘤、鼻咽血管纤维瘤、富血管性肾癌和盆腔肿瘤等。有利于减少术中出血、肿块完整切除及避免或减少术中转移。

2. 姑息性栓塞

治疗适于不能手术切除的恶性富血管肿瘤，可改善患者生存质量及延长患者生命。部分肿瘤行栓塞术后，病情改善，肿块缩小，再行二期手术切除。肝癌化疗性栓塞的临床效果可与手术切除效果媲美，且微创，适应证广。下列情况不适合行栓塞治疗：

①恶病质；

②严重心肝肾功能不全；

③伴肝动脉—肝门静脉瘘者；

④门脉主干癌栓完全阻断门脉血流或其阻塞程度大于 60%；

⑤肿块体积占全肝 70% 以上。

3. 相对根治性栓塞

治疗适于少数良性富血管肿瘤，如子宫肌瘤、鼻咽血管纤维瘤和极少数恶性肿瘤。

（四）器官灭活

1. 内科性脾切除

指通过导管脾动脉栓塞术来消除脾功能。用于治疗各种原因引起的脾大、脾功能亢进，器官移植前后的免疫抑制者，继发于脾静脉血栓形成和肝硬化的曲张静脉出血。采用多次、部分性脾动脉分支栓塞，以维持脾脏的免疫功能，又可减少并发症。

2. 内科性肾切除

指通过导管肾动脉栓塞术来消除肾分泌生物活性物质的功能。用于不宜手术和血管成形术的肾动脉狭窄所致的高血压，恶性高血压的晚期肾衰者，肾病所致严重蛋白尿，严重肾萎缩并肾性高血压者。

四、栓塞治疗的反应与并发症

栓塞后综合征：指器官动脉栓塞后，因组织缺血坏死引起的恶心、呕吐、疼痛、发热、反射性肠淤张或麻痹性肠梗阻等症状。对症处理后 1 周左右逐渐减轻、消失。

栓塞并发症包括血管损伤、感染、器官功能受损等，其发生与适应证的选择不当、栓塞剂的选择不当、过度栓塞、误栓、无菌操作不严、操作技术不熟、术后处理不当等密切相关。

五、经皮血管腔内血管成形术

经皮腔内血管成形术即 PTA，是指经皮穿刺置入导丝、球囊导管、支架等器械，对狭窄或闭塞的血管进行扩张和再通的技术。可用于全身动脉、静脉、人造或移植血管，是临床治疗血管狭窄闭塞性疾病的首选方法。

（一）球囊血管成形术

适应证：不同原因所致的血管狭窄或闭塞，或为支架置入术的前期准备。

相对禁忌证：对肢体而言，闭塞段血管长度超过 10cm，或为钙化性狭窄，或伴外周小血管病变；对冠状动脉而言，多支病变，或血管腔内有新鲜血栓（3 个月以内），或溃疡性血管狭窄等。

操作技术：导丝通过狭窄段为其关键。对完全性闭塞者，需先打通血管。所选球囊直径与狭窄段两端正常管径相当或稍大 1 ~ 2mm，球囊长度应超过狭窄长度 1 ~ 2cm。术前一天用阿司匹林等抗血小板聚集药物、术中经导管注入 5000U 肝素、术后持续用 3 ~ 6 个月的阿司匹林等。

基本原理：血管内、中层有限度地损伤和撕裂，管壁张力下降，管腔扩大。

疗效：取决于病变部位、性质、程度、患者年龄、基础疾病、术者的经验等。总的疗效与外科手术相当，但 PTA 创伤小，并发症少，操作简单，可重复治疗，对外科手术后再狭窄者同样有效。

并发症：发生率为 0.76% ~ 3.3%，一般为穿刺部位血肿、血管壁夹层或穿孔、异位栓塞等。

（二）血管内支架

适应证：颈动脉主干及其分支、冠状动脉、腹主动脉及其分支、四肢动脉、腔静脉等血管狭窄、闭塞、动静脉瘤；偏心性狭窄不适于做球囊扩张成形者；经球囊扩张成形后再狭窄、闭塞者。

相对禁忌证：广泛性血管狭窄；大动脉炎活动期；凝血机制异常。

操作技术：选择合适的支架，根据支架的属性即自扩式、球囊扩张式、热记忆式，放置支架。术前、术中、术后采取抗凝措施。

基本原理：利用支架的支撑力将狭窄的血管撑开。覆药膜支架可防止血栓形成或血管内皮过度增生。

疗效：支架用途十分广泛，可治疗血管性和非血管性腔道的狭窄性病变。可提高血管开放率。如冠状动脉内支架成形术后，狭窄率从成形前的 73% ± 15% 下降到 16% ± 12%，症状减轻或消失者达 92%。

并发症：包括动脉痉挛；血栓形成；出血；血管损伤。

支架类型：支架是由人体可植入材料，用金属丝编织或激光融刻成网状圆筒形结构。按释放机制不同分为三类：

①自扩式支架，支架本身具有弹性，释放后在管腔内自行扩张。为充分发挥其支撑作用和防止移位，支架直径应稍大于靶部位正常血管直径。

②球囊扩张式支架，支架本身不具有弹性，但具有可塑性，使用时套在球囊导管上，置入狭窄部位后，扩张球囊使支架被动扩张至一定直径，支撑病变部位。支架直径由球囊直径决定，可根据临床要求来调整支架直径。

③热记忆式支架，由镍钛合金制成，具有形状记忆功能，在相变温度下（25℃ ~ 35℃）可自行张开到原来形状，支撑血管。操作简便，支撑力强。

经颈静脉肝内门体静脉支架分流术即 TIPSS 是一种非手术方法治疗肝硬化门脉高压所致食管胃底静脉曲张出血、顽固性腹水的新技术。它经颈静脉途径在肝静脉与肝内门静脉之间建立通道，并置入支架。手术成功率在 95% 以上，近期疗效肯定，急诊出血控制率在 88% ~ 100%；分流道再狭窄、闭塞，以及肝性脑病等影响其中远期疗效。与外科分流手术相比，其创伤较小，并发症少，患者易于接受。

六、心脏疾病介入治疗

（一）心脏瓣膜狭窄经球囊成形术

适应证：二尖瓣、肺动脉瓣、主动脉瓣狭窄或伴轻中度关闭不全。

禁忌证：瓣膜明显增厚、钙化；合并重度关闭不全；风湿活跃；房室有新鲜血栓；并存心内复合畸形；不可控制的心律失常。

操作技术：二尖瓣、肺动脉瓣成形术采用股静脉途径，前者需行房间隔穿刺；主动脉瓣成形术采用股动脉途径。

疗效：技术成功率在 95% 以上，临床症状、体征明显改善，瓣口面积增大，跨瓣压差降低。

并发症：心脏穿孔，心包填塞，瓣膜关闭不全，房间隔缺损，心律不齐，肺循环、体循环栓塞，血管损伤，严重者可造成死亡。

（二）动脉导管未闭封堵术

适应证：漏斗型或管型动脉导管未闭。

禁忌证：窗型动脉导管未闭或重度肺动脉高压伴右向左分流者。

操作技术：最常使用 Amplatz 封堵器，经股静脉途径释放。

疗效：成功率在 90% 以上，无再通发生。

并发症：封堵器脱落引起栓塞，包括肺动脉和周围动脉栓塞。

（三）射频导管消融术

适应证：预激综合征或房室结双径路合并室上性心动过速，房性心动过速，心房扑动，心房颤动。

禁忌证：严重心功能不全，心腔内血栓形成。

操作技术：采用左侧旁道或右侧旁道或间隔旁道消融术。

疗效：成功率在 90% 以上。

并发症：气胸，血胸，心包填塞，度房室传导阻滞。

（四）心脏疾病介入治疗

1. 血管收缩治疗

适应证：适用于下列疾病引起的上、下消化道出血：

①出血性胃炎。

②食管贲门黏膜撕裂伤。

③食管胃底静脉曲张出血。

④胃十二指肠溃疡出血。

⑤小肠和结肠大面积出血性炎症。

⑥憩室出血。

⑦血管造影检查无明显异常征象的消化道出血患者。

禁忌证：冠心病，肾功能不全。

操作技术：超选择性插管至出血动脉，以 0.2U/min 的流量灌注血管加压素，20min 后若出血未能控制，剂量增大至 0.4U/min，连续 20 分钟，若仍未奏效，应选用其他方法。

疗效：总有效率 80% 以上。

并发症：痉挛性腹痛，心肌梗死，心律失常，肠缺血坏死，外周血管缺血。

2. 化疗药物灌注治疗

适应证：适用于动脉导管能抵达的实体肿瘤，常用于头颈部恶性肿瘤、肺癌、肝癌、胰腺癌、胃癌、大肠癌、盆腔肿瘤、骨肉瘤等恶性肿瘤的姑息性治疗；术前辅助化疗；各种恶性肿瘤团除术后的预防性化疗。

禁忌证：只要患者能耐受，无绝对禁忌证。

操作技术：超选择性肿瘤供血动脉插管，采用一次性冲击疗法。或保留导管一周，连续性灌注，或用球囊导管阻断肿瘤血供，再灌注化疗药，或采用植入式导管药盒系统灌注化疗。常用化疗药有：

①细胞周期非特异性药物，如丝裂霉素C（MMC），顺1.1-环丁烷二羧酸二氨合铂（卡铂）或顺-二氨二氯合铂（顺铂）或表柔比星等，作用特点是呈现剂量依赖性。疗效与剂量成正比。使用时应一次性大剂量给药。

②细胞周期特异性药物，如5-氟尿嘧啶（5-Fu），其作用特点是给药时机的依赖性，当药物达到一定剂量时，疗效不再增加。

疗效：动脉灌注可数十倍增加肿瘤局部的药物浓度，并延长肿瘤细胞与高浓度药物的接触时间，减轻药物全身毒副反应，其治疗效果优于静脉内化疗。一般选用三联用药，即针对肿瘤细胞类型选用两种细胞周期非特异性药物和一种细胞周期特异性药物。

并发症：除化疗药引起的副作用外，一般不会引起严重并发症。

3. 动脉内溶栓治疗

适应证：血栓形成或血栓脱落所致的动脉栓塞。

禁忌证：已知出血倾向者，消化性溃疡活动性出血期，近期脑出血者，严重高血压，超过溶栓最佳时机，近期实施外科手术者，严重心、肝、肾功能不全，有并发症的糖尿病者。

操作技术：将导管直接插入靶器官闭塞动脉的血栓内注入高浓度溶栓药，如尿激酶、链激酶、蛇毒、组织型纤溶酶原激活剂。

疗效：血管开通率在70%～90%，症状好转率可达100%。但取决于溶栓治疗的早晚，溶栓时机越早越好。脑动脉溶栓超过6小时，冠状动脉超过9小时，周围血管溶栓超过3个月，成功率明显降低。动脉内溶栓与静脉内溶栓相比，具有下列优点：①给药剂量小，融通时间短，再通率明显高于静脉内溶栓。②溶栓时通过造影复查能及时了解血管是否再通和器官再灌注的程度。③确定溶栓治疗无效时，可借溶栓通道采用其他治疗方法，如血栓抽吸术、血管内支架植入等。

并发症：继发性出血，再灌注损伤，血管痉挛，溶栓成功后再梗阻。

七、其他血管介入技术

（一）血管内异物取出术

适应证：心血管内各种异物。

禁忌证：已发生心血管穿孔的异物。

操作技术：采用圈套法、内镜钳法，或网篮导管法。

疗效：用非手术法取出心血管腔内异物成功率高，避免外科手术。

并发症：心血管损伤，血管痉挛，末梢血管栓塞。

（二）下腔静脉滤器植入术

适应证：肢体深静脉、盆腔静脉、下腔静脉等血栓形成，有可能或已造成肺动脉栓塞者。

禁忌证：严重凝血功能障碍，严重心肝肾功能不全，下腔静脉、双侧股静脉或右侧颈内静脉闭塞。

操作技术：在双肾静脉开口水平以下，置放临时性或永久性滤器。

疗效：滤器植入后肺栓塞复发率仅为 1% ~ 3%，死亡率明显下降。

并发症：腔静脉闭塞或穿孔，滤器移位或误放。

（三）第二肝门再建术

适应证：肝静脉阻塞所致布加综合征。

禁忌证：多器官功能衰竭，不适于血管造影者，肝小静脉、肝静脉分支、主肝静脉广泛阻塞，又无良好的侧支循环形成者。

操作技术：在狭窄或闭塞的肝静脉中用球囊成形术或支架置入术。

疗效：残余狭窄＜ 30% 及静脉压明显下降为治疗成功的标志。其技术成功率和疗效优于外科治疗手段。

并发症：多与操作技术有关，血管破裂出血，心律失常，支架移位、阻塞。

（四）腹主动脉瘤被膜支架植入术

适应证：肾动脉开口以下的腹主动脉瘤、假性动脉瘤、夹层动脉瘤。

禁忌证：瘤上缘距肾动脉开口的下缘＜ 1cm。

操作技术：植入用带膜支架。

疗效：创伤小，植入成功率高。

并发症：支架移位，瘤内瘘。

（五）子宫肌瘤栓塞治疗

适应证：引起明显临床症状的子宫肌瘤，如月经量多、经期延长，直肠、膀胱压迫症状，不孕或流产。

禁忌证：月经期，急性盆腔炎，凝血机制障碍，严重心、肝、肾功能不全。

操作技术：将导管直接插入子宫肌瘤的供血动脉，注入栓塞材料如真丝线段、PVA 颗粒、碘油、吸收性明胶海绵颗粒。

疗效：可保留子宫，对子宫正常生理功能及受孕几无影响，肌瘤体积明显缩小，经期出血减少，盆腔压迫症状缓解。

并发症：继发性感染，疼痛。

（六）血栓吸取术

适应证：髂动脉及四肢动脉近端的栓子。

禁忌证：无绝对禁忌证。

操作技术：将吸取栓子导管送至血栓部位。

疗效：取决于栓塞时间，与动脉内溶栓及 PTA 联合使用可提高疗效。

并发症：术后出血，早期血栓再形成。

第二节　非血管介入技术

非血管介入技术主要是用穿刺针、导丝、引流管及内涵管、支架等介入器材，对血管系统以外的组织、器官适于介入技术的疾病进行治疗。对于囊肿、脓肿等疾病，由于介入治疗方法见效快、侵袭小等优势，已取代其他治疗方法。

一、管腔狭窄扩张成形术

胃肠道、胆道、气管、支气管等器官由于肿瘤、炎症、外伤或手术后发生的狭窄，可用球囊扩张术和（或）放置支架的方法治疗。

（一）胃肠道狭窄

胃肠道狭窄原以外科手术治疗为主，1982 年开始用球囊扩张术治疗。由于胃肠道具有蠕动功能，留置支架常易造成严重并发症，所以对于胃肠道狭窄，除晚期恶性狭窄可使用带膜支架进行治疗外，均以球囊扩张术为主要治疗方法。

1. 适应证和禁忌证

（1）适应证

食管炎性（包括化学性炎症）狭窄、幽门良性梗阻、术后吻合口狭窄等良性病变采用球囊扩张术治疗；贲门失弛缓症则可以使用 3 ～ 4cm 直径的球囊进行扩张术治疗。不适合手术治疗的食管癌造成的食管狭窄和并发气管疾病时，可采用带膜支架留置术进行治疗。

（2）禁忌证

食管灼伤后的炎症期 1 个月以内，上胃肠道吻合术后 1 个月内发生吻合口狭窄。

2. 操作技术

（1）球囊扩张术

透视下将导管、导丝一并送入食管，操纵导丝使之通过狭窄段，沿导丝将选好的球囊导管送入，使球囊中部置于狭窄段，用稀释对比剂（稀释至透视能够观察到的程度）充盈球囊，扩张狭窄病变。一般选用 2cm 直径的球囊进行扩张，但是狭窄严重或在扩张时患者自述剧烈疼痛时，应从 1cm 直径球囊开始扩起，以防狭窄段食管破裂。

（2）支架留置术

操作导丝过程同球囊扩张术，将支架推送器沿导丝送至狭窄段，将支架对准狭窄段后释放支架。在释放过程中要防止支架移位，在选择支架时，要注意直径和张力平衡，长度要超过狭窄段两端各 10mm。

3. 疗效

球囊扩张术对于食管酸性物质灼伤后狭窄、食管蹼以及其他先天性狭窄、上胃肠道吻合口狭窄均有良好疗效，有效率约 90%。对于恶性狭窄带膜支架的治疗，一般在 3 ~ 5 天后症状缓解，可以进食。再狭窄的发生和发生的时间与肿瘤治疗有关。

4. 并发症

一般较少见。较为严重的并发症是狭窄段胃肠道破裂，一般禁食、消炎、保守治疗即可。球囊扩张术或留置支架后，都可出现局部黏膜出血、水肿、几天后可缓解。碱性物质烧伤造成的食管狭窄，行球囊扩张术时，容易造成食管破裂，必须由小口径球囊开始扩张。口径不超过 1cm 不易发生并发症。留置的支架出现移位时，可留置另一较大的支架，达到固定移位支架和扩张狭窄段的目的。

（二）胆道狭窄

炎症、手术等均可造成良性胆管狭窄，并引起梗阻性黄疸。一般用球囊扩张术治疗，扩张无效者，行手术治疗，多不采用留置支架的治疗方法。胆管癌造成的恶性胆管狭窄，具备手术条件者，外科治疗效果较好，以手术为第一选择。但是肝门部胆管癌常常由于侵袭左右肝管而不能手术，此时可行介入治疗。

1. 良性胆管狭窄

可行球囊扩张术治疗。具体操作是先行经皮经肝胆管造影，明确胆管狭窄的部位、范围及程度。接着将导丝送至胆管，尽可能送过狭窄段，在导丝通过后，再沿导丝放人球囊导管，将球囊置于狭窄段。用稀释的对比剂充盈球囊，以扩张狭窄段。扩张结束后，行造影复查，如结果满意，可经穿刺通道放一外引流管，引流数日，待梗阻性黄疸缓解后，即可拔除引流管。

2. 恶性胆管狭窄支架治疗

对于不能手术治疗的恶性胆管狭窄，过去用塑料导管制成的永久性内涵管进行内引流，目前采用的支架内引流要优于前者。金属支架留置的适应证同永久性内涵管。放置支架要在 X 线透视下完成，支架长度以两端超过狭窄段 5mm ~ 10mm 为宜，直径则根据留置段胆管直径而定，一般比正常胆管略粗，胆管与支架直径之比为 1 ∶ 1.1 ~ 1.2。支架多采用自膨胀性支架，经推送器放入后，靠金属弹性膨胀而支撑于胆管狭窄段，改善或恢复胆管形态，以达到内引流目的。若肿瘤生长阻塞支架，可采用用于血管介入的旋切导管，切除肿瘤，使支架再通；或支架内再留置一支架，以治疗再狭窄。单纯支架治疗对于胆管恶性狭窄的治疗是不够的，应辅以放射治疗或其他介入方法治疗肿瘤本身，才能保证治疗效果。

（三）气管、支气管狭窄

20 世纪 80 年代开始用自膨胀式支架治疗气管支气管狭窄、气管软化和气道塌陷。肺癌术后气管、支气管吻合部狭窄可用支架治疗，对于肿瘤性狭窄应辅以放射治疗和其他介入治疗，才能保证开通时间更长。

气管支架的放置方法同食管支架，但由于气道的特殊情况，要求技术娴熟、放置速度快、位置准确，才能保证支架留置的顺利。支架直径较正常气管直径稍大，一般是 1.2 ∶ 1，长度应超出狭窄段两端各 1cm 左右。气管支架的治疗效果比其他部位留置支架更好，显效更快。

（四）良性前列腺增生

老年前列腺增生肥大发生率较高，多引起尿道狭窄造成排尿困难。过去以手术或微波治疗为主。当不适于手术及其他治疗方法时，可采用球囊导管扩张术和留置支架进行治疗。介入治疗对患者损伤小，效果较好。

球囊扩张术并发症少，见效快，但短期内易复发。放置支架要求严格，多在 X 线透视下，通过尿道镜或膀胱镜进行放置，应避免将支架留置在尿道膜部。留置支架治疗尿道狭窄疗效优于球囊扩张术，复发率较低。

二、经皮穿刺引流与抽吸术

经皮穿刺引流与抽吸术在脓肿、囊肿、血肿、积液的治疗中得到广泛应用，取得侵袭小、见效快的治疗效果；对于胆道和泌尿道梗阻性疾病的治疗，起到很好的作用。

（一）经皮经肝胆道引流

分外引流、内引流、留置永久性内涵管或支架引流。这种非手术性胆道引流已成为胆道恶性梗阻姑息治疗和梗阻性黄疸减压的有效方法。单纯减压效果优于外科手术引流，且侵袭小、见效快。

1. 外引流

先行经皮经肝穿刺胆管，在导丝的引导下，将有多个侧孔（侧孔的多少和位置，根据穿刺点和梗阻部位决定）的引流管置入扩张的胆管内，导管头端放在梗阻的上方，即可将胆汁引流至体外，降低胆道内压力，缓解黄疸。经皮胆道外引流近期效果满意，并发症少，但长期引流易发生胆管炎和引流管阻塞。因此安置引流管后，应加强导管护理，及时观察与处理功能发生异常的引流管。由于外引流丧失大量电解质，有引发感染的危险，因此外引流主要用于为内引流治疗打基础或为手术前胆道减压，待病情缓解平稳后，再治疗引起胆管狭窄的疾病。

2. 内引流

在外引流的基础上，或穿刺后在导丝的引导下，直接将引流管头端通过狭窄段，置于狭窄远端的胆管内或十二指肠内，胆汁即可经引流管之侧孔流入梗阻下方胆管，进入十二指肠内。侧孔的多少和位置须根据狭窄部位决定。关闭留于体外的引流管即可达到内引流的目的。内引流避免丧失胆汁的弊病，对于不能手术的恶性梗阻较为适宜。如引流管阻塞，流通不畅，可经原途径调换新引流管。随着支架及内涵管材料和技术的发展，一般在内引流的基础上进行支架或内涵管留置，可以拔除引流管，进一步提高生存质量。

3. 永久性

内涵管引流主要用于不能手术切除的恶性胆道梗阻患者，作姑息治疗用。在内引流的基础上，将一段合成材料制成的内涵管置于狭窄段的胆管内，以便胆汁经内涵管流入梗阻远侧胆管，进入十二指肠内。这种引流，体外无引流管，可进一步避免发生感染和提高生存质量。目前多采用支架支撑方法，代替塑料导管引流。

（二）经皮尿路引流

上尿路梗阻可采用经皮肾盂造影，经皮肾盂造口术及经皮引流等诊断与治疗措施。

1. 经皮肾

当上尿路梗阻在静脉尿路造影、逆行肾盂造影无法判断梗阻部位、性质时，可采用经皮肾盂造影。这一造影是在影像系统导向下（如透视、超声）进行的，以细针从后路穿刺患侧肾盏肾盂。针进入肾盂后，先抽吸积蓄尿液，并行化验检查。随后注入对比剂，观察尿路梗阻的原因与部位。还可通过输尿管灌注试验，以鉴别梗阻与非梗阻性尿路扩张；判断输尿管疾的部位与程度；测量肾盂静止压。经皮肾盂造影为经皮肾盂造口术提供准确的定位标志，也利于肾组织经皮针刺活检，是经皮肾盂造口术的必要措施。

2. 经皮肾盂造影术

定位经皮肾盂造影或用其他方法确定。如用于尿路引流治疗，则以肾盂造影所显示的肾盏肾盂为目标，在影像系统导向下，经皮穿刺，将引流管置于肾盂、输尿管内，进行引流、灌注药物或行诊断性操作。如需经此通道做肾镜检查或取石，则用不同规格的扩张器，将通道，即皮肤小切口、软组织和肾盂穿刺孔道逐步扩张，以便于较粗的器械经此通道进入肾盂内进行操作。

经皮肾盂造口术的成功率高，并发症少，是治疗尿路梗阻的有效方法，使一些患者免于手术，一些不能手术的肿瘤患者得到姑息治疗。

（三）囊肿、脓肿经皮抽吸引流

囊肿、脓肿、血肿和积液均可在影像系统的导向下，经皮穿刺病灶后，直接或在导丝引导下放置引流管进行引流、抽吸。抽吸液可行细胞学、细菌、生化等检查，以进一步明确病变性质。还可经引流管灌注硬化剂，抗生素或化疗药物进行治疗。

三、结石的介入处理

胆道和泌尿系统结石是临床常见病、多发病，以往多以外科手术为主要治疗手段，并发症较多、侵袭大、易复发是其弱点。通过穿刺建立通道后，可以使用内镜或其他介入器材进行直接取石或粉碎取石或将结石溶解剂直接注入结石局部进行溶石治疗。介入治疗方法简单，侵袭小，但是多发结石时操作耗时较长，也不易取净。

（一）胆道结石

胆石可经T形管、经T形管瘘管、经内镜或经皮经肝进行取石或溶石治疗。

1. 经T形管瘘管取石

这是比较成熟的治疗方法，适用于术后胆管残留结石，成功率可达95%。先行T形管造影，以明确结石的部位、数量、大小和形状，在荧屏监视下，经T形管插入导丝。拔出T形管，再沿导丝置入导管，拔出导丝后，经导管插入取石网篮。将网篮深入结石附近，张开网篮，轻轻旋转，使呈现张开状态的网篮网住结石，收紧网篮，经T形管瘘管取出结石。然后重新放置T形管进行引流。对于胆管内嵌顿性结石，肝内Ⅱ级胆管分支以上的胆管结石，T形管瘘管过长、过于迂曲或有急性感染，则不适于用这一疗法。

此外，还可经T形管瘘管用取石钳取石。这对结石较大，取石网篮无法套住或网篮套住后无法从瘘管取出的结石是一种有效的措施。

2. 溶石

口服或静脉注射溶石药物，因在胆汁内浓度低、副作用大，故较少用。目前甲基叔丁烷乙醚溶解胆固醇结石效果较好，已在临床应用。但尚无溶解胆色素石的较好药物用于临床。

（二）上尿路结石

上尿路结石一般经肾盂造口导管用网篮套取或钳取，对较小结石可推移至膀胱内或灌注溶石药物等方法进行治疗。

四、经皮椎间盘突出切吸术

腰椎间盘脱出是常见病，以往以保守治疗和手术治疗为主。手术治疗虽然有效，但创伤大，术后部分病例的症状体征仍持续存在，部分病例复发。20世纪80年代后期开始应用经皮穿刺腰椎间盘突出切吸术，取得良好疗效。

切吸术需在X线透视下进行，患者俯卧或侧卧于X线床上，根据术前的X线片、CT所确定的椎间盘突出平面，在消毒、局麻之后，用套管针穿刺。在透视下确认进针方位后，逐渐扩张穿刺通道，并将套管送至椎间盘。经此通道送入环锯切割纤维环，退出环锯后送入髓核夹取钳，夹碎并夹取髓核，通过负压抽吸，吸出夹碎的髓核。

本法适用于经影像学方法确诊、并有明显症状体征的患者。有腰椎手术既往史、腰椎骨质明显增生和骨关节病所致的腰腿痛则不适用。

五、经皮针刺活检

经皮针刺活检是有价值的诊断方法，已应用于身体各部位、各器官病变。经皮针刺活检有三种方式，即细针抽吸活检、切割式活检与环钻式活检。三种活检所用活检针不同，适于不同部位病变的活检需要。

（一）活检针

目前活检针的种类很多，可大致分为三种：

①抽吸针：针的口径较细，对组织损伤小，只能获得细胞学标本，如千叶（Chiba）针。

②切割针：口径较粗，针尖具有不同形状，活检时可得到组织芯或组织碎块，可行病理学诊断。这类针很多，如Turner针、Rotex针等。

③环钻针：主要用于骨组织病变的活检，针尖有尖锐的切割齿，便于穿过较硬的骨、软骨组织，取得组织学标本，如Franseen针等。

（二）经皮针刺活检的导向方法

经皮针刺活检是在影像导向下进行，不同于开放式和盲目活检。所用的导向方法为X线透视、超声、CT和MRI。超声对实质器官的囊性或实体性肿物可进行实时监视，定向准确，且可显示活检针的针迹、进针的方法、进针深度以及针尖的邻近结构。导向成功率高，且使用方便，是目前最常用的首选导向方法。透视简单，适用于能在透视下定位的病变，如肺部肿块、骨骼病变等。CT导向准确，但操作程序较超声导向复杂且接受X线辐射量较大，多用于腹部、盆部和胸部病变活检。MRI无射线，利用MRI透视功能可以对浅表病变行活检导向，但要求无磁性的特殊穿刺设备。

（三）临床应用

已广泛用于诊断各系统、各器官的病变。

①胸部：诊断不明的肺内结节、肿块病变。以及已知为恶性病变，但组织类型不明，均适于经皮针刺活检。针刺活检对恶性病变的准确率为90%。良性病变为95%。

②腹部：肝、胰、肾、腹膜后等部位性质不明的病变可经皮针刺活检，尤其对胰腺癌与胰

腺炎的鉴别诊断有价值。

③其他：骨关节、肌肉系统、盆部、乳腺、椎管内病变等均可行经皮针刺活检。细针活检的并发症很少，是安全有效的检查方法。

第三节　介入器械与操作技术

一、介入放射治疗常用器械

人类在发展的进程中，以其特有的智慧发明了生产工具并使用工具，进而改造自然。医学的发展也不例外，特别是近年来发展迅猛，介入放射治疗所用的器械也日新月异，品种良多。为了在介入治疗中熟练操作和应用，现将常用器械功能作一些介绍。

（一）穿刺针

穿刺针（needle）是介入诊疗的常用器械，利用它经皮穿刺血管，建立皮肤至血管的通道。根据需要，可注入造影剂进行检查，确定病变，进行治疗。只有了解它并正确使用，才能减少血管损伤等并发症及手术失败的概率。

穿刺针由针管和针芯两部分组成。

针管是一薄壁金属管，尾座有金属或塑料针柄，另一端是针头，有 45° 锋利斜面和平齐钝头两种。针芯为一实心金属杆，由芯体和芯座组成，外径与针管内径相匹配，使用时将针芯套入针管内。针管针芯匹配有两种类型，一种针管呈现截断状，针芯尖端处呈现 45° 斜面或圆锥形；另一种针管针头与针芯针头一致呈现 45° 斜面状。现在常使用的空心针和普通静脉穿刺针，针管刺入血管后，即可见到喷血，操作非常方便；带芯针穿刺时不致损伤血管，可延长穿刺针在血管内的停留时间，不形成凝血块，缺点是使用不方便。

针座是供术者持握进行穿刺的部分，有带基板和不带基板两种，其上有一标记，有缺凹或凸起的一侧提示与针头斜面方向一致。各种穿刺针的针座内与针管的结合部多为漏斗状，便于插入导丝、联结注射器和连接管。另有一种针管在针座内略突出，需配接头和导引子来连接注射器或连接管，优点是可以防止针座处形成血凝块，但缺点是增加了操作程序和插管麻烦，现已很少使用。

还有一种穿刺针称为导管针或套管针，用聚乙烯或聚四氟乙烯薄壁导管套在针体外，前端紧贴针管。穿刺时，导管随针一起穿进血管或组织腔隙，将针拔除后，导管留在血管或腔隙内，然后经导管进行造影或引流，它的优点是不致刮伤导丝和损伤血管。

（二）导管鞘

导管鞘是由外鞘、扩张管组成的介入诊疗器械，导管鞘是一种管壁非常薄的聚四氟乙烯管状套鞘，主要作用是便于导管交换，作为导管进出或更换的通道，可减少对血管的损伤，便于操作。

（1）导管鞘的种类与结构

导管鞘有两种类型一类是初期产品，外鞘就是一根直形薄壁短导管，结构简单，但血液容易渗入导管与鞘壁之间，发生鞘壁间隙凝血块；另一类是改进的外鞘设计，即防漏导管鞘，在管鞘的尾座接头处增加了止血垫圈和侧路管及开关。止血垫圈有两种结构，即瓣膜式和管圈式。它在管鞘的尾座腔内，插入导管时，止血垫圈同导管紧密地相贴，防止血液反流，不使血液漏出，又不妨碍导管进出。导管的侧路管带有开关，可经此管注入肝素盐水，用肝素盐水冲洗外鞘与导管间隙，防止导管与鞘壁间隙凝血，也可防止换管时血液在导管鞘内凝固，又可作为压力监测通道。

（2）扩张管

它的管壁是用聚四氟乙烯材料制成的直头短导管，较硬而坚韧。沿着导引钢丝，扩张皮肤、皮下组织，建立导管容易通过的管道，宜于导管顺利进入血管腔，不致损坏导管。它的头端似一圆锥形，尾端和穿刺针尾座一样。使用时注意所选的扩张管应比所用的导管略细，以小 0.5F 为宜，不能比所用导管直径大，否则导管插入血管后，导管周围可能发生漏血现象，影响操作。

（三）导丝

导丝（guidewire）是介入诊疗的关键工具，导管在导丝的引导下，沿着导丝到达所选择的靶血管，进行造影和治疗。

1. 导丝结构

导丝由不锈钢内芯和外层螺旋状缠绕内芯的不锈钢丝圈两部分组成。这种结构可使导丝有较强的弹性和韧性，利于它在血管内向各种方向弯曲而不致折断。导丝芯由两条不锈钢丝在里面支撑，两端与钢丝圈焊接。在操作中钢丝圈不致被拉长松散，也不会因为意外断裂而脱落在血管内或体腔内。钢丝芯只在尾端与钢丝圈焊接，在头端不焊接并短于钢丝圈，这样使导丝头段柔软，进入血管后不损伤血管内膜，导丝主体部分保持硬度，起支撑作用，引导导管顺利达到靶血管。现在日本产的超滑导丝，俗称泥鳅导丝，制作时在导丝表面涂上聚四氟乙烯（tcflon）或肝素聚四氟乙烯，以增加导丝光滑度，减少摩擦系数和减少血栓形成，临床上得到广泛使用。

2. 导丝种类

导丝有两大类型：普通型和特种型。

（1）普通型

①直头导丝：为常用的标准型导丝，分为固定芯和活动芯两种。活动芯导丝内芯可随意抽动，改变导丝的软硬度；固定芯导丝前端柔软段长度有 3cm、5cm、10cm、15cm 或 20cm 等几

种。活动芯可向后抽拔内芯，改变导丝头端的柔软度、柔软段长度和形状，有利于超选择性进入血管分支，然后再插入硬芯，支撑导管进入血管分支。

②弯头导丝：头端弯曲呈现J形，称J形导丝，因不损伤血管又称安全导丝。J形导丝头端弯曲半径一般为1 ~ 15mm，它的功能是协助调整插管方向，也有固定芯和活动芯两种。

（2）特种型

①硬度可变导丝：导丝内芯由10股0.1mm细不锈钢丝束组成。10股钢丝芯头端与钢丝圈内面均焊接在一起，在导丝尾端分别与钢丝圈不同部位焊接在控制柄上，通过控制器使内芯对导丝钢丝圈管施加张力，导丝由软变硬。

②偏执导丝：又称可控导丝、转向导丝，是活动导丝中的一种。尾端可安装偏导器，通过操纵偏导器，可使导丝头端弯曲成不同的弧度，进入欲检查的血管分支内，达到超选择性插管目的。

③交换导丝：特点是比普通导丝长，一般长180 ~ 300cm。还有一种超长超硬导丝，如做贲门失弛缓症球囊扩张时，常用此种导丝作为交换导管用。

④端孔导丝：新近研制的导丝，表面涂敷一层聚四氟乙烯材料，导丝的内芯与钢丝圈头端不焊接密封，具有端孔。内芯可移动或拔出，操作时导丝到达靶血管，即可抽出导丝内芯，导丝尾端可接上接头，用注射器注入造影剂或药物，起到了既可作为导丝又可作为导管的双重作用。

⑤塑料导丝：为复合塑料制成，具有良好的弹性和韧性，可协助导管进入较细的血管分支。

（3）导丝规格

导丝的外径常用inch（英寸）表示，主要规格有：0.018、0.021、0.025、0.028、0.032、0.035、0.038、0.045、0.047、0.05inch等。0.035inch和0.038inch两种较为常用；导丝长度常用的有：40cm、50cm、60cm、80cm、100cm、135cm、145cm、180cm、260cm、300cm等规格。其中145cm较常用，260cm、300cm常作交换导丝用。

（4）导丝选用

在实际操作中，根据具体情况，我们应考虑导丝外径大小、长度、软硬度、光滑度、安全性等因素。外径：要与导管内径相匹配。长度：应根据所用导管长度而定，一般导丝长度要长于导管30cm以上，使导丝头端至少有10cm以上在血管内，尾端也必须有部分露出在导管的尾座外，避免导丝随导管一起进入血管而不能拔出，导致再次穿刺。软硬度：要适中，硬度不够将会在血管内盘绕、打结，硬度太强易损伤血管。光滑度：如导丝太涩不够光滑，导管进退不顺利，导致血栓形成，造成并发症。安全性：用前应仔细检查测试，如安全芯与导丝头部有脱焊现象，导丝有折曲，钢丝圈断裂，应废弃。

（四）导管

导管（catheter）是介入诊疗的主要器械，是经特殊工艺制造的薄壁空心长塑料管。随着介入放射技术的发展，导管要求外径细、内径粗，具备适当的硬度、柔软性、可塑性、弹性和扭力。形状记忆力要好，在改变形态后能即刻恢复原形。管壁应光滑、摩擦系数小，具有良好不透X线性能，并能耐高温或消毒液浸泡。

1. 导管材料

导管材料主要有：聚四氟乙烯（teflon）、聚乙烯（Polyethylene）、聚氨酯（也称聚氨基甲酸酯 Polyurethane）、聚氯乙烯（Poly vinyl chloride）、聚酰胺（Polyamide）。常用材料的特点如下。

（1）聚四氟乙烯（teflon）

用其制作的导管物理强度大，摩擦系数很低，导管表面光滑，扭力强，弹性记忆好，耐高温。但导管质地硬，管端不易重新塑形，形状记忆力不及聚乙烯和聚氨基甲酸酯。用于非选择性导管和扩张管。

（2）聚乙烯（Polyethylene）

性质较软，硬度介于聚氨基甲酸酯和聚四氟乙烯之间，形状记忆好，容易成形，塑形温度低，多选为导管原料，制作选择性导管。

（3）聚氨基甲酸酯

用其制作的导管特性和聚乙烯导管较为接近，但比聚乙烯导管还柔软，摩擦系数很小。材料具有良好记忆力，可用于超选择性导管。

为了便于在操作中监视导管位置，在导管制作材料中常加入不透X线的特殊物质，能够在X线下显影。为增强导管扭力，在管壁中置入细金属丝等。

2. 导管结构

导管基本结构分为尾座、管体部和管头部。根据本身材料结构又分为两种，一种是在导管体内加入细金属丝编织成网的厚壁导管，又叫网络导管。此导管扭力强度大，便于控制，可耐受高压注射，导管不易断裂。另一种是不含金属网的薄壁导管，也叫均质导管。此导管扭力小、不好控制，不能作选择性和超选择性插管，只能作心脏或大动脉造影。由几条不同直径的导管互相套在一起配合使用的导管，称同轴导管，最早由Dotter等人设计，用于扩张狭窄的血管、交换导管或扩大引流窦道。后来Gruntzig发明了双腔带囊导管，是同轴导管的换代产品。导管有内外两个腔，内腔与普通导管一样，可通过导丝引导，作选择性或超选择性插管。该导管外腔与围绕导管远端的胶囊相通，通过该腔注入造影剂，使囊体膨胀，扩张狭窄血管、心脏瓣膜等。囊的长度与外径按不同扩张部位的需要，有多种规格，有的囊弯曲成其他形状。胶囊两端设有金属环，能在透视下观察其所在部位。

各类Magic导管基本结构大致相同，总长155cm，最前端10cm为1.8F，中间25cm为2.5F。这两段为纯硅胶管，后面120cm为3F聚乙烯导管。此导管逐渐柔软，可选择性地进入所有细小的血管。前端内径0.3mm，可注射液体栓塞剂和进行超选择性化疗，配6F或7F引导导管。有的型号只是在导管前端有3mm长teflon管，供接可脱球囊的乳胶塞用，用于畸形血管、动静脉瘘、血管瘤等栓塞。

其他型号还有双腔带不可脱球囊导管和可控导管。前者一腔充盈球囊，另一腔可注射栓子，能防止栓子流向远端血管。后者导管壁中含有4根牵引细钢丝，前端固定在导管尖端的不锈钢环上，在导管尾端牵拉细钢丝，导管头端可随之向相应的方向弯曲，进入预定的靶血管。多用于超选择性血管插管，胆管残留结石取出。

3. 导管规格

导管规格一般多用F（french）表示其外径的大小。但各国生产厂家有用其他不同方式表示的，如有的以英寸或毫米表示，也有的以颜色表示。总之都是表示导管的制作材料、外径、长度、侧孔数、外形、匹配导丝、用途等。另外，带囊导管还标明胶囊直径、长度、耐受压力等。导管具有从1.5F到12F等各种规格，长度有：65cm、80cm、100cm，具体使用时，按照不同部位，选择适合的规格。

4. 导管分类

各种导管头端外形不尽相同，大体可分为以下几类：

①单弯导管头端只有一个弯曲，又称单弧导管。单弯侧孔管可作非选择性造影，单弯端孔管的用途较多。

②反弯导管尖端的形状由一主要弯曲和一个与之方向相反的小弯组成。能行选择性腹腔动脉造影。还能做腹腔动脉分支的超选择性插管，如用于胃左动脉、胰背动脉插管。

③双弯导管尖端有两个方向一致的弧形弯曲，可作颈动脉、支气管动脉、冠状动脉插管等。

④强化双弯导管在双弯的基础上增大弯曲度，作用和双弯导管相似。

⑤肝、脾导管也是双弯导管，但两个弯曲不在一个平面上。肝型导管专作肝动脉插管，脾型专作脾动脉插管。

⑥三弯导管可作颈动脉、支气管动脉、肾静脉插管等。

常用导管外形：金氏左冠脉导管、金氏右冠脉导管、超选择性肝动脉导管、超选择性脾动脉导管、超选择性胃左动脉导管、超选样性胰背动脉导管、超选择性肠系膜下动脉导管、主动脉导管（又称猪尾巴导管）、选择性腹腔动脉导管、肠系膜上动脉导管、肾动脉导管。

5. 导管选用

为了适应对机体不同部位的脏器血管或腔隙进行选择性或超选择性插管需要，在术前准备时，就要根据插管的目的和病变的解剖位置，血管走行特点诸因素挑选适合的导管。对导管的用途和性能做全面了解和掌握，是插管成功的必备条件。下面介绍几种导管的主要用途，供插管使用参考。

①直形多侧孔导管主要用于主动脉、髂动脉、腔静脉、髂静脉等非选择性造影。

②多侧孔猪尾巴导管可作心房、心室造影，胸腹主动脉、腔静脉、肺动脉等部位的造影。

③多用途导管可用于腹腔动脉、心室、冠状动脉、左锁骨下动脉等造影。

④猎人头导管可用于所有动静脉插管。

⑤猎人头 Simmons，Cobra 导管都可用于颈动脉插管。

⑥ MIK 导管、牧羊拐导管、Cobra 导管都可用于支气管动脉插管，MIK 导管还可用于肾上腺动脉、脊髓动脉及骼动脉插管。

⑦单弯导管、反双弯导管可作肾动脉、腹腔动脉及肠系膜上、下动脉等多支血管的插管。

以上是常规的使用方法，实践中术者可根据自己的习惯灵活选择，自行设计塑形，以便插管成功。除此之外还要根据插管目的、病变部位的具体情况，选择导管的长度、外径大小、导管头端的开孔类别，以适应不同部位的造影和引流需要。术前要使穿刺针、导丝、导管互相配套。

6. 附件

在介入插管中除导管导丝等主要工具外，还有一些小的辅助用具，如接头开关、连接管、导引子、偏导器、Y 形接头等。

①接头开关是连接导管尾座上的装置，需要时把开关打开，便于经导管注入液体或抽导管内回血，关闭可防止血液从导管流出。接头开关有单通、三通和多通三种。接头分为公母型或公公型接口，单通和三通开关多用于一般血管造影，多通开关用于心脏冠状动脉造影等。

②连接管是连接导管与高压注射器的半透明塑料管，长度 30 ~ 240cm，管径也以 F 表示，两端接头为金属或塑料，接头分为公母型、公公型。造影时导管较短，不便于和高压注射器连接，在中间用一连接管以弥补导管长度的不足。使用时注意排除管内空气。

③导引子适用于各型导丝。因穿刺针和导管尾座上开口内凹，导丝不宜插入，借助导引子才能顺利插入，也是不可缺少的附件。

④ Y 形带阀接头用于各种 Magic 导管与导引管的连接，侧臂接生理盐水持续冲洗，尾端的松紧阀防漏血。Y 形子母接头与带阀子母接头共同用于水压推进器系统；侧臂接生理盐水持续冲洗。

二、介入治疗操作技术

（一）塞尔丁格（Seidinger）技术

瑞典人塞尔丁格（Seidinger）发明经皮穿刺动脉插管技术（Seidinger technique），其特点为无须切开和结扎血管，操作技术简单，容易掌握，对血管不会造成永久性创伤，能多次使用同一穿刺部位，因而大大减少了介入操作的复杂性、危险性和并发症的发生，也为现代介入放射学技术的发展奠定了基础。随着介入放射学的发展，塞尔丁格技术已成为介入放射学的基本技术和重要组成部分，被广泛应用于各种器官和腔道穿刺置管的介入检查或治疗。

1. 塞尔丁格技术具体操作步骤

患者平卧于手术床上，穿刺部位备皮，手术野常规消毒、铺无菌巾，穿刺点用 1% 利多卡因局部浸润麻醉（婴幼儿或不能合作的患者可用全身麻醉），用尖手术刀切开皮肤约 0.52 的横切口，用纹式血管钳钝性分离皮下组织，术者以左手触摸、固定穿刺血管，右手持穿刺针经切口以约 45° 角快速刺向血管腔。一般同时会刺穿血管前后壁，拔出针芯，并将针套缓慢退出，退入血管腔内即见血液喷出（动脉）或流出（静脉），随即固定穿刺针，稍压针尾，使其与血管连成直线或减小角度，引入导丝约 20cm，退出针套，并用扩张器扩大穿刺通道，拨出扩张器后，沿导丝引人导管，导管进入血管后拔出导丝，并注入 5 ~ 10mL 肝素盐水冲洗导管，即可进行操作。操作结束后拔管，压迫穿刺点（尤其血管穿刺点）15min（动脉），静脉压迫约 5min，加压包扎，平卧 24h 后去除敷料即可。

2. 塞尔丁格技术改良法

主要是采用无芯穿刺针，只穿刺血管前壁。当穿刺针经血管前壁刺入血管腔时，即可见血液喷出，随即引入导丝，血管后壁不受损伤。如需更换导管，可加用导管鞘，避免导管反复出入而损伤血管壁。

（二）常用穿刺部位

现代血管性介入技术最常用的穿刺部位为股动脉和股静脉，其次为锁骨下动静脉，肱动静脉，腋动静脉和颈动静脉穿刺插管。现介绍如下。

1. 股动脉

（1）解剖

股动脉是髂外动脉的直接延续，在腹股沟韧带中点的后方经血管腔隙至股三角，由股三角尖端向下进入收肌管，穿大收肌腔裂孔至腘窝，移行于腘动脉。股动脉在腹股沟处位置表浅，易触及其搏动。于腹股沟韧带下方发出腹壁浅动脉、旋髂浅动脉及阴部外动脉，它们都与同名静脉伴行，在腹股沟韧带下方 3 ~ 5cm 处股动脉向后外侧发出股深动脉。股动脉长度为 26.1 ~ 39cm，其外径自起点向下逐渐变小，在腹股沟韧带下方，股动脉外径平均值为 0.85cm ± 0.18cm，发出股深动脉以后的外径为 0.60cm ± 0.14cm，股动脉在血管腔隙的部分，位于股静脉与髂耻骨梳韧带之间，与股静脉和股管包在一个共同的血管鞘中，但动脉和静脉以结缔组织间隔互相分开。股动脉在股三角内位置较浅，位于镰状缘的深侧，股动脉的后面与髂腰肌和耻骨肌为邻，其间并有至耻骨肌的神经横过，股动脉的外侧为股神经，其后内侧与股静脉相伴。

股动脉和股静脉在腹股沟上、下处的内外位置，绝大多数是平行关系，即股动脉在股静脉外侧平行走行，两者的前后关系和两者之间的距离分：

①间距型。动静脉平行并置，但其间有 0.2cm+0.12cm 的间距，此型占 40%。

②并置型。动静脉平行但贴近，此型约占 20%。

③重叠型。即动脉内缘位于静脉外缘的前方或后方，重叠宽度为 0.1 ~ 0.6cm，即两者重叠宽度可达 0.6cm 之多，此型占 35%；另有 5% 是动静脉先平行，随后动脉交叉至静脉前方。

（2）逆行穿刺法

患者平卧，下肢自然平放，于腹股沟韧带中点偏内下方 1 ~ 2cm 范围之内，股动脉搏动最强处穿刺。此处易固定，穿刺成功率高，术后容易压迫止血，且有股鞘包绕，不易形成血肿或假性动脉瘤。穿刺位置不宜过高，否则进入髂外动脉，压迫止血困难，易形成血肿。穿刺位置亦不宜过低，否则进入股深动脉或一并穿透股静脉，血肿或动静脉瘘形成机会增加。如有动脉过度迂曲，导管不能插入，可先插入超滑长导丝，再引导导管通过迂曲段，类似超选择插管法。

对动静脉相重明显，特别是股动脉位于静脉之后，穿刺时可先从股动脉正中偏外侧进行，穿刺针不仅同身体平面成45° 左右角度，而且针尖应向内侧倾斜15° 左右。若不成功，再把针尖逐渐内移，避免形成动—静脉瘘。

（3）顺行穿刺法

顺行穿刺皮肤切口要高于逆行穿刺，应在透视下定位，针尖指向股骨头内上缘处。因前后位穿刺导丝易进入股深动脉，所以应让患者下肢取蛙式位（外展、外旋位），使股动脉转至股深动脉外侧。穿刺时针尖向足侧，与身体成45° 角，容易取得成功。

2. 股静脉

（1）解剖

由腘静脉向上延续而成，自内收肌管的肌腱裂孔起始向上至腹股沟韧带下缘处移行于髂外静脉。此处外径约1.19cm ± 0.24cm。股静脉全程与股动脉相伴，汇集股深静脉和大隐静脉。经过内收肌管时，股静脉位于同名动脉的后外侧，至股三角尖端处静脉位于动脉的后方，继续向上股静脉则位于股动脉的内侧，其前后关系变化较大，分为三型：并置型、间距型、重叠型。

（2）穿刺术

前准备同股动脉穿刺，穿刺点选用股动脉穿刺点偏内约1cm处，触及股动脉后左手固定之，右手持穿刺针于股动脉内侧约1cm的部位进行塞尔丁格法穿刺置管。

3. 颈动脉

（1）解剖

颈动脉由颈动脉鞘包绕，位于颈内静脉内侧。右颈总动脉在右胸锁关节后方起自主动脉弓的头臂干，左颈总动脉直接从主动脉弓发出，自胸锁关节的后方斜向上升，首先被胸锁乳突肌、胸骨舌骨肌和胸骨甲状肌遮盖，然后进入颈动脉三角区，至甲状软骨上缘水平分为颈内动脉和颈外动脉，此处有压力感受器和化学感受器，在穿刺时应注意避让。成人右侧颈总动脉平均长度为9.91cm，平均周径为2.18cm，左侧颈总动脉平均长度为12.87cm，平均周径为2.05cm。其体表投影：右侧自右胸锁关节向上至右下颌角与乳突尖的连线中点所作的直线，甲状软骨上缘以下部分。左侧下颌角与乳突尖连线中点至左侧锁骨上小窝连线甲状软骨上缘水平以下，颈动脉在颈动脉三角区位置最表浅，穿刺插管位置较佳。

（2）穿刺

患者平卧，头稍偏向对侧，于甲状软骨上缘平面下1 ~ 2cm处颈动脉搏动最强处作穿刺点。常规消毒铺巾，局部行利多卡因浸润麻醉，采用改良塞尔丁格法穿刺，拔管后压迫止血。压迫止血时应压向后内方，以颈椎体为背靠。

4. 颈静脉

（1）解剖

颈内静脉收集脑部、面部和颈部的血液，自颅底的颈静脉孔后起始，为乙状窦的直接延续。颈内静脉的直径，成年男性平均为 1.28 ± 0.04cm，女性为 1.23 ± 0.04cm，自耳垂向下至锁骨胸骨端的连线即表示颈内静脉的经过。颈内静脉的后方，自上而下依次为头侧直肌、寰椎横突、肩胛提肌、中斜角肌和颈丛，继而与前斜角肌、膈神经、甲状颈干、椎静脉以及锁骨下动脉第一段为邻，在左侧颈内静脉尚经胸导管末端的前方内侧；上段与颈内动脉相邻，下段与颈总动脉伴行，迷走神经位于静脉和动脉之间而偏后方。颈内静脉上段被胸锁乳突肌掩蔽一部分，下段被该肌覆盖，二腹肌后腹和肩胛舌骨肌上腹自颈内静脉表面经过在颈根部，右颈内静脉与颈总动脉之间有一个小间隙，而左颈内静脉常与左颈总动脉重叠。

（2）穿刺

右侧颈内静脉较粗且与头臂静脉几乎成一直线通上腔静脉，因此颈内静脉穿刺和插管术宜选在右侧施行。患者平卧，头偏向左侧，穿刺点常选在右胸锁乳突肌前缘中点或稍上方，将肌前缘推向后，采用塞尔丁格法穿刺插管；也可以在胸锁乳突肌后缘中、下 1/3 交界处或在该肌的胸骨头与锁骨头之间的三角形间隙内进行。

5. 锁骨下动脉

（1）解剖

左锁骨下动脉直接起自主动脉弓，平均长度为 8.54cm，右锁骨下动脉在右侧胸锁关节上缘的后方起自头臂干，平均长度为 7.08cm。从锁骨下动脉起始处至前斜角肌内缘为第一段；位于前斜角肌后面的部分为第二段；自前斜角肌外侧缘至第一肋骨外侧缘为第三段。

（2）穿刺

穿刺时可自前、中斜角肌间隙处进针，但因锁骨下动脉与肺尖相邻，且不易压迫止血，一般不采用此段进行穿刺插管。

6. 腋动脉

（1）解剖

腋动脉是锁骨下动脉的直接延续。上端以第一肋骨的外缘起始，下端以大圆肌腱及背阔肌腱的下缘为界，从背阔肌腱下缘向下移行于肱动脉。腋动脉全长平均为 11.4cm ± 0.9cm，以胸小肌为界分其为三段。第一肋外缘至胸小肌上缘处为第一段，长约 1.3cm ± 0.7cm，位置最深；被胸小肌遮蔽的部分为第二段，长约 2.7cm+0.6cm，前方为胸大肌和胸小肌，后方是臂丛的后束，肩胛下肌；第三段，长约 7.4cm ± 0.9cm，被臂丛的几个主要分支包围，位置表浅，为腋动脉穿刺部位。

（2）穿刺

患者平卧，上肢与躯干成直角，手掌面向上，于腋皱襞前部可触及腋动脉搏动，选择最表浅处进行改良 Seidinger 法穿刺插管，拔管后应细致压迫止血，防止血肿发生。如动一静脉相通，可形成动一静脉瘘。

7. 肱动脉

（1）解剖

是腋动脉的直接延续，自大圆肌腱下缘下行，经肱二头肌内侧沟至桡骨颈水平处分为桡、尺两支动脉。肱动脉在臂的近侧位于肱骨的内侧，下行逐渐斜向前外，至肘关节附近，居于肱骨和肱肌的前面。此处位置最表浅易触及，为肱动脉穿刺部位。肱动脉平均直径 0.5cm ~ 0.6cm，穿刺时宜选用 5F 以下导管。

（2）穿刺

患者平卧，穿刺侧上肢位于 30° ~ 45° 外展位，局部消毒铺巾，选用肘窝上 2cm ~ 3cm 处为穿刺点，作皮内皮下局部麻醉，不做深部注射，宜采用改良塞尔丁格法穿刺插管，因肱动脉管径细小、表浅，整个操作过程动作应轻柔细致，以防止动脉痉挛而影响操作。

肱动脉位置表浅，易于操作及压迫止血，术后不必平卧 24h，肱动脉穿刺越来越被广大介入治疗工作者和患者所接受。

第四节　介入治疗术前准备与并发症防治

一、介入治疗术前准备

介入治疗学是现代医学领域的一门新兴学科，它是借助影像学设备，运用微创操作技术，进行血管和非血管腔内治疗，解决一些单靠内科或外科都难以解决的问题，给一些疑难病患者带来了新的希望，尤其是一些中晚期恶性肿瘤患者，通过介入疗法如动脉药物灌注、栓塞及内支架置入，取得了良好的治疗效果。近年来通过对大量患者的治疗，使该项技术有了飞速的发展，其前景相当广阔。本章节就其治疗前准备工作做一叙述。

（一）设备及技术准备

先进的技术需要通过先进的设备和医生高超的技艺来实现，而先进的设备和医生高超的技艺二者相辅相成，缺一不可。

1. X 线机

介入治疗离不开性能良好的大型 X 光机。一般要配备 500mA 以上的高清晰度、大容量 X 线机。

为了保证治疗准确、顺利完成，常需 6 管或 12 管全波整流发生器、快速换片装置、高压注射器等相连接的自动控制系统。导管床应为上、下、左、右、前、后各方向均可移动的多功能治疗检查床。

2. 影像增强器和电视透视

为了能得到清晰、真实的图像，常需在X线机上配备影像增强器和电视透视，为录像和数字减影血管造影（DSA）提供条件。

3. 快速连续换片装置

在进行动—静脉及心脏血管造影时，因血流速度很快，要想获得高清晰度的造影图像，常需要用自动快速连续换片装置和电视连续摄影。先进的快速换片装置可每秒摄片6 ~ 12张，单相可拍50张/次，双相可拍100张，电视摄影装置每秒摄片可达25 ~ 200帧，为疾病的诊断和治疗提供可靠的依据和条件。

4. 高压注射器

在动脉造影时常需要在短时间内注入大量造影剂获得质量良好的造影片，这就需要有与X线摄影装置连动的高压注射器，注射速度高达15 ~ 25ml/s。

5. 数字减影血管造影

数字减影血管造影是计算机处理技术与X线机血管造影技术相结合的产物。因为人体各个器官组织互相重叠，要想得到某个器官清晰良好的血管造影图像，必须将其他组织通过计算机处理系统减去，DSA在介入放射学领域的应用，使其在技术水平上了一个新的台阶。

6. 技术准备

有了先进的设备还需有熟悉这些机器性能并能熟练操作的技术人员，技术人员在机器运行之前一定要详细检修、试验机器，并了解患者检查部位的要求，以保证介入治疗手术的顺利完成。

（二）介入治疗器械和常规消毒治疗包的准备

常规的介入治疗手术需要有基本的插管器械，即穿刺针、导引钢丝、扩张器、导管鞘、导管和超滑导丝，再加上常规治疗消毒包。

1. 穿刺针

分带芯套管针和不带针芯穿刺针两种。一般选用18号或19号穿刺针，对儿童及较细血管穿刺应选更细的穿刺针。

2. 导丝

采用Seldinge技术插管均需用导丝，其材料为一种特殊的不锈钢，由芯轴和外套组成。为了防止损伤血管内膜，导丝前端一般比较柔软，该段长一般约3cm ~ 5cm，有的特殊用途的导丝前端柔软部分长达20cm。根据各端形态不同分直形和“J”形。为防止凝血，导丝表面有的要涂一层聚四氟乙烯，使导丝表面光滑，有的导丝经过肝素化处理，以减少对血管内膜的摩擦，减少血液黏附。

导丝直径以 0.035inch 和 0.038inch 两种较为常见，长度约 145cm ~ 180cm，便于操作。有的交换导丝长达 2.6m，起交换导管的作用。导丝的作用是支撑导管帮助导管推进。

3. 导管

是血管内介入治疗和血管造影的主要器械。因其制造材料不同和导管管端形态不同，其品种繁多，有直形导管、C 形导管、盘曲形导管、猪尾形导管和 RH 导管等。导管质量和形态的选择很重要，它直接关系到放射介入治疗和血管超选择造影能否成功。目前最常用的材料为聚乙烯导管，导管的长度一般为 80 ~ 125cm；导管的粗细用 French（F）表示，IF 约等于直径 0.333mm，代表导管内径大小。

导管形态的不同其用途也不尽相同：

①猪尾形导管一般用于主动脉造影。

② C 形单弯导管或 Cobra 导管，用于腹腔动脉、肠系膜上、下动脉造影。

③盘曲形导管和 RH 导管用于肝动脉造影。

④ Hinck 猎人头形导管用于脑血管造影。

⑤ C 形单弯导管和 Shepherd 钩形导管用于支气管动脉造影。

⑥反弧形导管用于胃左动脉造影。

4. 扩张器和导管鞘

由质地较硬的聚四氟乙烯制成，前端光滑而细小似锥形，目的是扩大导管进入血管的入路，导管鞘置于动脉入口，便于交换导管。

5. 常规介入治疗消毒包准备

①手术衣 3 件，治疗巾 4 块，大洞巾 1 块，中单 3 块，布巾钳 4 把，无菌手套 4 副。

②小弯血管钳 1 把，麻醉针 1 根。

③一次性无菌注射器。

④不锈钢盆 500mL 容量 2 个，200mL 容量 1 个，50mL 药杯 1 个。

⑤消毒纱布 10 块，绷带 1 卷。

⑥特殊器械的准备，不能用高压高温毒，要采用新苯扎氯铵浸泡或甲醛熏蒸。如刀片、穿刺针、导管鞘、导管、导丝、三通开关、高压注射器，连接管；等等。

（三）导管室内抢救设备和抢救药品的准备

因介入检查、治疗的部分患者年龄较大，有潜在性隐性病变，平时无症状，当有异常刺激时会诱发发病，或出现意外反应，需要有紧急抢救设施和抢救药品。

1. 抢救设备

中心供氧管道或氧气瓶：常用于支气管哮喘、心脏病、脑组织供血不足和过敏反应发作患者，增加氧气供应量，有利于改善病情，给抢救工作创造时机。

吸引器：用于因呕吐或黏痰引起呼吸道阻塞、窒息的患者，此时需要马上将阻塞物吸出，使其呼吸道保持通畅。

心电监护仪：介入治疗全过程应在心电监护下进行，它能及时反映患者因心脏功能异常引起的心电改变，以便及时用药。

多功能输液架：因患者一旦出现意外情况，常需要多部位静脉补液、给药，如没有多功能输液架，往往影响抢救速度。

气管插管：患者出现急性呼吸道阻塞、喉头痉挛、呼吸困难、窒息时要紧急实施气管切开，气管插管抢救。

呼吸机：患者一旦出现意外，自主呼吸停止，应马上用呼吸机维持呼吸功能，保障各个重要脏器的氧气供应。

除颤器：患者突发房颤、心搏骤停，应紧急用除颤器除颤。

2. 抢救药品

用于循环系统的药物：哌替啶、利多卡因、阿托品、肾上腺素、去甲肾上腺素、毛花苷 C、硝苯地平片、间羟胺和硝酸甘油等。

用于呼吸系统的药物：尼可刹米、山梗菜碱、氨茶碱等。

用于解除血管痉挛或急性血栓形成的药物：罂粟碱、哌替啶、异丙嗪、尿激酶、链激酶、肝素等。

用于降低颅内压药物：甘露醇利尿药、呋塞米等。

用于抗过敏反应的药物：地塞米松、苯海拉明、异丙嗪、氯苯那敏等。

在介入治疗过程中，为防止凝血，通常需在血液肝素化下进行。当肝素用量过多而出现不凝血倾向时，可用鱼精蛋白中和肝素，一般用 10mg 鱼精蛋白中和 1000U 肝素，用量应考虑到因手术时间长肝素的消耗量。

（四）常用动脉内化疗药物

1. 顺氨氯铂（cis-platinumdiamine-dichloride，CDDP）

选择性地抑制细胞中 DNA 的合成，对 G1 期即 DNA 合成前期细胞最为敏感，适用于肺癌、肝癌、头颈部癌和乳腺癌。因其毒副作用很大，动脉灌注用量为 40mg ~ 100mg，术后需大量饮水或大量输液水化，它主要经肾脏排泄，肾功能不全者慎用。

2. 丝裂霉素 C（mitomycin-c，MMC）

主要作用于肿瘤细胞的 G1 期，对 G1 晚期和 S 早期最为敏感。作用迅速，对肿瘤细胞具有杀伤作用。单一用药量 20 ~ 40mg，联合用药时剂量减半，其副作用主要是骨髓抑制，表现为白细胞和血小板减少。因此，用该药时一定要掌握用量，并检查患者白细胞和血小板计数，如白细胞太低应在白细胞升至正常值或接近正常值后再用药。

3. 阿霉素（adriamycin，ADM）及表柔比星（epirubicinum，EPI）

对 S 期及 M 期肿瘤细胞作用最强，对 G1 期和 G2 期也有作用。对恶性淋巴瘤、绒癌、肺癌、乳癌、膀胱癌均有效果。主要在肝内代谢，肝功能不良时宜减少剂量。另外，其对心肌损害也较大，与 MMC 联合会加重心肌损害。因此，心功能不全时慎用或减少剂量，也可用三磷酸腺苷二钠（ATP）保护心肌。辅酶 Q10 和维生素 E 也可使心肌损害得到恢复，复合用药为 20 ~ 50mg/ 次，与 5-Fu、长春新碱、环磷酰胺等合用效果更好。

4. 5- 氟尿嘧啶（5-fluorouracil，5-Fu）

主要作用于 S 期细胞，抑制 DNA 合成，也能影响 RNA 功能，对多种肿瘤有效，是治疗消化道癌的常用药。常用量为 500 ~ 1000mg，主要经肝脏代谢，肝功能不佳者慎用。常与 MMC 和 ADM 联合应用。

5. 氟尿嘧啶脱氧核苷（FUDR）

是 5-Fu 的衍生物，作用与 5-Fu 相似，化疗指数高、毒性低。

6. 卡铂（carboplatinum，CBP）

为顺铂的衍生物，作用与顺铂相似。化疗指数高、毒副作用少，常用于肺癌和肝癌的化疗灌注，用量一般为 200 ~ 400mg。

（五）导管室医师和技术人员的准备工作

导管室医师和技术人员应熟练掌握机器性能和操作方法，术前进行机器检查和调试，并了解患者检查的部位及目的要求，以保障手术全部操作过程的顺利进行。

介入治疗技术虽然比较安全可靠，创伤微小，但它毕竟是一项有创伤性的诊断和治疗操作技术，如果术前准备不充分，可能会造成术中操作困难，甚至发生意想不到的状况，给患者造成不良后果。因此，术者应在术前对患者病情有一个比较全面的了解和认识，让患者做一些重要脏器的功能检查，并与患者及其家属谈话，说明介入治疗的方法、创伤程度以及可能出现的异常反应和并发症，以取得患者本人和家属同意和理解并签字。然后进行治疗方案的研究讨论和制订，并对操作的步骤、用药的选择及剂量大小、造影部位及导管位置的选择，最后达到怎样的目的，都要做出具体安排准备，做到心中有数。术者应充满信心，一丝不苟、胆大心细，力争做好每个操作步骤。上手术台前必须彻底清洁双手，戴口罩、帽子、消毒隔离衣及消毒手套。

（六）患者的准备工作

患者在进行介入治疗前需全面检查身体各重要脏器的功能。一般说来，介入治疗没有绝对禁忌证，但因接受治疗的患者多为高龄患者，各器官都有不同程度的功能减退或潜在性病变。所以，术前应做血、尿、便常规检查，出凝血时间、心电图、胸部透视。对患者心、脑、肺、肝、肾等重要脏器进行功能检查，对有异常者应于术前或术中采取相应的预防治疗措施。例如，有癫痫病史的患者，应在术前服用抗癫痫药物；冠心病患者应服用扩张血管药物；高血压患者给予降血压治疗；颅压增高患者给脱水降颅压治疗。对于血液病患者还应采取防止出血措施，结合患者全身情况应慎之又慎，以防止造成不良后果。

患者的常规术前准备为：

①静脉内碘过敏试验。

②术前4h禁食，以防止术中呕吐而引起误吸窒息，不必禁水，防止肾衰竭。

③介入治疗前1d，穿刺点皮肤备皮，并清洗干净。

④术前30min皮下注射苯巴比妥0.1g及阿托品0.5mg，前者为镇静剂，后者为减少迷走神经反应。

⑤心血管和脑血管检查治疗，需开放静脉液路，以备急用。

⑥术前向患者及家属简述手术过程，使其解除思想负担，取得配合。

⑦一般能够配合的患者，介入治疗采用局部麻醉即可，对于不能配合的患者或儿童要由麻醉师给予其他麻醉方法。

二、介入治疗技术常见的并发症及其防治

无论是经血管还是非血管的介入治疗，都具有创伤微小、患者痛苦小、安全可靠等优点，但有时亦可因为准备不充分，适应证选择不恰当，技术操作不熟练，运用药物注射剂量、给药速度及配伍不够科学恰当，患者的个体差异等，再加上术后处理工作不完善等原因造成不同的并发症，从而给患者造成不必要的痛苦，影响功能恢复甚至危及患者的生命安全。

（一）穿刺点出血、局部血肿和动静脉瘘

1. 造成原因

①操作不熟练，反复穿刺不能成功，将导管鞘插入血管壁内。

②治疗结束后穿刺点压迫不充分。

③术后过早活动穿刺侧肢体。

④患者自身原有血液病和凝血机制障碍。

⑤肝素用量过大，又没有在术后及时用鱼精蛋白中和。

⑥在插入扩张器或导管鞘的过程中，操作粗暴，用力过大，而引起血管壁撕裂。

⑦在插导管鞘时，同时将动脉和静脉的血管壁穿透，术后引起动静脉瘘。

⑧消瘦患者，由于皮下脂肪少、大血管位于皮下，切口时手法不当造成动脉血管刺破。

2. 预防措施

①术前充分了解病情，做好治疗方案的讨论分析。

②做好常规和必需的辅助检查。

③操作者应不断学习，提高技术水平，操作过程中要细心、准确、科学、恰当。

3. 处理

对于穿刺点少量出血或较小的血肿，经过再次压迫止血后，不再有活动性出血，即不必进行特殊处理。对于血肿过大压迫神经血管的，需进行清创取出血肿，以防止引起肢体缺血坏死和神经功能障碍，血管壁裂口过大者应修补血管破口，防止出血再次发生。对于有动静脉瘘形成的应及时手术治疗或介入栓塞瘘口治疗。颈动脉穿刺时更要慎重，一旦因血肿或穿刺刺激，引起喉头水肿和呼吸困难甚至窒息者应及时行气管切开、气管插管、清除血肿，以防危及患者生命。

（二）急性动脉内血栓形成和栓塞

1. 造成原因

①患者患有血液系统疾病，凝血机制增强，或老年性血液黏稠度增高，血液循环缓慢。

②导管在血管内操作时间过长或操作粗暴，擦伤血管壁引起血管痉挛和血栓形成；导管机械刺激引起老年性动脉粥样硬化斑块脱落，栓塞肢体动脉，引起供血不足，缺血坏死。

③导管鞘或导管过粗而穿刺血管过细，人为造成动脉闭塞，供血障碍。

④介入导管操作，一般要求给患者血液全身肝素化，因运用肝素剂量不足，达不到肝素化目的。

2. 预防措施

①术前检查：有无循环系统疾病。如有，术前做适当治疗处理。

②医生操作要轻柔、细心，科学准确，严禁操作粗暴，防止操作时间太长或反复刺激血管，引起痉挛。

③在能达到治疗目的前提下，尽量选用 5F 以下的导管和导管鞘及超滑柔软导丝，减少对血管壁的机械不良刺激。

3. 处理

一旦出现急性动脉血栓和血管痉挛及栓塞症状、体征时，应用尿激酶或链激酶溶栓治疗，同时用低分子右旋糖酐、复方丹参抗凝治疗 1 周，并用利多卡因、罂粟碱解痉治疗，有肢体严重缺血时，应尽早手术取栓治疗。

（三）假性动脉瘤形成或血管破裂及体腔大血肿

1. 造成原因

①老年患者动脉迂曲硬化、血管变细、弹性差，有不规则腔内狭窄，尤其是双侧髂总动脉和腹主动脉有时可呈现串珠状或“S”形改变。

②导管及导丝反复使用，表面光滑度降低，在插管受阻后仍粗暴插入，极易形成假性动脉瘤和动脉穿孔。

③导管反复使用造成折损、粗糙、不光滑，致使导管插入动脉内膜下夹层或动脉瘤内，在进行高速灌注造影时，可导致血管破裂，特别是在动脉瘤壁较薄弱处造影，更易发生破裂出血。

2. 预防措施

①严格掌握适应证，尤其是老年动脉硬化患者，术前及时治疗。髂动脉和腹主动脉过度迂曲狭窄时，导管进入困难，此时应改其他动脉入路，切不可粗暴操作。

②治疗前反复检查治疗器械和导管导丝，如有破损、死折要及时更换。

③导管插入过程中要有超滑柔软导丝导引，并且密切观察导管头的上下活动情况，有异常情况及时调整。

3. 处理

较小的假性动脉瘤不需要处理，对于较大的动脉瘤或有动脉破裂的情况，应及时手术处理或介入栓塞治疗，必要时可进行血管内带膜支架成形术。

（四）在插管过程中导管在血管内打结、折断

1. 造成原因

①导管反复使用，出现柔韧性改变，表面光滑性减低，有死折或折裂，术前又没有细心检查器械，另外，因导管过度屈曲，导丝抽出困难，强行拔出时引起折断。

②插管过程中无导丝导引，加上需超选的血管开口走行有变化，导管反复旋转成形，难以进入靶血管。

③导管插入没有在监视器观察下进行，致使导管头插入其他血管分支内，引起异常过度屈曲，造成打结和折断。

2. 预防措施

①术前细心检查所用导管、导丝等器械，如发现有死折或破损时，应及时更换新导丝导管。

②导管及导丝的操作要轻柔细心，插入导管时应由导丝导引，并在X线荧光屏的直视下进行。

③导管一旦出现有异常打结，则可在导丝硬头支撑下回抽导管松解，或将导管头超选插入血管开口内，上推导管松解。

④如导管、导丝出现折断，则可用导丝袢状套圈取出，当取出失败后可考虑血管切开取出或引入髂内动脉滞留。

（五）菌血症和败血症

其发生原因多为导管、导丝及其他器械消毒不严格，或者化疗药物及造影剂被污染。

预防及治疗措施：对介入治疗所用器械严格消毒，加强术者及其他参加人员的无菌观念，提高技术水平，一旦发生菌血症和败血症，应用大量抗生素治疗。

（六）经导管行药物灌注化疗和栓塞治疗常见的几种并发症

1. 顽固性消化道黏膜炎

由于化疗药物局部化学刺激引起消化道黏膜损伤、坏死；或药物刺激延脑呕吐中枢，刺激第四脑室底化学感受器触发引起口腔炎、食管炎；严重的恶心、呕吐及消化液刺激黏膜，大多由化疗药物用量过大，配伍不合理所致。例如，顺铂、5-Fu 和环磷酰胺，其毒副作用很大，联合应用时剂量应减半，并且用药后要让患者大量饮水或输液水化，同时应服用甲氧氯普胺、维生素 B6 和昂丹司琼等止吐药物。

2. 皮肤色素沉着和坏死

由动脉灌注所用化疗药物浓度过高、注射速度过快引起，或是在导管超选至靶血管后又与局部皮肤供血血管共干，进一步超选难以成功，这样就增加了局部皮肤血管内药物浓度，引起皮肤坏死。常见有盆腔内脏器恶性肿瘤经髂内动脉灌注化疗，引起下腹部和臀部及会阴部皮肤色素沉着坏死；肺癌患者经支气管动脉灌注，引起若干肋间动脉供血区域皮肤变色和坏死，严重的出现溃疡；四肢骨肿瘤经动脉灌注化疗时也可引起相应部位的皮肤变色和坏死。

防治措施首先是在行导管内灌注时应将导管尽力超选至病变供血动脉内，避开皮肤供血血管。其次是降低灌注药物浓度和减慢注射速度，延长用药时间。一旦出现了皮肤变色坏死，则应扩张血管，改善供血，应用大量抗生素，防止感染发展，并外敷局部生肌药、膏，一般于治疗 1 ~ 2 周内恢复正常。当坏死面积较大、较深时，应采取清创缝合植皮治疗。

3. 肝癌介入化疗检查引起胆囊炎或急性大面积肝坏死

化疗后胆囊炎多由高浓度化疗药物经胆囊动脉直接刺激造成，如灌注时超选择避开胆囊动脉或将药物浓度降低则可避免。

急性大面积肝细胞坏死造成原因包括：

①肝脏本身功能不正常。

②门静脉主干内有瘤栓形成。

③插管时超选择不成功，使大面积肝细胞受化疗药物刺激，或栓塞后引起变性坏死。

④化疗药物浓度过高，推注速度过快，术后又没有进行全身充分水化造成。

防治措施包括：

①术前进行肝功能检查，对肝功能不正常的要进行保肝治疗，待肝功能基本正常后方可进行介入治疗。

②进行肝固有动脉插管时尽力将导管超选至病变供血动脉内，避免正常肝细胞受损。

③适当稀释及降低化疗药物浓度，减少对肝正常细胞的不良刺激。

④介入治疗术后让患者大量饮水或静脉输液充分水化，减少药物毒副作用。

⑤术后给患者能量合剂、维生素 E 等药物，同时要加强保肝治疗。

4. 脾脓肿形成

对脾肿大及脾功能亢进患者，在行脾脏部分栓塞后出现脾脓肿，甚至脓肿破裂出现急腹症。造成的原因主要是导管、导丝或栓塞剂消毒不严，器械带菌，进入脾脏后引起感染，另外与脾脏免疫功能低下有关。

防治措施主要是介入治疗器械和栓塞剂要严格消毒。消毒液浸泡或熏蒸 1h 以上，加强无菌观念，严格无菌操作等均可避免脾脓肿发生。另外我们的经验是采用患者自身凝血块栓塞，可降低脾脓肿发生率。一旦出现脾脓肿，应及时全身大剂量应用抗生素，疗效不明显时要手术切开引流或大部分切除脾脏。

5. 脊髓损伤引起截瘫

肺癌患者经支气管动脉灌注化疗或栓塞时出现脊髓损伤。主要是因为支气管动脉与发出脊髓动脉的肋间动脉共干，行介入治疗时，化疗药物、造影剂和栓塞剂进入脊髓动脉造成。另外，脊髓血管畸形，行介入治疗时所用栓塞剂颗粒太小，栓塞了正常脊髓终末小动脉造成。

防治措施是在行支气管动脉灌注或栓塞时尽量避开脊髓动脉，栓塞前应行数字减影血管造影；避不开时应降低化疗药物浓度，减慢推注速度。栓塞时也应用稍大一点的颗粒栓塞剂，禁止用液体栓塞剂。

6. 脑栓塞

造成原因包括：

①脑血管介入治疗时，栓塞材料脱落或漂移误栓正常脑血管。

②行介入治疗时导管在脑血管内停留时间过长，或肝素化不够引起脑血管痉挛或血管内血栓形成。

③老年人有动脉粥样硬化行介入治疗时，导管导丝机械刺激引起粥样硬化斑块脱落，漂移栓塞脑血管。

④其他内脏恶性肿瘤内有动静脉瘘，进行栓塞治疗时，栓塞材料通过瘘口进入脑血管内引起栓塞。

⑤行脑血管介入治疗时，脑血管发生痉挛，导管拔出困难，造成微导管折断留在血管内引起栓塞。

防治措施包括：

①在行脑血管介入治疗时，应充分准备，大胆细心、操作轻柔，尽量避免过多更换导管，争取时间，提高效率，严防栓塞材料脱落和机械刺激引起硬化斑块脱落栓塞血管。

②脑血管介入治疗时一旦出现脑血管痉挛，不要强行拔出导管，要及时行药物解痉治疗，待解除痉挛后再慢慢将导管拔出。

③对病变脏器行血管造影发现有动静脉瘘时，应慎重栓塞，选用较大颗粒的栓塞材料，先将瘘口栓塞。

④有老年性动脉粥样硬化患者行介入治疗时，操作要轻柔，防止机械刺激引起硬化斑块脱

落。一旦形成脑栓塞应及时行扩张血管治疗和溶栓治疗，以改善脑血管侧支循环。

7. 脑出血

造成原因包括：

①患者本身有高血压、脑动脉硬化病史，行介入治疗时因导管、导丝机械刺激引起血压突然升高，脑血管破损造成。

②脑动脉瘤、脑血管畸形介入治疗过程中，导管导丝机械刺激造成较薄弱的动脉瘤壁和畸形血管壁破裂引起。

③脑血管动静脉瘘，当瘘口栓塞后，引起脑灌注压突升，出现脑出血。

④患者有血液病及凝血机制不佳，肝素化后出现脑血管破裂。

⑤溶栓药物用量过多，出现脑出血。

防治措施包括：

①患者术前要全面检查，有高血压动脉硬化病史、血液病病史者，要术前对症治疗处理，防止术中发生脑血管破裂。

②介入治疗中，操作导管导丝要轻柔、细心，对脑动脉瘤和血管畸形患者严格掌握治疗适应证和栓塞范围，栓塞材料要适宜。

③有脑血管动静脉瘘患者，栓塞前先给患者行控制性低血压治疗，将血压降至基础血压的 2/3 水平。

④肝素用量不要太大，如过量时用鱼精蛋白中和，尿激酶等溶栓药物用最要适当，严防过量。

一旦出现脑出血症状应及时进行 CT 检查确诊，给降血压及止血治疗，脑压高者行甘露醇降压，血肿过大时，行穿刺抽血或手术血肿清除治疗。

8. 心肌梗死、肺梗死、肾栓塞、四肢栓塞

造成原因包括：

①脑血管及其他部位动静脉瘘，行栓塞治疗时，未先将瘘口栓塞。栓塞物通过瘘口造成远位脏器栓塞。

②颈动脉粥样硬化斑块，因导丝导管机械刺激脱落误栓。

③肝素用量不足，血管内治疗因机械刺激引起血栓形成，脱落误栓。

④导管或导丝折断漂移，栓塞远位脏器。

防治措施包括：

①对有动静脉瘘的脏器行栓塞治疗时，应选择较大颗粒栓塞材料，防止栓塞物通过瘘口，进入血液循环。

②老年患者动脉粥样硬化行介入治疗时，操作导管要轻柔、细心，防止斑块因机械刺激脱落，栓塞远位脏器。

③行介入治疗时，需要在全身肝素化下进行，防止血管内凝血。一旦出现脏器栓塞及时应用扩张血管药物治疗，并行早期大量尿激酶溶栓治疗。

第六章　CT检查技术

第一节　螺旋 CT 扫描原理与应用

一、原理

普通 CT 扫描机 X 线管的供电及信号的传递是由电缆完成，在进行每一层面扫描时，需要带着电缆周而复始地进行运动，而且需要急加速、急减速和停止，易缠绕并且影响扫描速度的提高，每两层扫描之间需耽搁 5 ~ 10s。为解决这一问题，近年来，CT 扫描机架旋转过程中去掉了电缆，采用了高度可靠的铜制滑环和导电的碳刷，通过碳刷和滑环的接触导电，得以使机架能做单向的连续旋转。通过滑环供电系统，扫描时 CT 的心脏部件圆滑地沿着一个方向平稳地转动,减轻了转动系统的额外负担,使CT扫描机能够进行稳定和快速的扫描。螺旋CT扫描时，X 线管和探测器连续进行 360° 旋转并产生 X 线，同时，检查床也在纵方向上进行连续匀速移动，在短时间内对人体进行大范围的扫描，即大容量扫描，并获得容积扫描数据，被扫描区域 X 线束运行的轨迹呈螺旋形，因此，称为螺旋 CT 扫描技术。

螺旋扫描方式不再是对人体的某一层面采集数据，而是围绕人体的一段容积螺旋式地采集数据，常规 CT 扫描与螺旋扫描方式的本质区别在于前者得到的是二维信息，后者得到的是三维信息。所以螺旋扫描方式又被称为容积扫描。

滑环的方式根据传递给 X 线产生部分电压的高低，可分为高压滑环和低压滑环。高压滑环通过滑环传递给产生 X 线的电压达上万伏，而低压滑环通过滑环传递给 X 线发生器的电压为数百伏。高压滑环易发生高压放电，导致高压噪声，影响数据采集系统并影响图像质量。低压滑环的 X 线发生器须装入扫描机架内，要求容积小、大功率的高频发生器，大多数螺旋 CT 扫描机都采用低压滑环。

螺旋 CT 进行扫描时重新安排投影数据在 180° 完成内插运算，以缩小每个图像螺旋扫描的范围，避免了平均容积伪影的影像。由于图像数据是从 360° 的螺旋扫描层面任一部分所获得，要想得到高精度的横断面图像就需要使用内插运算技术。该技术最简单的方法是相邻螺旋圈间螺旋投影数据的线性内插处理，避免了平均容积伪影的影像，并因采用了 180° 内插处理，限制了 X 线管功率，这大大减少了图像噪声。大容量扫描的特长是以扫描装置每转动一次的检查移动量与连续 CT 扫描时间之容积来决定扫描范围。

螺旋 CT 扫描机除必须采用滑环技术外，还须采用一个热容量大、散热快的 X 线管；为使大量的图像处理工作能迅速进行和完成，必须配备高速的计算机系统等；由于原始扫描数据较多，还需要配置一个大容量的硬盘以适应大量储存的需要。随着硬件的不断进步和完善，螺旋 CT 扫描机一次扫描可完成多个扫描的区段，在扫描的间隙可允许患者做短暂的呼吸。这些改进适应了临床诊断工作的需要，使螺旋 CT 扫描机的适应证进一步扩大。

二、螺旋 CT 扫描技术

螺距的定义是床速和层厚的比值。该比值是机架旋转一周床运动的这段时间内运动和层面曝光的百分比。它是一个无量的单位，并可由下式表示：

$$\text{螺距}(P)=S(mm/s)/W(mm)$$

式中，S 是床运动的速度，W 是层厚的宽度。螺旋 CT 扫描螺距等于零时与常规 CT 相同，通过患者的曝光层面在各投影角也相同。螺距等于 0.5 时，层厚数据的获取，一般采用 2 周机架的旋转及扫描。在螺距等于 1 时，层厚的数据采用机架旋转 1 周的扫描。在螺距等于 2 时，层厚的数据只得到机架旋转半周的扫描。增加螺距可使探测器接收的射线量减少，但图像的质量下降。在螺旋 CT 扫描中，床运行方向（Z 轴）扫描的覆盖率或图像的纵向分辨率与螺距有关。

重建间隔是被重建的相邻两层横断面之间长轴方向的距离。螺旋 CT 的一个重要特点是可做回顾性重建，也就是说，先获取螺旋扫描原始数据，然后可根据需要做任意横断面的重建。螺旋 CT 扫描的重建间隔并非常规 CT 扫描层厚，因为螺旋 CT 扫描是容积扫描，不管扫描时采用什么螺距，其对原始数据的回顾性重建可采用任意间隔，并且间隔大小的选择与图像的质量无关。

螺旋 CT 扫描技术在许多方面与普通 CT 扫描机一样，但因其设备的一些结构与普通 CT 扫描机有较大的区别。它通过大容量 X 线管，并采用滑环式的连续转动扫描器，使扫描间隔时间为 0s。可以进行无测试时间浪费的连续扫描，同时，还能准确地捕捉造影效果的时效变化。不论做何种位置的扫描均应先做单纯 CT 扫描，然后再根据需要选择不同方式的增强 CT 扫描。

三、螺旋 CT 扫描的三维图像重建与显示

由于近年来计算机软件技术的不断进步、发展与利用，同时快速运算处理技术的进步，可以对许多医学影像进行综合处理，并能够很容易地显示解剖学结构和生理变化等各方面的情况。容积扫描法是含有物质内部结构的显示方法，因此，它能够做任意断面的切出或行内部透视法观察。并且还能够给 CT 值着色，从而能更加准确地显示内部的解剖学结构。最大强度投影法（MIP）具有较高的解像度，并且保持了原有的 CT 值，还可以改变其对比性。因为不显示纵向的信息，可以通过改变视点连续显示复数的影像，从而得到立体感。将容积透视法的影像和

MIP 的影像合成，可以得到具有高解像度的三维图像。结合临床后，可得出病态解析与诊断，这种方法可以清晰地显示许多器官的三维解剖学结构。

螺旋 CT 多采用线性内插方法，由于该方法效果好和易使用而被普遍应用。线性内插方法有全扫描、不完全扫描、内插全扫描、半扫描、内插半扫描和外插半扫描。全扫描法是 360° 收集原始投影数据，在卷积和后投影前不做修正，因而全扫描法是最简单的内插方法。不完全扫描和半扫描法分别是 360° 和 180° 加一个扇形角，它们的原始投影数据在靠近扫描的开始部分和结束部分采用不完全加权，通过靠近扫描中间部分的加强加权投影来补偿。内插全扫描法的 360° 平面投影数据，通过邻近同方向的原始投影数据线性内插获取，因而重建涉及的原始数据达 720° 范围。内插半扫描法利用多余的扇形束原始数据，在原始数据附近的相反方向内插，可将数据采集角的范围减少到 360° 加两个扇形角。外插半扫描法没有内插半扫描法那种投影射线的位置，它必须不同于重建平面的情况，如果相对的射线来自平面的相同位置，外插半扫描法估计这个相应的投影值。否则，内插则按照内插半扫描法进行。内插半扫描法和外插半扫描法较好，原始数据利用率高，平面合成可靠，并可得到满意的重建图像。

三维图像显示功能包括：容量和容积的测量，三维空间的两点距离测量，三维空间的两直线间角度测量。这些功能的开发与利用极大地满足临床医学的需求，特别是在神经外科学中的应用，为脑立体定向手术选择最佳方案。三维图像重建技术包括：三维图像的掘削观察；三维图像的画面切削处理，用于显示病变局部的效果；切断法显示；移动法显示；回转法显示；放大和缩小法显示；欠损修复法显示和皮肤合成法显示等。

螺旋 CT 扫描系大容量扫描，从开始到结束的整个测试数据都是连续的。一次扫描所得到的数据能算出几次的 CT 图像，由于各图像之间连续良好，因而可获得高精度矢、冠状图像，并且可得到随意角度的断面图像。

四、螺旋 CT 扫描的优缺点

1. 与普通 CT 扫描相比螺旋 CT 扫描的优点

第一，整个器官或一个部位一次屏气下的容积扫描，大大减少了病灶遗漏的可能性。

第二，单位时间内，扩大了 CT 检查的适应证与应用价值。

第三，由于扫描速度的提高，使对比剂的利用率提高。

第四，可任意地、回顾性重建，无层间隔大小的约束和重建次数的限制。

第五，螺旋 CT 扫描覆盖面广、无间隙，采集容积数据，便于各种方式、各个角度的影像重建。

2. 与普通 CT 扫描相比螺旋 CT 扫描的缺点

第一，层厚响应曲线增宽，使纵向分辨率下降。

第二，在做大范围薄层扫描时，X 线管损耗大，要求高，价格贵。

第三，扫描时X线量多，对患者造成的损伤大。

五、螺旋CT扫描技术的临床应用

螺旋CT扫描的临床应用范围与普通CT扫描相同，但螺旋CT扫描的临床应用价值越来越大，尤其是在薄层扫描技术问世以后，获得被检测部位的信息较全面，并能在原有的断面基础上做MPR和三维图像显示，特别是能做仿真CT内镜，从而使单纯的CT断面升华到三维立体显示和一些血管、气道、消化道的腔内观察，达到了腔内视法的目的。

第二节　多排探测器CT扫描机工作原理与结构

为了便于说明，将普通CT扫描机称为单排探测器CT扫描机或单层面CT扫描机（single slice CT）。CT扫描技术的进步总是在提高扫描速度、提高图像质量、开发软件功能、改善机器性能、减少患者X线辐射量等方面进行的。近年来，许多科学家参与了多排探测器CT扫描机的研制，并获得了成功。多排探测器CT扫描机是指采用了多排探测器。由于多排探测器CT扫描机的X线管旋转一圈可以获得多个层面的图像，因此，它又被称为多层面CT扫描机（multislice，CT）。多排探测器CT扫描机的线束宽度从一厘米到十几厘米不等，而且将会变得越来越宽。

一、多排探测器CT扫描机的工作原理

多排探测器CT扫描机和单排探测器CT扫描机（single slice CT）的工作原理是基本相同的，它们的球管和探测器都是围绕人体做360° 旋转。探测器接收到穿过人体的X线之后将其转化成电信号，被数据采集系统采集后进行图像重建。重建后的图像由数/模转换器转换成模拟信号，最后以不同的灰阶形式在监视器上显示，或输送给多幅照相机照成照片。

配备了激光照相机以后的CT扫描机，在计算机重建图像后，不经数/模转换器，其数字信号直接输入激光相机摄制成照片或以数字形式存入计算机硬盘。

二、多排探测器CT扫描机与单排探测器CT扫描机的区别

多排探测器CT扫描机的探测器是由多排探测器阵列组成，排数从几排到几十排不等。而单排探测器CT扫描机的探测器只有一排。多排探测器CT扫描机与单排探测器CT扫描机的区别主要在于多排探测器CT扫描机对CT扫描机扫描数据收集系统（DAS）进行革命性的创新。

DAS是将CT扫描机中穿过人体的X线信号转化成供重建CT图像的数字信号的重要组成部分。单排探测器CT扫描机的DAS是由单排的探测器阵列（数百个探测器），积分器、放大器、

模 / 数（A/D）转换器所组成。探测器将 X 线信号转化成电信号，再经积分、放大得到有一定幅度的电压信号。模 / 数转换器将各个数据通道传送来的模拟信号转化成数字信号。

单排探测器 CT 扫描机的 X 线束较窄，用准直器调节 X 线的宽度。X 线的宽度决定 CT 机扫描图像的层厚。穿过人体的 X 线束被单排探测器阵列所接收，经过微分器、放大器将模拟的电压信号传送给模 / 数转换器。多排探测器 CT 扫描机 X 线束较宽，也用准直器对 X 线束的宽度进行调节，这一调节不是为了改变图像的层厚，而是为了减少患者所受到的 X 线辐射量。X 线被多排的二维探测器阵列所接收。为得到不同层厚的图像，电子开关将相邻探测器的输出进行组合，并分别送入各组积分电路、放大电路。多排探测器 CT 扫描机的数据通道都有四组，在 X 线管旋转 360° 后，CT 扫描机得到 4 个层面的图像。多排探测器 CT 扫描机都配有 16 排或 16 排以上的探测器阵列，每排探测器可获得的图像层厚为 1.25mm。它是由探测器阵列的宽度所决定的。当获得 4 组 2.5mm 层厚图像时，可有 8 组数据输入电子开关，该开关电路将 8 组数据进行两两组合，相邻两个探测器的输出进行并联叠加，变成 4 组数据。这些数据被用来组成 4 层 2.5mm 的图像，被传送给模 / 数转换器，通过图像重建产生 4 层 2.5mm 的图像。

三、多排探测器 CT 扫描机扫描层厚的选择

单排 CT 扫描机的层厚是通过准直器的窄缝宽度的调节来实现的。而多排探测器 CT 扫描机是由每排探测器在 Z 轴方向的宽度以及其输出的不同组合来实现的。有时还需要在探测器一侧增加准直器以对 X 线束加以限制。由于各种型号的 CT 扫描机采用的探测器二维阵列的不同，因此它们层厚的差别也较大。

四、图像重建

多排探测器 CT 扫描机扫描时，取样数据量大，数据点的分布与单排探测器 CT 扫描机有较大的差别。其图像重建的程序也有较大的不同，并且较为复杂，为了获得良好质量的图像，减少伪影，需采用一些新的算法。

五、多排探测器 CT 扫描机的优点

工作效率高，多排探测器 CT 扫描机的数据取样率是单排探测器 CT 扫描机的 4 倍；因 X 线管旋转一周可得到 4 层的数据，它的层厚可以被选择得较薄，因此，它在进行螺旋扫描获取三维数据时的精准度更高。其优点如下：

①缩短了扫描时间，延长了扫描覆盖长度。

②图像质量大大改善。

③任意调节层面的厚度。

④在不影响图像质量的情况下，减少了 X 线辐射剂量，同时也减少了患者所受到的 X 线

辐射量。

⑤ X 线管的冷却时间减少到几乎为零的地步。

⑥延长了 X 线管使用年限，节省了运行费用。

六、多排探测器 CT 扫描机的结构

由于多排探测器 CT 扫描机具有诸多优点，现在已在国内外得到广泛的应用，特别是在国内得到许多医院专家与同道们的认可。二维的探测器阵列是多排探测器 CT 扫描机的关键部件。多排探测器 CT 扫描机在 Z 轴方向排列方式主要有两类：

① GE 公司生产的 Light-Speed，它在 *Z* 轴方向有 16 排探测器，每排探测器是等宽的，探测器的宽度相当于层厚为 1.25mm，用稀土陶瓷材料制成。东芝公司生产的多排探测器 CT 扫描机，拥有 34 排探测器，也属于等宽型的，但它在靠近中央的 4 排探测器宽度为 0.5mm。其他 30 排探测器的宽度均为 1mm。

②西门子公司的产品在 *Z* 轴方向有 8 排探测器，每排探测器的宽度不等，其宽度分别是 1mm、1mm、5mm、2mm、5mm 和 5mm，探测器的宽度相当于层厚的宽度。探测器的物理宽度为 2mm、3mm、5mm、10mm，两侧对称，探测器阵列的总宽度为 40mm。用超速陶瓷材料制成。

等宽探测器阵列在增减探测器数目方面较为灵活。不等宽的探测器阵列由于在层厚的排列组合时探测器数目较少，造成探测器的间壁减少，对 X 线的吸收减少，导致量子吸收效率提高。

第七章　颅脑CT检查

第一节　检查方法和正常影像

一、检查方法

（一）常规检查

横断面（或轴位）扫描：患者仰卧，有 3 个主要扫描平面。其扫描基线为：

①听眦线：亦称为眶耳线（orbito meatal line，OML），简称 OM 线，即外眦至外耳孔中点的连线。

②听眉线：亦称为上眶耳线（superior bitomeatal line，SML），简称 SM 线，即眉毛上缘中点与外耳孔中点的连线。

③瑞氏基底线：亦称人类学基线（Reid' sbase line，RBL），简称 RB 线，即眶下缘与外耳孔中点的连线。检查幕上病变常用 OM 线；幕下病变常用 SM 线；眶内病变常用 RB 线。

冠状面扫描：患者仰卧或俯卧位，头部过伸，使冠状面与 OM 线垂直扫描。

（二）增强扫描

一般认为，对急性颅脑外伤、急性卒中可只做平扫；对于脑瘤术后复查或只有增强检查才能显示病变的复查病例可只行造影增强；对于脑肿瘤、脑血管疾病、感染性疾病均需做增强扫描，外伤患者平扫正常时亦可行增强扫描。一般造影剂用量为 60 ~ 100mL 或儿童以 2mL/kg 用量，团注或快速滴注。

其显影机制分为两类：

①血管内显影，如动脉瘤、动静脉畸形，其显影时间短，应注药后扫描或边注边扫。

②血管外显影，强化机制在于血脑屏障的破坏（如胶质瘤）或血供丰富（如脑膜瘤、听神经瘤、脓肿壁）。由于垂体血供丰富，垂体增强扫描有利于缺乏血供的垂体瘤尤其微腺瘤的检出。

（三）脑池造影 CT 扫描

造影剂可应用阳性非离子型水溶性碘造影剂（碘曲仑和碘海醇等）和阴性造影剂（空气），

后者主要用于小听神经瘤的诊断。一般阳性造影剂的用量为 8 ~ 10mL，阴性造影剂 3 ~ 5mL，经腰穿注入。水溶性造影剂取头低脚高位或病变侧在低下部位，气体反之。一般注入造影剂 15min 后扫描，观察脑室多于 6h 后扫描，延时的目的在于降低碘液浓度。如欲观察脑脊液的动力变化，则于注入造影剂 2h、6h、12h 和 24h 后进行扫描，必要时可于 48h 或 72h 后扫描。

（四）脑 CT 血管成像

脑部 CT 血管成像或称为脑部 CT 血管造影（CT angiography，CTA），是指经静脉注入造影剂后利用 CT 对包括靶血管在内的受检层面进行连续的薄层立体容积扫描，然后进行图像后处理，最终使靶血管立体显示的血管成像技术。

扫描从后床突下 30mm 开始，向上达后床突上 50 ~ 60mm。其常用扫描参数如下: 螺距 1 ~ 2，层厚 1 ~ 2mm，重建间隔 1mm，造影剂用量（300mg/mL）80 ~ 120mL，注射流率 2.5 ~ 3.5mL/s，延迟时间 15 ~ 25s。双层或多层螺旋 CT 可增加螺距、减小层厚，以取得更优质的图像；图像后处理可采用 MIP、SSD 和 VR，以 MIP 最常用。

脑 CT 静脉成像（CT venography，CTV）扫描方法同上，只是扫描延迟时间为 40s。

CTA 包括 CTV 可用于显示脑底动脉环（Willis 环）和大脑前、中、后动脉主干及其 2 ~ 3 级分支血管; CTV 可显示大脑内静脉、大脑大静脉、皮质静脉、上矢状窦、直窦、横窦和乙状窦等。CTA 包括 CTV 可用于对动脉瘤、血管畸形（主要是 AVM）、肿瘤血管、静脉病变及头皮血管瘤等的诊断。

（五）脑 CT 灌注成像

CT 灌注成像在中枢神经系统的应用包括：

①作为颅外颈动脉或椎动脉闭塞性疾病的功能性检查方法，研究颅内血流量和侧支循环情况。

②早期发现梗死或缺血，并显示其范围。

③血管炎或继发性蛛网膜下腔出血时估计血管痉挛情况。

④ AVM 估计分流情况。

⑤研究肿瘤的血液灌注情况。

1. 检查技术

CT 灌注成像的质量受造影剂注射的总量、速度、患者的心功能状态以及 CT 扫描伪迹、部分容积效应等多种因素的影响。扫描时经肘静脉注射加热至 37℃的造影剂 40 ~ 50mL（儿童约为 1mL/kg 体重）。开始注射造影剂的同时启动快速动态扫描程序，以 1 层 /s 的速度连续扫 30 ~ 40s 以上，重建 30 ~ 40 幅灌注图像。注射流率多为 8 ~ 9mL/s，最快达 20mL/s，国内有学者采用 2.5mL/s 也获得较满意的 CT 灌注图像。通常包括最大强度投影（MIP）图、脑血流量（CBF）图、脑血容量（CBV）图、局部灌注达到峰值的时间（TTP）等图像。这些图像可通过数字化形式存储，均可彩色显示，以突出病变区域的对比度。

2. 灌注参数

第一，脑血容量（cerebral blood volume，CBV）。是指存在于一定量脑组织血管结构内的血容量，单位为 mL/100g。根据时间—密度曲线下方封闭的面积计算得出。

第二，脑血流量（cerebral blood flow，CBF）。CBF=CBV/MTT，指在单位时间内流经一定量脑组织血管结构的血流量，单位为 mL/（100g/min）。它反映脑组织的血流量，CBF 值越小意味着脑组织的血流量越低。正常值一般＞ 50 ~ 60mL/（100g/min），＜ 10 ~ 20mL/（100g/min）将导致膜泵衰竭和细胞死亡。

第三，平均通过时间（mean transit time，MTT）。开始注射造影剂到时间—密度曲线下降至最高强化值一半的时间，主要反映的是造影剂通过毛细血管的时间，单位为秒（s）。

第四，峰值时间（timetopeak，TTP）。为开始注射造影剂至强化达到峰值的时间，由时间—密度曲线测得，单位为秒（s）。

此外，还有表面渗透性（permeability of surface，PS）等参数。

二、正常解剖和 CT 表现

（一）颅盖软组织（头皮）

颅盖软组织在额、顶、枕部分为皮肤、皮下组织、帽状腱膜、帽状腱膜下层和颅骨骨膜 5 层。前 3 层紧密连接，CT 不能识别。帽状腱膜下层由疏松结缔组织构成，内含少量血管，CT 呈低密度带，头皮裂伤出血亦在此层，如有化脓感染可蔓延到整个颅顶，并可经导静脉扩散到颅内。颅盖软组织在颞部则由皮肤、皮下组织、颞浅筋膜、颞深筋膜、颞肌和颅骨骨膜 6 层构成。

颅骨外膜 CT 不能识别，在颅缝处连接紧密并深入缝间成为缝间膜，故骨膜下血肿不超过此缝，并可据此与帽状腱膜下血肿相鉴别。

（二）脑颅骨和颅缝闭合的时间及顺序

脑颅骨由枕骨、额骨、蝶骨、筛骨各一块及额骨、顶骨各两块组成。颅骨分为 3 层，即外板、板障和内板。成人内外板 CT 表现为高密度，CT 值＞ 250Hu。新生儿板障为低密度，随年龄增长密度增加，50 岁后板障层钙化与内外板融合为一层致密层。成人颅缝宽约 0.5mm。新生儿各骨之间为一片等密度的结缔组织膜相连，称为囟。

颅缝闭合约在 30 岁以后开始。一般是矢状缝先闭合，继为冠状缝。而人字缝和枕骨乳突缝闭合最晚，且可终生不闭合。额缝在出生 6 个月后开始闭合，而在 5 ~ 6 岁时应完全闭合，此缝亦可终生存在。颅底缝多在出生时闭合，只有蝶枕缝到青春期闭合。

此外，应注意识别脑膜中动脉、板障静脉沟、静脉窦、导静脉、蛛网膜颗粒等常见的脉管压迹，以免误诊为骨折。

（三）颅底各颅窝的特点和孔道

颅底骨内面由蝶骨峤和颞骨岩部嵴分为前、中、后颅窝。

（1）前颅窝

筛骨板菲薄，外伤易造成骨折、损伤嗅神经及形成脑脊液漏。额骨眶板上凹凸不平，脑外伤时底部的滑动易引起脑挫伤。

（2）中颅窝

孔、洞较多，外伤骨折或肿瘤破坏通过这些结构引起相应的症状。如骨折累及蝶窦出现鼻出血、脑脊液鼻漏；颞骨骨折可损伤面神经和听神经；鼓室盖骨折引起脑脊液耳漏；脑膜中动脉损伤引起硬膜外血肿。

（3）后颅窝

有大量肌肉覆盖，骨折较少见。但与颈段相连，可有畸形发生。

（四）脑膜

脑的表面有 3 层被膜。

①软脑膜：紧贴脑的表面，富血管、随脑回起伏。

②蛛网膜：位于中层，由薄而透明、疏松成网的纤维构成，无血管结构（故增强扫描无强化），与硬脑膜走行一致。

③硬脑膜：位于外层，由致密结缔组织构成，厚而坚韧，与颅骨内面的骨膜完全融合，故通常说硬脑膜为两层结构组成。

正常 CT 不能直接显示 3 层结构。由于硬脑膜有丰富的血供且无血脑屏障，可以发生明显强化。

硬脑膜内层向颅腔内反折形成双层皱襞，有支持、保护作用。主要形成物如下：

①大脑镰：前端附着于鸡冠，后缘呈水平形与小脑幕相续。大脑镰上、下缘两层分开分别形成上、下矢状窦。轴位像 CT 呈略高密度线状影，40 岁后可钙化。

②小脑幕：呈帐篷状分隔大脑枕叶和小脑。后方附着于枕骨横沟，两侧附着于颞骨，上缘正中与大脑镰相续，两侧前内缘形成小脑幕切迹，围绕中脑。轴位呈两侧对称的略高密度影，冠状位呈人字形线状略高密度影。

③小脑镰：附着于枕内峤上的一窄条状突起，分隔小脑半球。

④其他：三叉神经半月节（Meckel 腔）、海绵窦、直窦、横窦、乙状窦等。

（五）蛛网膜下腔和脑池

脑蛛网膜在脑沟裂处不随之凹入，与软脑膜之间形成宽窄不一的蛛网膜下腔（或称蛛网膜下隙），内含脑脊液。某些局部宽大处称为脑池。主要的有：大脑纵裂池、胼胝体池、小脑延髓池（又称枕大池）、小脑溪（又称小脑谷）、延池、桥脑、桥脑小脑角池、脚间池、视交叉池、终板池、外侧裂池、环池、四叠体池、大脑大静脉池、小脑上池（是四叠体池向后的延续）、帆间池（又称中间帆腔或第三脑室上池）。

鞍上池为 CT 和 MR 等轴位图像所特有。由于扫描体位的影响可呈如下几种：

①六角星：前角为纵裂前部的后端（紧贴前角后端的横行部分主要是交叉池）；两前外侧角为两外侧裂池；两后外侧角为围绕中脑的环池；后角为大脑脚间的脚间池。

②五角星：与六角星不同的是，两后外侧角为围绕桥脑上部的桥小脑角池，后角不显示。鞍上池前方是额叶底部直回，两侧壁是颞叶海马沟回，后方为大脑脚或桥脑上部。

鞍上池内前部可见两条视束，横径约 12mm，前后径约 8mm，外侧可见两条颈内动脉，中央可见垂体柄，正常垂体柄粗＜ 4mm。

帆间池与第三脑室顶部的区别：帆间池位于第三脑室顶的上方、穹隆体和穹隆连合的下方，呈尖向前的三角区，两前外侧界为穹隆的内侧缘，后界为胼胝体压部。与第三脑室的区别为：

①帆间池的层面较第三脑室顶高；

②帆间池后界为胼胝体压部，而第三脑室顶部的后界为松果体；

③帆间池前部的尖不与侧脑室相连，而第三脑室前端可达侧脑室前角。

此外，枕大池可发育巨大（但一般不出现临床症状），呈对称性和非对称性。结合其有无张力、颅骨有无压迹等可与蛛网膜囊肿相鉴别，有文献将其列入发育异常。因终板较薄不显影，常看到终板池与第三脑室下部相通的假象。小脑溪位于两侧小脑扁桃体之间，呈一细长的间隙，后通小脑延髓池，前通第四脑室。

（六）大脑半球的分叶及边缘系统

1. 分叶

大脑由中线的半球间裂分为左右两半，中间由胼胝体相连。大脑半球由脑沟裂分为下列 5 叶。

①额叶：位于前上部。内侧以纵裂和大脑镰与对侧分开，后方由中央沟与顶叶分开，外下方经外侧裂与颞叶分开，前下方为额骨和眶顶。

②颞叶：经外侧裂垂直部和水平部与额叶分开。顶枕裂（沟）与枕前切迹（枕极前 4 ~ 5mm）的连线为颞、枕叶的分界。

③顶叶：经中央沟与前方的额叶分开，下方以外侧裂与颞叶分开，后方以顶枕沟与枕叶分开。

④枕叶：经顶枕沟与顶叶分开，与颞叶的分界线为顶枕沟与枕前切迹的连线。

⑤岛叶：隐藏于外侧裂深部的近三角形的独立区域，四周有环形沟，由额、顶、颞叶皮质沿外侧裂深部凹入形成岛盖。

2. 边缘系统

大脑半球内侧面的扣带回、海马回、钩回、海马、杏仁核等相连构成一个弯弓形脑回，因位置在大脑和间脑交界处的边缘，所以称为边缘系统或边缘叶。通过控制下丘脑来调节内脏及情绪活动。

此外，颞、顶、枕叶的分界线是假设的，因此很不清楚，这一区域也称为颞顶枕交界区。

（七）大脑半球的白质

1. 半卵圆中心

髓质占大脑半球的大部分，较厚的皮质下纤维在横断面图像、侧脑室上层面呈半卵圆形，故称为半卵圆中心，是影像学的一个概念。

2. 大脑白质纤维分类

大脑白质的纤维结构复杂，大体分为以下 3 种。

（1）联络纤维

在一侧半球内部各回、各叶间的往返纤维称为联络纤维。短的是联系在相邻脑回之间的弓状纤维；长的是联系在各叶皮质间的纤维，如钩束、扣带束、上纵束、下纵束及枕额上、下束等。

（2）联合纤维

指联系左右半球的纤维，主要有胼胝体、前联合和海马联合等。

①胼胝体：位于大脑纵裂底部，呈拱桥状。前端弯向腹后方称为嘴，由嘴向前上方弯曲称为膝，由膝向后延伸为体部（构成侧脑室壁的大部分），后端较厚称为压部。

②前联合：位于胼胝体嘴的后下方，呈卵圆形，是两半球的嗅球和海马旁回的联合。

（3）投射纤维

大脑皮层与其下部的间脑、基底节、脑干和脊髓的连接纤维称为投射纤维。包括内囊、穹隆、外囊和最外囊。

①内囊：两侧内囊横断面呈“><”型，中央顶点为膝，前后分别为前肢和后肢。内囊位于丘脑、尾状核和豆状核之间。内囊后肢边缘模糊的低密度区（位于膝部到豆状核后缘距离的 2/3 ~ 3/4 处）为正常皮质脊髓束，勿误为缺血灶。

②外囊：在豆状核外，居豆状核和屏状核之间，两侧在横断面呈“（ ）”型。

③最外囊：位于屏状核外侧，岛叶内侧，CT 难以显示。

（八）基底节

基底节包括尾状核、豆状核、屏状核和杏仁核。其中豆状核有两个白质板将其分为 3 部分，外部最大称为壳，内侧两部分称为苍白球。但 CT 不能显示其白质板。尾状核和豆状核合称为纹状体，与维持肌张力及运动频率有关。杏仁核与情绪变化有关。

（九）间脑

间脑（通常将端脑和间脑合称为大脑）连接大脑半球和中脑，包括以下 4 部分。

1. 丘脑

为一大卵圆形核团，内侧构成侧脑室侧壁，借中间块使左右丘脑相连；其外侧为内囊后肢；其前端尖圆为丘脑结节；后端圆钝为丘脑枕；丘脑枕的外下部有两个隆起为内、外侧膝状体。丘脑是各种感觉体传向大脑皮层的中间站。

2. 下丘脑

构成侧脑室底和侧壁的一部分，包括视交叉、漏斗、灰结节、乳头体和垂体神经部。它是皮质下自主神经中枢，并通过下丘脑—垂体柄和垂体门脉系统调节垂体功能。

3. 底丘脑

为丘脑和中脑的移行区。接受来自苍白球和运动区的纤维，并发出纤维到达红核、黑质及中脑被盖，功能上与苍白球密切相关。

4. 上丘脑

位于三脑室后部，包括丘脑髓纹、缰三角和松果体，参与嗅反射通路。松果体为一退化的内分泌结构，分泌抑制青春期激素。松果体呈锥形，长 5 ~ 8mm，宽 4mm，向左偏移 1 ~ 2mm 是正常现象，但向右偏移却有病理意义。CT 扫描 75% 以上成人于三脑室后部可显示松果体与缰联合钙化。缰联合钙化居前，范围不超过 1cm；松果体钙化居后，一般不超过 5cm。

此外，有文献将内、外侧膝状体称为后丘脑。

（十）脑干

脑干上接间脑，下续颈髓，与小脑之上、中、下脚相连，分为以下 3 部分。

1. 中脑

在间脑和脑桥之间，从前向后由大脑脚、被盖和四叠体（顶盖）组成。大脑脚与被盖之间以黑质为界；被盖与四叠体之间以中脑导水管为界。腹侧两束粗大的纵行纤维为大脑脚，其间形成脚间窝，动眼神经从脚间窝出脑。中脑背部有上丘和下丘两对隆起总称为四叠体。上、下丘分别与外、内侧膝状体借上、下丘臂相连，分别是皮质下视觉和听觉反射中枢。下丘后方连接前髓帆，滑车神经自下丘下方发出。

2. 桥脑

桥脑在中脑的下方，从前向后为基底部和被盖部。前面正中浅沟内可见基底动脉。横行基底部的纤维向两侧聚成脑桥臂，经小脑中脚进入小脑。基底部与桥臂之间有三叉神经发出。桥脑腹侧与延髓交界的沟内，由内向外有外展神经、面神经和前庭蜗神经发出。桥脑背面下半部即菱形窝的上半部为第四脑室底（CT 轴位第四脑室前为桥脑）。

3. 延髓

上接桥脑，下续颈髓。腹侧面中线（前正中裂）两旁有锥体（由皮质脊髓束和皮质脑干束组成）。在延髓的下方由纤维交叉形成锥体交叉。锥体外侧有椭圆形隆起，称为橄榄。锥体和橄榄之间有舌下神经穿出。橄榄背侧自上而下依次有舌咽神经、迷走神经和副神经根发出。

（十一）小脑和小脑核

小脑位于桥脑和延髓的后方，中间相隔第四脑室。小脑正中的蚓部与两侧小脑半球间无明显分界。小脑半球下面近枕骨大孔部分突出称为小脑扁桃体。小脑前后均向内凹称为小脑前切迹和后切迹。小脑半球借上、中、下脚分别与中脑背侧、桥脑腹侧和延髓的背侧相连接，小脑表面为灰质，内部为白质。

小脑白质内有灰质团块，称为小脑中央核。共有4对，分别为齿状核、顶核、栓状核、球状核。其中齿状核最大，位于小脑半球的中心部，是小脑传出纤维的主要发起核。

（十二）脑室系统

1. 侧脑室

左右各[illegible]，分为以下5部分。

①前角：又称额角，位于额叶内，在室间孔以前。顶为胼胝体，内侧壁是透明隔，倾斜的底及外侧壁为尾状核头。

②体部：位于顶叶内，从室间孔至三角部。顶为胼胝体体部；内侧壁是透明隔；底从外侧到内侧分别为尾状核体、丘脑背面终纹、丘脑上面的外侧部、脉络丛和穹隆外侧缘。

③三角区：即体、后角、下角分界处，内容脉络球。CT上是区分颞、枕、顶叶的标志。

④后角：又称枕角，位于枕叶内，形状变异很大，有时缺如。顶和外侧壁由胼胝体放散形成；内侧壁上有两个纵行膨大，上方的称后角球（由胼胝体大钳构成），下方的称禽距。

⑤下角：在颞叶内，又称颛角。在丘脑后方弯向下，再向前进入颞叶。顶大部分由胼胝体构成，内侧小部分由尾状核尾和终纹构成，底从内至外为海马伞、海马和侧副隆起。

正常成人两侧前角之间的距离＜45mm，前角间最大距离与头颅最大内径之比＜35%，在2岁以下其比值应＜29%，两侧尾状核内缘之间的距离＜25mm，为15mm左右。

2. 第三脑室

两侧间脑间的狭窄腔隙。成人男性宽为2.8 ~ 5.9mm，女性为2.5 ~ 5.3mm。经室间孔与左右侧脑室相通，后经中脑导水管与第四脑室相通。顶有第三脑室脉络丛；底为下丘脑；前壁为前联合和终板；后壁为缰联合、松果体和后联合。

3. 第四脑室

腹侧为桥脑和延髓，背侧为小脑，上接中脑导水管，下续脊髓中央管。经侧孔与桥脑小脑角池相通；经下端正中孔与小脑延髓池相通。第四脑室底为菱形窝，顶为前髓帆和后髓帆，呈马蹄形，宽（前后径）约9mm。

4. 中脑导水管

位于中脑背侧，是中脑被盖和四叠体的分界，长 7 ~ 18mm，直径 1 ~ 2mm。正常 CT 难以显示。

此外，第五脑室、第六脑室即透明隔间腔和穹隆间腔属两种解剖变异。但第五脑室如积液过多，向外膨隆并影响室间孔的引流，可称为透明隔囊肿。

（十三）脑的动脉、静脉和静脉窦

1. 脑动脉

脑的血供来自颈内动脉和椎动脉，前者供应大脑半球的前 2/3，后者供应脑干、小脑和大脑半球的后 1/3。

（1）大脑前动脉

供应额、顶叶近中线内侧面约 1.5cm 的范围，呈长条形。其水平段分出细小前穿质动脉供应尾状核头、壳核和内囊前部，另有部分供应下丘脑。

（2）大脑中动脉

皮质支供应额、顶、颞叶的外表面大部分。中央支供应尾状核和壳核的一部分，以及苍白球、内囊前后肢，称为豆纹动脉。

（3）大脑后动脉

供应枕叶和颞叶底面，中央支供应部分间脑。

（4）椎基动脉

两侧椎动脉在延髓腹侧汇合为基底动脉。基底动脉走行于桥脑前面，到脚间池分为左右大脑后动脉。基底动脉分出成对的桥脑支、内听道支、小脑前支和小脑上支。小脑后支来自椎动脉。

颅底动脉环即 Willis 环，由前交通动脉、两侧大脑前动脉、两侧后交通动脉和大脑后动脉相互吻合构成的六角形动脉环，是沟通两侧颈内动脉和椎动脉的侧支循环通路。其变异较大，完整者仅占 53.8%。

2. 脑静脉

大脑半球静脉分为深、浅两组。

①浅静脉：收集大脑皮质和白质浅层的静脉血，包括大脑上静脉、大脑中静脉和大脑下静脉分别汇入上矢状窦、海绵窦、横窦、岩上窦和岩下窦，其间有吻合静脉相沟通。

②深静脉：主要收集脑深部的血液。透明隔静脉和纹丘静脉在室间孔后缘汇合成大脑内静脉，两侧的大脑内静脉以及基底静脉在松果体后方汇合成大脑大静脉。大脑大静脉与下矢状窦相连，终于直窦。

3. 静脉窦

在两层硬脑膜之间引流静脉血液入颈内静脉，包括上矢状窦、下矢状窦、直窦、横窦、海绵窦、岩上窦、岩下窦和乙状窦。其中海绵窦位于蝶鞍两侧，高 5 ~ 8mm，横径 5 ~ 7mm，前后径为 10 ~ 15mm，增强后呈高密度，平扫不易显示。

第二节　脑缺血、出血和脑血管病变

一、动脉缺血性脑梗死

（一）概述

脑组织因血管阻塞引起缺血性坏死或软化，称为脑梗死。广义的脑梗死除动脉缺血性脑梗死外，还包括静脉血流受阻所致的脑梗死即静脉性脑梗死。但大多习惯于狭义的将动脉缺血性脑梗死称为脑梗死。

引起梗死的原因很多，可分为两大类。

①脑血管阻塞：又分为血栓形成和栓塞。前者最常见的是在动脉粥样硬化的基础上形成血栓；后者是指外来栓子堵塞血管所致。

②脑部血液循环障碍：是指在脑血管原有病变的基础上（亦可无原发血管病变），由各种原因造成的脑组织供血不全而引起的梗死，故又称非梗阻性脑梗死。

过去将脑梗死分为 3 个时期，即梗死期、吞噬期、机化期。目前通常将脑梗死分为如下几种。

①超急性期：6h 以内。

②急性期：6h 后 ~ 2d。

③亚急性期：2d 后 ~ 2 周内。

④慢性早期：2 周 ~ 1 个月。

⑤慢性晚期：1 个月后。

脑供血完全终止后数秒内神经元电生理活动停止，持续 5 ~ 10min 以上就有不可恢复的细胞损伤。但是临床上供血血管闭塞可能不完全和（或）存在侧支循环，仅使局部血流降低到一定程度。故部分脑组织虽有缺血损伤，但仍可恢复正常，这部分脑组织区域称为缺血半暗带。它位于缺血坏死核心与正常脑组织之间。但如超急性期治疗不及时或治疗无效，可发展成为完全脑梗死。

少数缺血性脑梗死在发病 24 ~ 48h 后可因再灌注而发生梗死区内出血，称为出血性脑梗死。

（二）临床表现

临床表现复杂，取决于梗死灶大小、部位及脑组织的病理生理反应。主要表现为头昏、头痛，部分有呕吐及精神症状，可有不同程度的昏迷。绝大多数出现不同程度的脑部损害症状，如偏瘫、偏身感觉障碍、偏盲，亦可失语、抽搐，较重者可伴有脑疝症状。从解剖学可知，皮质脊髓束有 10% 的纤维不交叉下降，加入同侧皮质脊髓侧束。皮质脊髓前束也有少量纤维不交叉，止于同侧颈、胸髓。这些不交叉的运动传导纤维支配了同侧肢体运动，当这些纤维受损时，导致同侧肢体出现不同程度的运动功能障碍，如麻木、无力，甚至偏瘫。

（三）CT 表现

1. 超急性期脑梗死的 CT 表现

①大脑中动脉高密度征：为高密度血栓或栓子所致，出现率占 35% ~ 45%（敏感度 78%，特异度 93%），但需去除外血管硬化因素。最近研究表明，此征可见于近 60% 的正常人（尤其用 7mm 以下层厚扫描），故此征的诊断价值值得怀疑。

②脑实质低密度征：可能为细胞内水肿所致，可见于脑的凸面、基底节区、岛叶，有时可伴侧裂池受压。

③局部脑组织肿胀征：可能为血管源性水肿所致，局部脑沟变窄以致消失，脑回增厚、变平。

脑 CT 灌注成像有利于超急性期脑梗死的诊断。

此外，脑血管 CTA 可显示闭塞部位、程度和侧支循环情况。

许多学者研究证实，CT 灌注成像可以预测半暗带，即脑血流量（rCBF）中度减低时，局部脑血容量（rCBV）无明显变化或仅有轻度下降或轻度升高，此时缺血区微血管管腔受压、变形、闭塞的程度较轻。当 rCBF 和 rCBV 均明显减低时，提示脑局部微血管管腔闭塞程度明显、微循环发生障碍、脑组织发生梗死。国内有学者将面积 CBV 定义为预测的梗死面积，则面积 CBF- 面积 CBV 为预测的半暗带面积。

2. 典型 CT 表现

①脑组织低密度灶，呈楔形或三角形，病灶部位、范围与闭塞动脉供血区相吻合。大脑中动脉主干闭塞，病灶呈三角形低密度区，尖端指向第三脑室；大脑中动脉闭塞在豆纹动脉的远端，病灶多为矩形低密度区，出现“基底核回避现象”。大脑前动脉闭塞表现为位于大脑镰旁的长条状低密度区。大脑后动脉闭塞在顶叶后部及枕叶可见半圆形的低密度区，位于大脑镰旁的后部。局灶性脑皮质梗死，表现为脑回丢失。室管膜下脑梗死，脑室边缘呈波浪状。一般在发病 24h 后出现以上表现。

② 2 ~ 3 周时由于“模糊效应”，病灶可偏小或消失。

③脑梗死后 2 ~ 15d 为水肿高峰期，可有占位效应，占位效应一般见于病变范围大的病例。如占位效应超过 1 个月，应注意有无肿瘤可能。

④增强扫描病灶周围和病灶内出现脑回状、线状、团块状强化。

⑤ 1 个月后病灶开始软化呈水样密度，病变范围大的病例可继发局限性脑萎缩。

此外，出血性脑梗死在梗死区内可见高密度出血灶。

3. 增强扫描 CT 表现

梗死灶强化的形态多种多样，可表现为脑回状、线状、片状、环状，可出现在病灶的边缘和中心。而延迟 30min ~ 3h 扫描可显示皮质下白质强化，可能与梗死区皮质内大量毛细血管破坏，造影剂漏出有关。其强化机制与缺血区血脑屏障受损，新生的毛细血管大量增生，以及局部血流量增加有关。但在 1 周内，虽有血脑屏障的破坏，却因局部缺血坏死严重，造影剂浓度亦相应很低，故一般不出现强化。梗死 7 ~ 10d 后因局部大量毛细血管增生，血流量增大而出现明显强化。2 ~ 3 周发生率最高，强化最明显，可持续 1 个月或更久。

（四）鉴别诊断

应注意与胶质瘤、转移瘤、脱髓鞘病变和脑脓肿等鉴别。

①脑梗死常累及皮质和白质两部分；而上述病变一般只造成白质低密度。

②脑梗死的分布为某一动脉区或分水岭区，有一定特征；而脑肿瘤和炎症水肿沿白质通道扩散，无明显分布规律，常呈指状低密度区；脱髓鞘低密度灶常对称性分布在侧脑室周围。

③增强扫描胶质瘤常出现不均匀强化，有时可见壁结节；转移瘤常可见多灶强化。

二、脑梗死前期

从脑血流量（CBF）变化过程看，脑血流量的下降到急性脑梗死的发生经历了 3 个时期。首先，由于脑灌注压下降引起的脑局部的血流动力学异常改变；其次，脑循环储备力失代偿性低灌注所造成的神经元功能改变；最后，由于 CBF 下降超过了脑代谢储备力才发生不可逆转的神经元形态学改变，即脑梗死。国内学者高培毅将前两者称为脑梗死前期，它不同于超急性期脑梗死。

他们根据脑局部微循环的变化程度以及 CT 灌注成像表现，包括局部脑血流量（rCBF）、局部脑血容量（rCBV）、平均通过时间（MTT）和峰值时间（TTP）参数图，将脑梗死前期分为 2 期 4 个亚型。

Ⅰ期：脑血流动力学发生异常变化，脑血流灌注压在一定范围内波动时，机体可以通过小动脉和毛细血管平滑肌的代偿性扩张或收缩来维持脑血流相对动态稳定。

$Ⅰ_1$ 期：脑血流速度发生变化，脑局部微血管尚无代偿性扩张。灌注成像见 TTP 延长，MTT、rCBF、rCBV 正常。

$Ⅰ_2$ 期：脑局部微血管代偿性扩张。灌注成像见 TTP 和 MTT 延长，rCBF 正常或轻度下降，rCBV 正常或轻度升高。

Ⅱ期：脑循环储备力失代偿，CBF 达电衰竭阈值以下，神经元的功能出现异常，机体通过脑代谢储备力来维持神经元代谢的稳定。

$Ⅱ_1$ 期：CBF 下降，由于造成局部星形细胞足板肿胀，并开始压迫局部微血管。灌注成像见 TTP 和 MTT 延长，以及 rCBFT 降，rCBV 基本正常或轻度下降。

$Ⅱ_2$期：星形细胞足板明显肿胀，并造成局部微血管受压变窄或闭塞，局部微循环障碍。灌注成像见 TTP 和 MTT 延长，rCBF 和 rCBV 下降。

三、分水岭性脑梗死

（一）概述

分水岭性脑梗死指两条主要脑动脉供血交界区发生的脑梗死。梗死原因：

①血流动力学障碍低血压（如心肌梗死、心律失常、体位性低血压）等所致的血流动力学障碍。

②血管调节功能失常，如糖尿病并发自主神经功能紊乱、长期低血压。

③高血压病过分降压治疗，如不正确使用降压药物。

④栓塞心脏附壁血栓脱落沿血管进入脑皮质支和深穿支。

（二）CT 表现

①皮质下型多为白质内低密度，常呈条形或类圆形。灰质由于血流再灌注而呈等密度，但灰质可出现明显强化。

②皮质前型额顶叶交界区三角形、条形低密度灶。

③皮质后型颞顶枕叶交界区三角形、条形低密度灶。

四、血液动力性脑梗死

（一）概述

当脑外动脉狭窄、部分阻塞和痉挛时，一般情况下尚能维持脑组织的血供。但当某些原因引起较长时间的血压下降时，可造成狭窄动脉供血脑组织的严重缺血而发生脑梗死，这种梗死称为血液动力性脑梗死。

心律失常、心功能不全、休克、高血压过分降压等是其常见原因。严重的低血压和心搏出量降低如心肌梗死、外科手术等，即使患者无颅内外血管病变，也可引起大脑半球的广泛梗死。血液动力性脑梗死多为分水岭性脑梗死。

（二）CT 表现

与分水岭性梗死的表现相似，可见条形或类圆形低密度，也可广泛梗死，这种梗死以分水岭区最显著。可累及基底节区和小脑，皮质可强化。

五、腔隙性脑梗死

（一）概述

腔隙性脑梗死指脑深部 2 ~ 15mm 大小的脑梗死。多为高血压、糖尿病、动脉硬化、高脂血症所致。好发于基底节、丘脑、内囊区、深部室旁白质及脑干。这些部位的血管多远离大脑主干，细长且走行弯曲，对血流动力学变化敏感，易受缺血影响。

（二）临床表现

纯运动性偏瘫、纯感觉障碍、下肢运动受限、构音困难、视力障碍、失语、病理步态及共济失调等。

（三）CT 表现

梗死灶为 2 ~ 15mm，呈圆形或卵圆形低密度，边缘不清，无水肿和占位效应。3 ~ 4 周后可形成边缘清楚的囊性软化灶。

（四）鉴别诊断

脑腔隙在病理上为一脑实质内含水分的< 15mm 的潜在腔，包括穿支动脉等病变所致的腔隙性脑梗死和非血管病变引起的腔隙病变。发病机制包括血管因素所致的缺血即腔隙性梗死，以及血管因素（如出血、动脉炎等）和血管外因素（如炎症、变性、中毒、机械损伤等）所形成的腔隙性病变，应注意分析。此外，还应注意与前联合及基底节区的扩大的血管周围间隙（多在 0.2 ~ 1.2cm 大小）相鉴别，MR 检查有独到的鉴别价值。

六、皮层下动脉硬化性脑病

（一）概述

本病又称 Binswanger 病，是一组以脑深部小动脉硬化、痴呆、皮质下白质变性、皮质下腔隙或软化为特征的综合征。但有人认为“皮层下动脉硬化性脑病”一词未能正确反映所看到的组织学改变，且过高地估计了临床意义。因此，有关文献应用的非特异性名词较合适，如深都脑白质缺血或老年性白质高信号（MR）。我们认为称为“动脉硬化性脑白质病”或“深部脑白质慢性缺血”更趋合理，同时我们认为有关文献所述及的“脑白质疏松症”亦属本病范畴。

其主要病因为慢性高血压，其病理特征为弥漫性不完全的皮质下梗死，在侧脑室旁和半卵圆中心的白质内髓鞘肿胀或脱失，皮质下弓状纤维与胼胝体不受累。常有皮质萎缩及皮质下、基底节区腔隙性脑梗死，在髓动脉内有狭窄性动脉粥样硬化。

（二）临床表现

见于60岁以上老人，多隐形起病，呈进行性记忆力障碍、严重精神衰退、言语不清，反复发生的神经系统局部体征如偏瘫、失语、偏盲等。病情可缓解和反复加重，常伴有高血压。

（三）CT表现

脑白质内斑片状或云絮状稍低密度灶，界限不清，其密度降低不如脑梗死明显。首先以侧脑室周围分布最明显，其次为半卵圆中心，多为两侧对称性。基底节—内囊区、丘脑、半卵圆中心常伴多发的腔隙性梗死灶，可有脑室系统扩大，脑沟、脑池增宽的弥漫性脑萎缩改变。

七、脑缺氧

（一）概述

脑缺氧包括乏氧性缺氧、血液性缺氧、循环性缺氧和中毒性缺氧。常见病因有：高空高原缺氧，呼吸功能不全和某些先心病循环短路、CO中毒以及各种严重贫血、各种休克和心衰，氧化物、硫化氢、磷中毒。脑组织局部循环性缺氧包括颅脑外伤、脑血管意外、脑血流障碍、颅内感染、脑肿瘤急性恶化等。主要病理改变为早期脑组织坏死、水肿，进行性脱髓鞘，晚期脑萎缩。

（二）CT表现

第一，弥漫性脑水肿以大脑为主，可出现大脑密度普遍降低，而丘脑、脑干和小脑密度相对较高的所谓CT反转征。

第二，局部脑水肿以脑动脉边缘带（分水岭区）、脑室周围白质最常见，基底节次之，也可见于丘脑和小脑。

第三，缺氧性脑出血脑实质、脑室周围、脑室、蛛网膜下腔、硬膜下或硬膜外。

第四，脑萎缩晚期可出现，也可见囊状软化灶。

八、脑静脉窦血栓形成

（一）概述

颅内静脉血流受阻，即脑静脉和静脉窦血栓形成所导致的脑梗死称为静脉性脑梗死，占脑卒中患者的1% ~ 2%。

本病近1/3病因不明。已知病因分为如下两种：

①全身因素：脱水、糖尿病、高凝血状态、血小板增多症、口服避孕药、妊娠、产后、近期手术、长期应用激素、肾病综合征、心脏病、结缔组织病、新生儿窒息等。

②局部因素：局部感染、中耳乳突炎、鼻窦炎、脑膜炎、颅面中耳手术、颅脑外伤、动静脉畸形、动静脉瘘、腰穿等。

（二）临床表现

多见于 20 ~ 35 岁女性，其表现各异。头痛最常见，15% 急性起病，类似蛛网膜下腔出血，常伴有头晕、恶心及视盘水肿等颅内高压症状。1/3 ~ 1/2 患者有局灶性神经症状，如颅神经麻痹和意识障碍，半数出现癫痫，还可有偏瘫。小脑静脉血栓可有共济失调等症状。

（三）CT 表现

最常见于上矢状窦、横窦和乙状窦，海绵窦和直窦次之。特征性改变为致密静脉征（或索条征）和空三角征，但缺乏特异性。

①早期（1 ~ 2d）：平扫静脉窦内血栓密度与硬脑膜相似，可高达 150Hu。增强扫描呈“空三角征”，即三角形的硬膜窦断面，中心不强化而周围强化。

②第 3 ~ 10d：平扫窦内血块渐吸收，CT 值约 80Hu。

③ 11d 后：血凝块基本吸收，窦内 CT 值约 50Hu。

④静脉栓塞常伴有弥漫性非对称性脑肿胀、梗死性脑水肿、出血性梗死或单纯出血（脑实质和硬膜下）。静脉性出血其血肿周围界限不清，多靠近脑表面，而且周围环呈大片低密度灶，有别于动脉性出血。

（四）鉴别诊断

高位分叉的上矢状窦、硬膜下脓肿和血肿、蛛网膜下腔出血及窦内窗孔和分隔均可类似空三角征；儿童的流动性静脉血常呈轻度高密度类似血栓，应注意鉴别。

九、高血压病毒

（一）概述

本病是指在血压迅速剧烈升高时，引起的急性全面性脑功能障碍，属可逆性后部白质脑病综合征（还见于妊娠高血压、慢性肾衰、使用免疫抑制剂和激素等）的范畴。

可发生于各种原因（原发或继发）引起的动脉性高血压。病理上大多有不同程度的脑水肿，脑表面动脉、静脉和毛细血管扩张，脑切面可见斑点状、裂隙状出血和小动脉壁的坏死。

（二）临床表现

该病一般起病急骤，病程短暂，所有症状历时数分钟或 1 ~ 2h，最多数天。主要表现为严重头痛、惊厥、偏瘫、失语、黑蒙、神志不清甚至昏迷。

（三）CT 表现

主要为广泛性脑水肿，呈对称性、弥漫性、边界不清的低密度区，以大脑半球后部最为显著，也可累及小脑。脑室系统变小，脑沟、脑池变浅。血压改善后一段时间随访，直至完全恢复正常。

十、脑出血

（一）概述

脑出血是指脑实质内的出血，又称为脑溢血或出血性脑卒中。

其原因很多，临床上概括为损伤性和非损伤性两大类。后者又称为原发性或继发性脑出血，是指脑内血管病变、坏死、破裂而引起的出血。继发性脑出血绝大多数是由高血压和动脉硬化（引起脑小动脉的微型动脉瘤或玻璃样变）所致，此外为脑血管畸形和动脉瘤所致。其他原因还有颅内肿瘤出血、出血性梗死、脑血管淀粉样变、全身出血性疾病、维生素缺乏、新生儿颅内出血、重症肝炎（可合并脑出血、梗死）等。

出血好发于壳核和内囊区（约占 50%）、中心部脑白质、丘脑和下丘脑、小脑半球、桥脑，以及脑室内。病理可分为 3 期。

①急性期：血肿内含新鲜血液或血块，周围脑组织有不同程度的水肿，还可伴有点状出血。

②吸收期：血肿内红细胞破坏、血块液化，周围出现吞噬细胞，并逐渐形成含有丰富血管的肉芽组织。

③囊变期：坏死组织被清除，缺损部分由胶质细胞及胶原纤维形成瘢痕，血肿小可由此类组织充填，血肿大时则遗留囊腔。

（二）临床表现

本病常突然发生剧烈头痛、意识障碍、恶心、呕吐、偏瘫、失语、脑膜刺激征等，按病情发展可分为急性期、亚急性期和慢性期。

临床预后与出血的部位及出血量的多少有关。出血位于皮质下白质区，血肿及水肿引起占位效应，导致出血区功能丧失，但预后相对较好，出血量> 30mL 为手术指征。小脑或脑干出血压迫四脑室，继发急性颅内压升高，常伴有延髓生命中枢损害，直接危及生命，血肿直径> 3cm 应立即手术。

（三）CT 表现

血液形成影像的主要成分为含铁的血红蛋白，血液的密度高于脑组织，故 CT 表现呈高密度。由于脑血管较细，受部分容积效应影响，故血管内血液多不能显示。严重贫血的患者急性期脑出血亦可呈等密度甚至低密度。

十一、慢性扩展性脑内血肿

（一）概述

本病是自发性脑内血肿的一种特殊类型，临床及影像学表现无特异性，易与肿瘤脑卒中、囊肿合并出血感染等混淆。

其病因认为与隐匿性血管畸形、血管硬化、外伤、放射损伤、凝血功能障碍有关，一般没有高血压和脑外伤病史。隐匿性血管畸形或微小动脉瘤破裂出血，血肿及其代谢产物不断刺激周围组织产生炎性反应，毛细血管、纤维组织增生，并由增生的毛细血管、纤维组织形成包膜。而其丰富的毛细血管壁脆弱，反复出血、渗出，包膜内液化，使血肿体积逐渐增大。

（二）CT表现

多为边缘清楚、密度均匀或不均匀的高、低混杂囊性病灶，且其内可见液平面。增强扫描病灶多无强化；部分血肿周围环状强化，为病灶周围脑组织或肉芽组织强化所致。

十二、蛛网膜下腔出血

（一）概述

本病是指颅内血管破裂后血液注入蛛网膜下腔。临床可分为两大类，即外伤性与继发性。继发性原因很多，但以颅内动脉瘤（约占51%）、动静脉畸形（6%）和高血压动脉硬化（15%）最多见。此外，20%病因不明。

（二）临床表现

继发性常有明显的诱因，如体力劳动过度、咳嗽、用力排便、情绪激动等。绝大多数起病急，伴有剧烈头痛、呕吐、意识障碍、抽搐、脑膜刺激征等，同时可伴有偏瘫，腰穿有确诊价值。

（三）CT表现

一般在出血3d内检出率最高，可达80%～100%，一周后很难检出。特征性表现为基底池、侧裂池和脑沟内等广泛的高密度影。如出血量少或严重贫血均不易发现。大脑前动脉破裂血液多积聚于视交叉池、纵裂前部；大脑中动脉破裂血液多积聚于一侧的外侧裂附近，也可向内流；颈内动脉破裂血液也以大脑外侧裂为多；椎基底动脉破裂血液主要积聚于脚间池和环池。但出血量大者可难以估计出血部位。

（四）并发症

第一，脑积水早期为梗阻性，发生率约为20%。可演变成交通性。

第二，脑动脉痉挛造成脑缺血和脑梗死，发生率为 25% ~ 42%。

第三，伴发脑内血肿和（或）硬膜下血肿、脑室内出血常与动脉瘤、动静脉畸形或脑肿瘤出血有关。

十三、颅内动脉瘤

（一）概述

动脉壁呈局限性病理性扩张，与动脉腔有一颈部相连。其病因有先天性因素、动脉粥样硬化、感染因素和外伤 4 个方面。根据影像学可分为 5 种病理类型：粟粒状动脉瘤、囊状动脉瘤、假性动脉瘤、梭形动脉瘤、壁间动脉瘤。

（二）临床表现

好发于 20 ~ 70 岁成人。在破裂前 90% 无特殊临床症状，少数可影响到邻近神经或脑结构而出现症状。裂后引起蛛网膜下腔出血和颅内血肿而出现相应的症状体征。

（三）CT 表现

颅内动脉瘤好发于脑动脉，90% ~ 95% 分布于颈内动脉系统，5% ~ 10% 分布于椎动脉系统。颈内动脉瘤占 20% ~ 40%，大脑中动脉瘤占 21% ~ 31%，前交通及大脑前动脉瘤占 30% ~ 37%，多发性占 4% ~ 5%。

第一，颅底较小动脉瘤平扫难以显示，增强扫描呈高密度。

第二，较大动脉瘤平扫呈圆形等或高密度，边缘光整，有时瘤壁可见钙化。增强扫描呈均匀强化，而血栓无强化。

第三，巨大动脉瘤即直径＞2.5cm 的动脉瘤，其 CT 表现可分 3 种类型。一是无血栓形成型：平扫呈圆形或椭圆形等或略高密度，瘤壁钙化较其他类型少见。增强扫描呈均匀强化。二是部分血栓形成型：此类型最常见，呈圆形或卵圆形略高密度，壁多有弧形钙化。增强扫描流动的血液强化明显，血栓不强化，从而形成高密度影内的低密度点，称为“靶征”。周围很少有水肿。三是完全栓塞型：平扫为圆形或卵圆形混杂略高密度，瘤壁常有钙化，周围无水肿。增强扫描呈环状强化。

此外，CT 显示动脉瘤的敏感性可达 95%，特异性近 83%。

（四）并发症

①颅内出血蛛网膜下腔出血、脑内血肿和脑室内积血，甚至可穿破蛛网膜造成硬膜下血肿。

②因脑血管痉挛蛛网膜下腔出血所致，并导致相应区域的水肿、梗死。

③因脑积水蛛网膜下腔出血所致。

（五）鉴别诊断

动脉瘤周围多无水肿，瘤壁可有环形强化，动态CT扫描时间—密度曲线呈速生速降型，与血管相同。而肿瘤则表现为缓慢上升和下降的时间—密度曲线是鉴别的关键。

十四、脑血管畸形

（一）概述

脑血管畸形分为5种类型：

①动静脉畸形（AVM）。

②海绵状血管瘤。

③静脉畸形（又称静脉血管瘤）。

④毛细血管扩张症（又称毛细血管瘤，以MR诊断为佳）。

⑤血管曲张（包括大脑大静脉畸形等）。

其中AVM最常见，约占90%以上。毛细血管扩张症一般只被病理诊断，CT或MR很难显示，偶见钙化。

AVM是最常见的血管畸形，但有相当一部分、脑血管造影阴性，称为隐匿性AVM。AVM由一条或多条供血动脉、畸形血管团、一条或多条引出静脉组成。常见于大脑中动脉分布区的脑皮质，亦可发生于侧脑室（如脉络丛）、硬脑膜、软脑膜、脑干和小脑。

（二）临床表现

好发于20～30岁成人，男性多于女性，10%～15%无症状。常见的症状如下：

①头痛：偏头痛或全头痛，阵发性。

②出血：出现相应症状和体征。

③癫痫：约30%为此就诊。

④脑缺血症状：脑梗死、脑萎缩。

⑤部分于颅外听到杂音。

（三）CT表现

AVM平扫呈局灶性高、低或低等混杂密度区，多呈团块状，也可见点、线状影，边缘不清，但有时可不显示。常伴斑点状或条状钙化，轻度或无占位征象。病灶周围无水肿表现，但有时可出现脑室扩大和交通性脑积水。增强扫描呈团块状强化，有时可见迂曲的血管影，造影剂充盈及排出均较快。CTA多可有效显示其供血动脉、畸形血管团和引流静脉。

（四）鉴别诊断

钙化明显的肿瘤以及强化明显的肿瘤（如胶质瘤）其水肿及占位效应均较显著，可与

AVM 鉴别。AVM 增强扫描的时间—密度曲线与血管相似亦是与肿瘤鉴别的重要依据。

十五、颅内海绵状血管瘤

（一）概述

本病占脑血管疾病的 7%，近年来的研究显示其属不完全染色体显性遗传性疾病。目前多认为其发生是源于脑内毛细血管水平的血管畸形，可位于脑内或脑外，为非真性肿瘤。

病灶由微动脉延伸出来的、血流缓慢的、大小不等的丛状薄壁的血管窦样结构组成，其间有神经纤维分隔，窦间没有正常脑组织。由于其血管壁薄而缺乏弹性，且易于发生玻璃样变、纤维化，因而易出血，并可有胶质增生、坏死囊变、钙化，病灶可全部钙化形成“脑石”。病灶周围可见含铁血黄素沉着或有机化的血块。病灶无明显的供血动脉及引流静脉。

（二）临床症状

好发于 40 ~ 60 岁成人，常以颅内出血为首发症状。典型表现为癫痫发作、突发性头痛和进行性神经功能障碍等。

（三）CT 表现

80% 位于幕上，好发于额叶、颞叶，也可发生于蛛网膜下、硬膜下，脑外伤者多位于鞍旁海绵窦区。多表现为界限清楚的圆形或卵圆形的等稍高密度影。其内可见“颗粒征”颇有特征，即在略高密度背景内含有数量不一的颗粒状高密度影和低密度影，前者为钙化，后者为血栓形成。除急性出血或较大病灶，灶周一般无水肿及占位征象。可能因为供血动脉太细或已有栓塞，也可能因病灶内血管床太大，血流缓慢使对比剂稀释，致使增强扫描不强化或仅见周边强化。其强化程度取决于病灶内血栓形成和钙化的程度，血栓形成轻、钙化不明显者强化明显。据国外报道脑外伤者可有骨侵蚀。

（四）鉴别诊断

①主要应与脑膜瘤鉴别：后者平扫密度多均匀一致，增强扫描明显强化，常有明显占位征象并可出现水肿征象及颅骨增生和吸收有助鉴别。

②少数血管瘤呈环状并伴有壁结节，偶有出血，病灶内显示血液平面伴有周围水肿，不易与胶质瘤等相鉴别。

十六、脑静脉性血管畸形

（一）概述

本病又称脑静脉性血管瘤、脑发育性静脉异常，是一种组织学上由许多扩张的髓静脉和一条或多条引流静脉组成的血管畸形。国外有学者认为是一种正常引流静脉的非病理性变异。

其病因不明，多认为是因胚胎发育时宫内意外因素导致静脉阻塞，由侧支代偿所致。其形成时间在脑动脉形成之后，故仅含静脉成分。畸形血管由许多扩张的放射状排列的髓静脉汇入一条或多条引流静脉组成，向皮质表面和静脉窦或向室管膜下引流，可分为皮层表浅型、皮层下型和脑室旁型。

（二）临床表现

好发于35～40岁，男女发病率相近。一般无症状，少数可产生癫痫、头痛，出血者可有感觉和运动障碍、共济失调等。

（三）CT表现

它可发生在脑静脉系统的任何部位，但以额叶侧脑室前角附近的髓质区和小脑深部髓质区最常见，顶叶、额叶和脑干次之。

CT平扫阳性率不到50%。最常见的表现为圆形高密度影（34%），系扩张的髓静脉网，无水肿和占位效应，可见高密度的含铁血黄素沉着或钙化。

增强扫描阳性率为87%，可见3种表现：

①白质中圆形强化影（32.5%），系髓静脉或引流静脉。

②穿越脑的线形增强影（32.5%），为引流静脉。

③两者同时出现（18.6%）。

特征性表现是三维CT血管造影（CTA）静脉期脑静脉成像（CTV）出现“海蛇头”样的深部髓静脉汇集到单根粗大的引流静脉，然后汇入表浅的表层静脉或硬膜窦等征象。但发生于脑室壁上者“海蛇头”征象不明显。

十七、Galen静脉瘤

（一）概述

本病又称大脑大静脉扩张、大脑大静脉瘘、大脑大静脉畸形等。

本病是由于动静脉短路，流入Galen静脉（即大脑大静脉）内的血流增多引起局部管腔扩张。这些短路血管多来源于颈内动脉系统或基底动脉系统，多异常扩大、迂曲。静脉窦闭塞引起大脑大静脉回流受阻也是其重要的致病原因。压迫中脑导水管可致脑积水。

（二）临床表现

在新生儿、幼儿中常因动脉血直接进入静脉造成心功能不全。脑积水后可出现头痛、痉挛性抽搐、颅内压增高等症状。

（三）CT 表现

平扫可见第三脑室后部中线处之大脑大静脉池区等密度或高密度的圆形肿块，病灶边缘多光滑，与窦汇之间有扩张的直窦相连为特异性表现。可伴有病灶边缘钙化、局部脑萎缩、血肿或脑积水。增强扫描病灶呈均匀性强化，偶可显示强化的供血动脉和引流静脉。

第三节　颅脑外伤

一、头皮损伤

颅盖软组织在额、顶、枕部分为皮肤、皮下组织、帽状腱膜、帽状腱膜下层和颅骨骨膜 5 层。前 3 层紧密连接 CT 不能识别。帽状腱膜下层由疏松结缔组织构成，内含少量血管，CT 呈低密度带。而在颞部则由皮肤、皮下组织、颞浅筋膜、颞深筋膜、额肌和颅骨骨膜 6 层构成。

头皮损伤包括：头皮血肿或称颅外血肿，包括位于头皮与帽状腱膜间的皮下血肿、帽状腱膜下血肿和骨膜下血肿；头皮撕裂伤、擦伤和挫伤等。

出血位于左侧额顶枕部帽状腱膜下。

头皮血肿多由于头皮血管破裂引起，也可因板障静脉或硬脑膜血管破裂，血液沿骨折缝聚集于骨膜下，后者多伴有硬膜外血肿。

二、颅骨骨膜下血肿

（一）概述

骨膜下血肿是颅外血肿的少见类型。多发生于新生儿产伤和婴幼儿头部外伤。血肿位于颅骨外板与对应的骨膜之间的潜在腔隙，好发于顶骨，枕骨次之。

（二）临床表现

产伤所致者几乎均因头皮下出现软组织包块，未消散且逐渐变硬而就诊。

（三）CT 表现

特征性表现是新鲜血肿范围达到受累骨的整个表面，中止于颅缝或不跨越颅缝，边缘清楚锐利。而头皮下及帽状腱膜下血肿不受颅缝限制，有助于鉴别。2 ~ 3 周后血肿包膜出现弧形、壳状钙化，从边缘开始逐渐形成一个完整的包壳，这一过程需要 3 ~ 6 个月。与此同时血肿逐渐吸收机化，血肿完全机化约需 1 年，此时血肿包膜钙化或骨化形似颅骨外板，血肿机化钙化形似板障。再经过长期的塑形与颅骨融合，致局部颅骨增厚、外突隆起，并可成为永久性后遗症表现。

此外，少数在血肿部位出现或大或小的囊状骨缺损，可持续数年或更久。与颅骨表皮样囊肿、嗜酸性肉芽肿、韩薛柯氏综合症相类似，应注意鉴别。

三、颅骨骨折

（一）按骨折形态分类

第一，线状骨折。

第二，凹陷骨折。婴幼儿颅骨质软，骨折部位凹陷，但不出现骨折线，称为乒乓球样凹陷骨折。

第三，粉碎性骨折。大多数凹陷骨折被分离为多个骨碎块，则被称为粉碎性骨折。

第四，穿通骨折。多为锐器直接损伤，少数为火器伤。局部头皮全层裂伤，可有各种类型骨折，还可见颅内血肿、异物及脑损伤。

第五，颅缝分离。两侧不对称或颅缝宽＞ 2mm。

（二）按骨折部位分类

第一，颅盖骨骨折。

第二，颅底骨折。

（三）诊断骨折应注意的问题

第一，颅骨血管沟。仅有内板压迹，边缘为硬化边。

第二，板障静脉。常不规则，可见于对侧，并终端于静脉湖。

第三，颅骨缝。特有的部位及走行，是区别骨折线的标志。

第四，是否有颅内积气。积气可见于蛛网膜下腔、脑室系统、硬膜下腔，以及硬膜外血肿内，甚至见于脑实质内。

四、硬脑膜外血肿

（一）概述

硬脑膜紧贴颅骨内板，当颅骨骨折或脑膜血管破裂、出血使其与颅内板分离时则形成硬膜外血肿。多发生于头颅直接损伤的部位。约 95% 伴有颅骨骨折，70% ～ 80% 病例因骨折所致脑膜中动脉及其分支断裂，少数因骨折伤及板障静脉、静脉窦和蛛网膜粒。血肿可单发或多发，呈凸透镜形，多不伴有脑实质损伤。

（二）临床表现

伤后有短时原发昏迷，清醒后头痛、呕吐逐渐加重并再度昏迷。清醒时间的长短，由出血量多少和出血速度决定。重者如不及时处理，可形成脑疝。

（三）CT 表现

因硬膜与颅骨紧密相连，故血肿局限呈梭形高密度，CT 值为 50 ~ 70Hu。血肿的脑侧缘光滑，好发于骨折处。由于硬膜在颅缝处与骨结合紧密，故血肿不超越颅缝。但骨折如跨越颅缝，则血肿亦可跨越颅缝，也可从幕上右侧颅骨内板下有梭形高密度区，边缘清晰、锐利，延及幕下或跨越中线。血肿有占位效应，但较硬膜下血肿轻，多不伴有脑实质损伤，但压迫邻近血管时可发生脑水肿或脑梗死。少数受伤时无症状，以后才发生慢性硬膜外血肿。慢性硬膜外血肿其壁机化增厚并可钙化。

五、硬脑膜下血肿

（一）概述

硬膜下血肿位于硬膜和蛛网膜之间，多因减速性挫伤（对冲伤）所致，无颅骨骨折或骨折仅位于暴力部位。其血源多为脑对冲伤处的静脉、小动脉或由大脑向上矢状窦汇入的桥静脉撕裂所致。呈新月形包绕在大脑表面，在伤后不同时间形态变化各异，约 50% 合并脑挫裂伤。临床、病理和影像均分为急性、亚急性和慢性 3 期。

CT 上等密度硬膜下血肿占硬膜下血肿的 16%。据有关文献报道，多发生在初次损伤后 30 ~ 90d，亦有报道可达 120d，甚至 150 多天。等密度硬膜下血肿的原因为：血肿由高密度向低密度发展过程中血肿密度与脑组织密度相近时；偶有低蛋白血症（如贫血）患者的急性期血肿呈等密度；再出血或慢性出血进入慢性硬膜下血肿，形成等密度慢性硬膜下血肿。

（二）临床表现

急性者病情多较重，且发展迅速，出现中间清醒期或意识好转期者较少，颅内压增高、脑受压和脑疝症状出现早。慢性硬膜下血肿患者年龄常较大，只有轻微外伤史，在伤后数周或数月出现颅内压增高症状，呈慢性过程。

（三）CT 表现

1. 三期表现

（1）急性期

伤后 3 天内。一般呈均匀高密度的新月形，血肿可跨颅缝，但不超过中线。占位效应显著，常伴有脑挫裂伤，可形成脑疝。有 3 种非典型表现。

①血肿密度不均：可能与急性出血还未凝固、凝血早期血清外溢或蛛网膜破裂脑脊液进入硬膜下有关。

②血肿呈梭形表现：可能与出血没有及时散开有关。

③血肿同侧侧脑室扩大：可能因同侧室间孔被迅速挤压梗阻所致。

此外，多不伴骨折，但骨折后硬膜撕裂也可形成急性硬膜下血肿。

（2）亚急性期

伤后4天～3周内。血肿可逐渐变为等密度，而表现为皮质区均匀受压，脑沟消失，灰白质交界处被均匀向内推移。但双侧均有血肿，中线推移可不显著。亚急性血肿的较早期出现细胞沉淀效应可出现密度上低下高的液体界面。

（3）慢性期

伤后3周内。此时血肿包膜形成，凝血块液化，逐渐变成液性低密度，血肿壁机化增厚或钙化。血肿内肉芽组织增生、机化形成包膜，故可见慢性硬膜下血肿有分隔表现。

2. 等密度硬膜下血肿

平扫表现为中线结构及脑室受压移位、变形，脑沟、裂池变窄消失、灰白质界面内移等，均属间接征象。增强扫描可显示血肿的位置、大小、形态而确诊。

六、特殊部位的硬脑膜下血肿

（一）概述

特殊部位的硬膜下血肿主要指大脑镰、小脑幕硬膜下血肿。其受力方式可以是加速运动或减速运动的直接作用力，也可以是引起大脑镰、小脑幕严重移位的内在推力。目前，普遍认为是该处的桥静脉与静脉窦连接部撕裂，血液进入硬膜下腔所致。

（二）CT表现

1. 大脑镰硬膜下血肿

正常大脑镰宽为＜3mm，硬膜下血肿表现为大脑纵裂，呈带状增宽，密度增高，宽为3～12mm，CT值达68～85Hu，可有占位效应。硬膜侧有坚硬的硬膜阻挡，故其内缘平直而光整；外缘因蛛网膜的张力低和脑沟、脑回的阻力不均衡，呈局限的弧形或波浪状。但与脑沟不通为其特点，并可依此与蛛网膜下腔出血相鉴别。

2. 小脑幕硬膜下血肿

呈扇形、片状、新月形等形状的高密度，内缘止于小脑幕切迹处。边缘光滑锐利，占位效应不显著。由于小脑幕凹面向下，横断扫描像一般显示：血肿位于小脑幕上者，其内侧缘清晰，外侧缘模糊；位于小脑幕下者反之。

A ~ D 为同一患者；A、B 血肿位于大脑镰旁，大脑纵裂呈带状增宽，边缘清晰、平直而光滑；C、D 血肿位于右侧小脑幕处，呈扇形高密度，内缘止于小脑幕切迹处，边缘光滑锐利。以上两者均可因部分容积效应或同时合并该区域的蛛网膜下腔出血而使血肿边界不清。

（三）鉴别诊断

大脑镰旁和小脑幕处的硬膜下血肿主要应与蛛网膜下腔出血相鉴别。

①前者边界光整清楚；后者则模糊不规则，因向脑沟延伸而多呈羽毛状，常波及相邻脑池和脑室。

②前者大脑镰部占位效应常见，后者较少见。

③前者血肿不能触及胼胝体膝部，后者可紧贴。

④前者急性期密度多为 55 ~ 75Hu，多在 2 周后吸收或变为低密度；后者 CT 值多在 55Hu 以下，且多在 1 周内（甚至 24h）消失。

⑤采用薄层扫描，特别冠状和矢状面重建可较清楚显示血肿的形态和解剖位置。此外，脑膜钙化 CT 值明显高于血肿，可资鉴别。

七、硬脑膜下积液

（一）概述

本病又称硬膜下水瘤，是指硬膜下只含脑脊液成分。它是由于外伤后蛛网膜破裂，脑脊液流入硬膜下所造成的，并多认为其形成机制是蛛网膜破口的活瓣效应。常在外伤后几周内产生，少数因伴有慢性渗血而转化为慢性硬膜下血肿。

（二）临床表现

多见于老年人及儿童。急性者（伤后 72h 内）与急性颅内血肿症状相似，主要表现为头痛、恶心、呕吐等颅内压增高症状，亦可有局部脑受压症状。慢性者（3 周后）可见嗜睡、朦胧、定向力差、精神障碍。

（三）CT 表现

多位于额、颞部，老年人双侧多见。呈颅骨内板下新月形水样密度区，因受压脑沟变浅、脑回变平。少数经复查液体密度增高，而转化为等密度或稍低密度慢性硬膜下血肿。

（四）鉴别诊断

1. 慢性硬膜下血肿

有人认为硬膜下血肿吸收后也可称为硬膜下积液。但慢性血肿 CT 值偏高，包膜有强化，常呈梭形，可予鉴别。

2. 脑萎缩

脑沟裂增深、增宽甚至脑室扩大等，有别于硬膜下积液之脑沟、脑回变浅平。

八、外伤性蛛网膜下腔出血

（一）概述

出血来源于外伤后软脑膜和皮层血管的断裂、脑挫裂伤的渗血及脑内血肿破入。单独蛛网膜下腔出血少见，多伴有脑挫裂伤。

（二）临床表现

因脑膜刺激引起剧烈头痛、恶心呕吐，查体可发现颈强直、Kernig征阳性。

（三）CT表现

高密度血液充填于脑表面脑沟中或脑裂、脑池中。吸收消散快，长者1周，短者1～2d，最快可达10h左右。可伴有脑挫裂伤的水肿、出血等表现。

此外，少数（包括继发性）出血点因远离宽大的脑池、脑裂，而且出血较快，局限于局部颅骨内板下，与硬膜下血肿相似，但其内缘不锐利、密度较低且不均匀，且短期内能快速吸收。

九、外伤性脑室内出血

（一）概述

本病是一种较少见的重型脑损伤，预后差，死亡率高。本病可分为两类：原发性为外伤致脑室内血管破裂出血，继发性为脑内血肿破入脑室。其发生机理有以下几种学说：

①脑外伤瞬间，外力（尤其矢状方向外力）使脑室扩大变形，撕裂室管膜下血管引起脑室出血。

②弥漫性轴索损伤，由于剪切力的作用脑室壁破裂，引起室管膜下血管损伤出血。

③室管膜下潜在的畸形血管破裂出血。

④凝血功能障碍，外伤作为诱因。

⑤脑内血肿破入脑室。

（二）临床表现

多伴有其他类型的脑损伤，故缺乏特征性。可有以下表现：

①意识障碍。

②脑膜刺激征：因脑室内出血流入蛛网膜下腔所致。

③体温升高：是血性脑脊液的吸收热，并与出血刺激丘脑下部体温调节中枢有关。

伴有其他部位的损伤时有相应表现和体征。

（三）CT 表现

少量出血时多沉积在侧脑室后角、第三脑室后部或第四脑室顶部，大量出血常呈脑室“铸型”样表现。早期可有分层现象，以后呈等或低密度。可并发不同程度的阻塞性脑积水，多合并其他类型脑损伤。

十、脑挫裂伤

（一）概述

脑组织外伤后发生水肿、静脉瘀血、渗血及毛细血管的散在点状出血，病理上称为脑挫伤；而当软脑膜和脑组织及其血管断裂时称为脑裂伤。因而两者多合并存在，且临床和影像检查难以区分，故统称为脑挫裂伤。

直接打击的外力可造成受力处的脑挫裂伤，此种情形较少。多由于运动中的撞击造成的对冲伤引起。病理改变有局部脑水肿，静脉瘀血、渗血及毛细血管的散在点状出血，严重者出血较多，形成脑内血肿，还可有坏死液化等改变。

（二）临床表现

都有意识丧失，出现一过性昏迷，重者持续昏迷。患者有头痛、呕吐等颅内压升高或脑膜刺激征。损伤部位不同可出现偏瘫、偏盲、肢体张力和腱反射的异常。

（三）CT 表现

1. 常见表现

①局部脑组织呈低密度水肿，界限不清，多位于皮层区。水肿区内有一处或多处点片状出血灶，称为灶状出血。

②一处或多处脑内血肿（出血灶＞ 2cm 称为血肿），形态边缘不规整。血肿周围有不同程度水肿和占位效应。

③灶状出血及小血肿可在数小时内扩大融合，并可引起脑疝如镰下疝、天幕疝等。

双侧额颞叶有许多斑片状不规则出血灶，鞍上池、四叠体池内有积血。

2. 外伤性迟发性脑内血肿

伤后首诊 CT 扫描未发现血肿，相隔数小时、数天复查或手术发现有新的血肿者称为外伤性迟发性脑内血肿。属于原发性脑损伤，可发生于伤后 1.5h 至数天，90% 以上出现在伤后 24 ~ 48h，也有报道多见于 3 天至 1 周内。此外，颅脑损伤的迟发性表现还有脑挫裂伤、硬膜外血肿、硬膜下血肿、蛛网膜下腔出血、脑水肿等。

3. 其他伴发的外伤性颅内病变

硬膜外或硬膜下血肿、蛛网膜下腔出血、弥漫性脑水肿、硬膜下积液、DAI 等。

十一、脑干损伤

（一）概述

脑干损伤较少，多合并大脑半球的弥漫性损伤。

本病可分为原发性和继发性。原发性病理改变有脑干震荡、挫裂伤、出血、软化和水肿。有人把其分为 4 类：弥漫性轴索损伤（DAI）、原发性多发斑点状出血、桥脑、延髓撕裂、直接表浅撕裂或挫伤。其中以 DAI 最常见，且多为非出血性。继发性脑干损伤是由颅内血肿、脑水肿所致的天幕裂孔疝压迫脑干并使脑干血管受牵拉，进而导致脑干缺血和出血。

（二）临床表现

病情严重，常见表现有意识障碍、去大脑强直、肌张力增高和眼球位置异常。患者常见双侧瞳孔缩小。

（三）CT 表现

因受后颅窝伪影干扰和分辨率限制对非出血性脑干损伤诊断困难。原发性：常表现为局部脑池消失，亦可显示小灶状出血。继发性：可见出血、梗死，并可见幕上血肿、弥漫性脑肿胀、弥漫性脑水肿、天幕裂孔疝和脑干受压移位等表现。

十二、弥漫性脑损伤

（一）概述

弥漫性脑损伤包括弥漫性脑水肿、弥漫性脑肿胀和弥漫性轴索损伤（DAI）。弥漫性轴索损伤有文献也称为弥漫性脑白质损伤。

DAI 是因外伤造成的剪切力（旋转暴力）作用于脑灰白质交界处、大脑深部结构和脑干区，导致神经轴索的广泛挫伤、断裂及脑组织小灶出血、水肿。

脑水肿和脑肿胀的病理改变分别为细胞外液和细胞内液增多。两者常同时存在，很难区分和鉴别，因此统称为脑水肿（脑组织液体含量增多引起的脑容积增大和重量增加）。

（二）临床表现

脑水肿和脑肿胀轻者无明显症状和体征，重者出现头痛、头晕、呕吐等颅内高压症；可出现半身轻瘫和锥体束征；严重者可发生脑疝，以致死亡。

DAI 因广泛轴索损伤使皮层及皮层下中枢失去联系而致伤后意识即刻丧失，多呈持久昏迷，甚至处于植物人状态，死亡率高。

（三）CT 表现

1. 弥漫性脑水肿和（或）脑肿胀

CT 表现为低密度，密度低于邻近脑白质，CT 值多< 20Hu。两侧弥漫性病变可致脑室普遍受压变小，重者可致脑室、脑沟和脑池消失。

2. DAI 的诊断标准

（1）受伤机制

受伤时头部处于运动状态，由旋转暴力所致。

（2）临床表现

伤后有原发性昏迷伴躁动不安，无明确神经定位体征，亦无窒息及低血压等脑缺氧情况。

（3）CT 表现

脑组织弥漫性肿胀（灰白质密度普遍降低，但其密度降低不及脑水肿），灰白质分界不清，其交界处有散在斑点状出血灶（< 2cm），伴有蛛网膜下腔出血。脑室、脑池受压变小，无局部占位征象。

（4）MR 表现

脑肿胀、脑室脑池因受压而减小或闭塞，脑白质及胼胝体、脑于、小脑可见点状、片状或散在小出血灶（< 2cm），中线结构无明显移位。

（5）合并症

可合并其他颅脑损伤，如蛛网膜下腔出血、脑室出血、硬膜下及硬膜外血肿及颅骨骨折等。

DAT 的分期：目前有学者将 DAI 分为 3 期。

Ⅰ期：较轻，损伤仅见脑叶白质，常见于额、颞叶。

Ⅱ期：损伤较重，胼胝体出现病灶。

Ⅲ期：严重损伤，脑干出现病灶。

总之，因 DAI 有 80% 为非出血性病灶，仅 20% 有小的中心出血，故 CT 难以发现。其 CT 检出率不到 30%，而 MR 可高达 90%。

十三、外伤性脑疝

（一）天幕疝

分为 3 型：

①颞叶型：常为单侧，占位效应显著，颞叶组织（钩回、海马回）疝入幕下。

②中央型：常为双侧颅内压升高，脑干向下移位而不向一侧移位，双侧外侧裂池、环池变窄或消失。

③小脑型：幕下压力升高，脑干和（或）小脑上移，环池及枕大池狭窄或消失，第三脑室后部上抬。

颞叶天幕疝的诊断标准：

①颅内压增高征象：中线结构明显移位，患侧环池增宽，除环池外的基底池（如四叠体池、鞍上池）及侧裂池浅小甚至闭塞。

②额叶伸至幕下≥ 3mm，但必须存在上述同侧颅内压增高征象，＜ 3mm 为可疑。同时可见脑干受压变形、病侧环池增宽。

③如无颅内压增高征象存在，颞叶轻度下移，应视为正常变异。

此外，斜坡垂直线的扫描法有助于显示疝入幕下的与颞叶相连的脑组织，并进而结合脑干、脑池之形态与正常小脑组织相鉴别。

（二）镰下疝

表现为扣带回和大脑前动脉移向对侧，较硬的大脑镰一般移位不显著。侧脑室前角受压变窄。

右侧颞额顶部硬膜下血肿及局部脑沟内有血液充填，右侧颞叶脑组织经大脑镰下跨越中线移向左侧。

此外，还可见脑组织通过缺损颅骨外疝、小脑扁桃体疝（枕骨大孔疝）。

十四、外伤性脑梗死

（一）概述

外伤性脑梗死常发生在外伤后 1 周内。其发病机理大致归纳为以下几方面：

①血管壁发生直接机械性损伤，造成器质性狭窄或闭塞，致使供血中断。

②血管壁损伤引起局部脑血管痉挛，血液微循环发生障碍，致使脑组织供血不全。

③血管内皮损伤激活内源性、外源性凝血系统，促使血栓形成。

④外伤后血管痉挛与血液流变学发生变化，脑血管反应性降低，脑血流量减少，引起血中自由基反应增强，造成细胞内环境紊乱，从而加重脑缺氧、坏死、溶解，导致脑梗死。

⑤脑挫裂伤、蛛网膜下腔出血以及脑血肿、水肿等可使脑血管扭曲、痉挛收缩，加重原有的缺血、缺氧，导致脑梗死。

此外，外伤后无明显症状的情况下，可发生腔隙性脑梗死，可能也与外伤后神经调节功能紊乱所致的脑血管痉挛有关。

（二）CT 分型

国内有学者将其分为 5 型：

①腔隙性：多见于幼儿和儿童，呈卵圆形或裂隙状。

②单脑叶型（或局灶型）：多位于一侧脑叶或脑叶交界区，呈楔形或不规则形。

③多脑叶型（大面积型）：是指 2 个以上脑叶的梗死。

④挫伤出血型（混合型）：表现为沿血管走向分布的低密度，多有规则边界，而脑挫伤低密度比梗死出现早，且密度不均、形态不规则，出血呈高密度，脑肿胀密度轻微减低、界限不清、双侧半球受累为其特点。

⑤小脑与脑干型梗死。

十五、脑外伤的并发症和后遗症

1. 并发症

常见并发症有感染、梗死、脑膨出、颈内动脉海绵窦瘘等。

2. 后遗症

轻度挫裂伤可完全恢复正常而无后遗症。常见后遗症有：脑软化、脑萎缩、脑穿通畸形、脑积水（交通性或阻塞性）、蛛网膜囊肿等。

十六、放射性脑病

（一）概述

本病是一种由各种原因放疗所致的脑组织放射性反应综合征。放射性损伤急性期和早期常表现为放射性诱导的脑水肿，晚期则主要以放射性坏死为主要特征。光镜观察有以下特征：

①凝固性坏死。

②脱髓鞘。

③巨噬细胞反应。

④血管周围细胞浸润。

⑤血管纤维素样坏死、栓塞、玻璃样变或纤维素样变。

⑥神经胶质增生。

⑦无细胞性纤维化。

（二）临床分期

国外有学者根据放疗后症状出现的时间分为 3 期：

①急性期：多发生于放疗后几天至 2 周内，为血管源性水肿所致的颅内压增高，激素治疗有效。

②早期迟发反应期：多发生于放疗后几周至 3 个月，大多数较短暂，预后较好。

③晚期迟发反应期：多发生于放疗后几个月至 10 年或 10 年以上，该期主要病理改变为局

限性放射性坏死、弥漫性脑白质损伤、大动脉损伤钙化性血管病及脑萎缩等不可逆性损害，局限性坏死和弥漫性脑白质损伤可分别或同时发生。

（三）临床表现

①颅内压增高表现。

②癫痫大发作。

③局限性神经功能损害表现，如视障碍、同向偏盲、复视、失语、单侧运动和感觉障碍。

④其他。头昏、嗜睡、反应迟钝、记忆力减退等，也有诱发脑膜瘤、纤维肉瘤、胶质瘤等脑肿瘤的报道。

（四）CT表现

1. 急性期及早期迟发反应期

广泛性非特异性低密度水肿区，增强无强化，短期随访病灶消失。

2. 局限性

放射性坏死病灶呈低密度，CT值约17Hu。灶周水肿明显，可见坏死、出血。增强扫描病灶多无强化，少数呈环形、片状、地图样不均匀强化。

3. 弥漫性脑白质损伤早期

平扫可见脑室周围及半卵圆中心广泛低密度区。增强后多无强化，少数可见不均匀强化，提示有白质坏死存在。

4. 弥漫性脑白质损伤晚期

可见钙化性微血管病和脑萎缩，前者可见多发钙化（占25%～30%），常见于基底节区，有时可见于皮层。弥漫性脑白质损伤一般在放疗早期出现，可持续几个月甚至几年。

十七、有机磷农药中毒的脑部损害

（一）概述

有机磷农药中毒时主要毒性作用是抑制神经系统的乙酰胆碱酯酶，导致所有胆碱能神经传导部位的神经递质——乙酰胆碱的蓄积，引起中毒反应。

其脑部损害的机制存在多种学说，但可以肯定的是有机磷中毒可损害脑部，引起急性中毒性脑病，出现脑肿胀、水肿的病理改变。还有学者认为，有机磷中毒可使脑微血管内皮细胞和基底膜损伤，致通透性升高、毛细血管壁损伤而发生漏出性出血。此外，也可由于呼吸衰竭等原因而使脑组织缺血缺氧发生脑萎缩。

（二）临床表现

毒蕈碱样症状、烟碱样症状和中枢神经系统症状。中枢神经系统症状可表现为神志不清、烦躁、谵妄、抽搐或中枢性呼吸衰竭。

（三）CT 表现

①中毒 3d 内多表现为脑肿胀、水肿，可见脑沟裂变浅、脑室狭小、灰白质分解不清。

② 3d 后可在基底节、皮质区出现较局限低密度灶。

③因基底节区血管较丰富，故出血可对称性位于基底节区；出血吸收后形成低密度软化灶。

④少数可继发脑萎缩。

第八章　心脏CT检查

第一节　检查方法与正常影像

一、检查方法

（一）常规检查

非心电门控常规 CT 扫描能用来显示心脏、心包和大血管的解剖形态。目前，心电门控常规 CT 扫描很少用来评价心脏功能。

1. 平扫

一般采用层厚和间隔 10mm，扫描范围大者如观察胸、腹主动脉瘤，可采用间隔为 15 ~ 20mm。

2. 增强扫

按 60% 的复方泛影葡胺或非离子型造影剂 80 ~ 100mL，团注、滴注或团注加滴注法。扫描方式分为常规扫描和动态扫描，后者又分为同层动态扫描和进床式动态扫描。

3. 螺旋 CT 扫描

可采用平扫和增强扫描，并可进行三维重建。是否采用增强扫描，采用何种增强方式，视所检查部位和病变而定。如心包病变观察积液或钙化平扫即可，但不能确定是少量积液还是增厚时可增强扫描；主动脉病变特别是主动脉夹层时，应采用增强扫描；心腔内肿瘤或血栓平扫后作动态增强扫描以及延迟扫描，观察有无强化及其强化特点，以资鉴别。

（二）多层螺旋 CT（MSCT）心功能检查

多层螺旋 CT 扫描时间达亚秒级，接近电子束 CT，其空间分辨率更高。可用于心脏功能部分参数的测定。

1. 扫描参数

①扫描前测心率，并口服药物倍他洛克使心率降至 70 次 /min 以下。

②注入 60% 造影剂 120 ~ 160mL，流率 3 ~ 3.5mL/s。

③延迟时间 25s，层厚 1.3nim 左右，重建间隔 0.6mm，螺距 0.375 ~ 0.5。

④扫描完成后对原始数据进行离线重建，取得 8 个 R-R 间期不同时相的图像（12.5%、25.0%、37.5%、50.0%、62.5%、75.0%、87.5%、100%）；三维重建方式为 SSD、MPR、VR。

2. 心功能测量方法

①冠状动脉测量：在单层横断面图像上分别找到显示左、右冠状动脉主支最佳处，在距开口 1.0cm 处分别测量左、右冠状动脉主支内径。

②室间隔、室壁增厚率测量：将所得 8 个序列图像进行 MPR 处理，得到心室短轴位像。于左心室舒张末期和收缩末期分别测量左室前壁和室间隔的心肌厚度，并计算心肌增厚率(%)，计算公式为：心肌增厚率（%）=（EST-EDT）/EDT（EST 为收缩末期厚度，EDT 为舒张末期厚度），正常值＞35%。室间隔与左室后壁舒张期厚度＜11 ~ 12mm。

③左室容积和射血分数测量法：以 SSD 方法分别对左心室舒张末期和收缩末期左室充盈区逐层勾画，最后由计算机自动计算左室舒张末期容积（EDV）和收缩末期容积（ESV）。左室射血分数（EF）计算公式为：EF（%）=（EDV-ESV）/EDV，EF 正常值（67 ± 8）%，范围 50% ~ 75%。

（三）大血管 CTA

1. 颈动脉扫描

层厚 2 ~ 3mm，造影剂用量 90 ~ 150mL 不等，流率 2.5 ~ 3mL/s，扫描延迟时间 15 ~ 20s。三维重建方式：SSD、MIP 和 CPR。

2. 胸主动脉扫描

可采用心电门控扫描层厚 3 ~ 5mm，造影剂用量同上，流率 2.5 ~ 3mL/s，扫描延迟时间 15 ~ 20s。三维重建方式：SSD、MIP 和 CPR。

3. 腹主动脉扫描

层厚 3 ~ 5mm（肾动脉可采用 1.5 ~ 3mm），造影剂用量同上，流率 2.5 ~ 3mL/s，扫描延迟时间 20 ~ 25s。三维重建方式：SSD、MIP 和 CPR。

4. 肺动脉扫描

层厚 3mm，重建层厚 1.5mm，造影剂用量同上，流率 3 ~ 3.5mL/s，扫描延迟时间 10 ~ 16s。扫描范围从主动脉弓至下肺静脉水平。三维重建方式：SSD 和 CPR，MIP 影像重叠一般不采用。

5. 冠状动脉心电门控扫描

层厚 1.25 ~ 1.5mm，重建间隔 0.6mm，造影剂用量同上，流率 3 ~ 4mL/s。扫描延迟时间

15 ~ 20s，可固定用 18s 或小剂量（15 ~ 20mL）以 3 ~ 4mL/s 的流率预实验决定最佳延迟时间。三维重建方式：MPR、MIP、SSD、VR、VE，首选 MIP。

国外有学者采用下列方法行 MSCT 冠脉检查：检查前舌下含化 400μg 硝酸甘油；先用 20mL 对比剂测定循环时间，根据循环时间确定开始扫描时间；然后以 4mL/s 的流率注入 150mL（400mg/mL）对比剂。回顾性心电门控多层螺旋重建，右冠脉为 R-R 间期的 38% ~ 50%，左冠脉为 R-R 间期的 50%。

（四）螺旋 CT 上腔静脉造影

扫描层厚 3 ~ 5mm，重建层厚 1.5 ~ 2mm，造影剂用量 80 ~ 100mL，流率 2mL/s，扫描延迟时间 25 ~ 30s。扫描范围包括 L 椎体至右心房层面。三维重建方式：MPR、MIP 和 SSD。

（五）电子束 CT 的应用价值

电子束 CT（EBCT）有 3 种不同的扫描方式：

①电影成像：用来测定左室总体和区域性功能。

②流动成像：用作流量分析。

③体积扫描：能测定心脏结构异常。

EBCT 具有优良的时间分辨率，运动伪影大大减少。对于冠状动脉钙化显示的敏感性极高，还可做定量分析，能显示冠状动脉旁路是否通畅。同时可以通过旋转和倾斜检查床，使患者心脏的长轴或短轴与 X 线束垂直或平行，以得到真正的心脏短轴或长轴图像。但其价格昂贵、维修复杂，目前尚未被广泛应用。

二、正常解剖和 CT 表现

（一）心脏各房室的形态

心脏由 4 个房室腔组成。

①右心房：略呈三角形，位于心脏右侧，构成心脏的右缘。右心耳位于右心房左上角，向左突出并覆盖在主动脉根部的前方，后内壁以房间隔与左心房相邻。右心房通过右房室瓣口与前方的右心室相通。上、下腔静脉口分别位于右心房的后上部和最下部。

②右心室：略呈梯形，位于心脏前方，构成心脏腹侧面，以室间隔与左后方的左心室腔相隔。肺动脉自右心室上方漏斗部发出。

③左心房：位于心脏后上方，左心耳在左心房的左前方和肺动脉主干的下方，呈指状突出。左、右肺静脉（每侧两个开口）连接于左心房后壁。左心房通过左房室瓣口与左前方的左心室相通。

④左心室：近似圆锥形，位于心脏的左侧，其上部发出主动脉。

此外，在心脏表面可见冠状沟（心房和心室的分界标志）和室间沟（左、右心室的分界标志），冠状窦和各支冠状动脉就分布于冠状沟和室间沟内。

（二）心包、心包腔和心包隐窝

1. 心包

它是包裹心及大血管根部的纤维浆膜囊，可分为纤维心包和浆膜心包。

（1）纤维心包

是坚韧的结缔组织囊，向上与出入心的大血管外膜相延续，向下则附着于膈中心腱上。

（2）浆膜心包

为一密闭的浆膜囊，分脏、壁两层。脏层心包：薄而透明，贴在心肌层表面，即心外膜。壁层心包：位于纤维心包的内面。

2. 心包腔

心包脏、壁两层在大血管根部相互移行，围成的腔隙，称为心包腔。心包腔内含有少量液体，正常为 20 ~ 25mL。

心包脏、壁层的反折线位于大血管的根部，包绕升主动脉、肺动脉主干及其分支的纵隔内部分；包绕左、右肺静脉和上腔静脉的根部及很少一部分下腔静脉。

3. 心包隐窝

心包腔包括固有心包腔及与之相通的横窦、斜窦和隐窝。心包窦和心包隐窝系心包浆膜层在心脏底部大血管出入处返折形成，均为固有心包腔的延续。

（1）固有心包腔直接形成的隐窝

①上腔静脉后隐窝：为固有心包腔伸入上腔静脉右后方，在上腔静脉与右肺动脉之间形成。

②左肺静脉隐窝：位于左侧上、下肺静脉之间。

③右肺静脉隐窝：位于右侧上、下肺静脉之间。

（2）横窦

位于升主动脉和肺动脉的后方，左心房的前方。

①主动脉上隐窝：又称心包上隐窝、心包上窦等。为包绕升主动脉、主动脉弓部右端的心包返折所形成，又分为前部、右部和后部。

②主动脉下隐窝：为横窦向下延续之膨大部，位于升主动脉右壁与上腔静脉下部或右心房之间，向下延伸至主动脉瓣平面。

③左肺动脉隐窝：又称左肺隐窝。位于左肺动脉下方、左肺动脉干与左上肺静脉之间。前邻右肺动脉干起始段和左房上方，向前与心包上隐窝相通，后邻左心耳与左上叶支气管，向下内连横窦体。

④右肺动脉隐窝：位于右肺动脉下方、左房上方。

（3）斜窦

位于左心房后方，上部由左、右肺静脉干之间的双重心包返折与横窦分开，两侧可延伸至左、右肺静脉干后缘。向右不超越下腔静脉，向下与固有心包腔相通，向上延伸形成心包后隐窝。心包后隐窝位于右肺动脉干远端后方及左、右主支气管之间。在心后区，由于心包脏层在肺静脉入左心房水平以下返折移行为心包壁层，故左心房大部分无心包覆盖。

（三）正常大血管

主动脉由左心室发出，分为升主动脉、主动脉弓和降主动脉（以膈肌裂孔为界，分别称为胸主动脉、腹主动脉）。升主动脉和主动脉弓各长约 5cm，上腔静脉由左、右头臂静脉汇合而成，长约 7cm。

各大血管的管径分别为：升主动脉 2.7 ~ 3.7cm，约为降主动脉的 1.5 倍。降主动脉 2.1 ~ 2.9cm。上腔静脉约 1.5cm，< 2.0cm。下腔静脉多< 3.0cm。肺动脉主干与升主动脉根部直径基本相等（但正常人应小于主动脉），一般< 3cm。此外，冠状动脉的管径为 3 ~ 4mm。

下腔静脉的径线与降主动脉相仿，下腔静脉断面的长径变异较大，而短径较恒定，且不受年龄和性别的影响。下腔静脉与降主动脉短径比值随年龄增大而减小，但变化范围小，相对较恒定，可作为观察下腔静脉径线的辅助指标。国内有学者统计下腔静脉的短径为（22.70 ± 2.75）mm，下腔静脉与降主动脉短径比值为 0.98 ± 0.13。

（四）心脏及胸部大血管的 CT 表现

1. 主动脉弓上方 2cm 层面

可见主动脉弓的 3 个主要分支，由前向左后依次排列着无名动脉、左颈总动脉和左锁骨下动脉。该层面还可见左、右头臂静脉，在无名动脉右侧为右头臂静脉。左头臂静脉行径较长，在 3 支动脉血管的前方，从左向右横行与右头臂静脉汇合成上腔静脉。

2. 主动脉弓水平层面

主动脉呈斜行管状结构，从气管前方伸展到左后方。上腔静脉位于气管右前方，与主动脉弓紧邻。部分患者可见奇静脉弓向前汇入上腔静脉。少数患者可见左上肋间静脉环绕着主动脉弓并汇入左头臂静脉，勿误为淋巴结。

3. 主动脉弓下方 2cm 层面

可见升、降主动脉，上腔静脉，肺动脉主干及左、右肺动脉。肺动脉主干位于升主动脉的左前方。左肺动脉位于左主支气管的左前方，右肺动脉位于升主动脉、上腔静脉和左、右主支气管之间。降主动脉位于胸椎体左侧。食管位于降主动脉、胸椎体和左主支气管之间。奇静脉位于胸椎体右前方。

4. 主动脉弓下方 4cm 层面

升主动脉根部位于中央，左心房位于心脏后方，右心房位于升主动脉右侧，右心室流出道位于升主动脉根部左前方，降主动脉位于脊椎左侧。

5. 主动脉弓下方 7cm 层面

主动脉根部及 4 个房室均显示。主动脉根部在中央，左心房在其后方，右心房在右侧，右心室在前方，左心室在左后方，降主动脉位于脊柱左侧。

6. 心室平面

显示左、右心室。左心室在右心室的左后方，降主动脉位于脊柱左侧。

（五）心包的 CT 表现

在脏层心包（心外膜）下、心脏表面丰富的脂肪组织和纵隔脂肪组织的衬托下，心包可显示得十分清楚，呈一光滑的细线影，厚度多为 1 ~ 2mm，最厚不超过 3mm。右心室前缘处接近膈中心腱区，心包可较厚。一般来说，腹侧心包由于脂肪层较厚而显得较清晰，而某些部位（如左心室侧壁处）由于脂肪少而显示不清。

第二节　心脏及大血管损伤

一、心脏外伤

（一）概述

心脏外伤可分为钝挫伤和穿透性损伤两类。在钝挫伤中较常见的为心包损伤引起的出血或心包积液，多合并肋骨骨折、血气胸或肺挫伤。其病因：

①胸骨与胸椎压迫心脏使之破裂。

②直接或间接的胸膜腔内压突然增加而致心脏破裂。

③心脏挫伤、心肌软化坏死致心脏迟发性破裂；也有人认为心脏迟发性破裂是心内膜撕裂的结果。

④心肌梗死，冠状动脉损伤所致。

⑤枪击伤或刺伤直接损伤心脏。

（二）临床表现

严重挫伤导致的心肌挫伤及心脏破裂大多当即死亡。患者除常感胸痛及呼吸困难外，听诊心音遥远、心搏动微弱，低血压，颈静脉怒张等。

（三）CT表现

严重挫伤所致的心脏破裂，平扫可见高密度心包积血及胸腔积血。穿透性损伤中，被锐器刺伤的心脏可自行封闭导致心包填塞而无大量出血；如刺伤心包，可引起心包积气和（或）出血，而CT表现为心包积气或液气心包。

二、胸主动脉及大血管损伤

（一）概述

其病因多见于交通事故中突然减速、胸部受方向盘的撞击或被抛出车外者，以及高空坠落者。损伤机理包括血管的剪切力和断骨片的直接作用。主动脉峡部是剪切伤所致撕裂的最好发部位，约占85%。当发生第一肋骨、锁骨骨折时，可损伤锁骨下动脉、无名动脉及颈总动脉。

（二）临床表现

因常伴有胸部多发性以及胸腹部和盆腔多器官损伤，临床表现多样化。可有胸骨后疼痛、背痛、呼吸困难等。约1/3伤者有上肢高血压、下肢低血压，较具特征性。

（三）CT表现

平扫可见等密度或稍高密度的圆形、椭圆形影，但难以区分是假性动脉瘤或纵隔血肿。增强扫描可表现为以下一个或多个征象。

①假性动脉瘤：位于主动脉弓旁、破口小者瘤体强化明显迟于主动脉并排空延迟，即“晚进晚出征”；破口大者这种时间差不著。

②主动脉夹层分离。

③血管边缘不规则，壁厚薄不均。

④主动脉周围血肿：常见，无强化，紧贴主动脉者高度提示主动脉撕裂；远离者多为小血管破裂。

⑤其他：如气管、食管推挤移位，胸骨、胸椎及第1～3肋骨骨折等，均提示有胸主动脉及大的分支损伤可能。

目前，各种影像难以鉴别主动脉内膜轻微损伤与主动脉粥样硬化。

第三节　心脏病变

一、先天性心脏病

对先天性心脏病的诊断，目前最常应用的是多普勒心动超声图、心血管造影和胸部平片。其 CT 诊断价值如下。

（一）显示大血管的位置及相互关系

①基本正常：即升主动脉位于肺动脉的右后方，见于正常心脏和 Fallot 四联症。

②主动脉和肺动脉完全并列：可呈左右并列或前后并列，主要见于右心室双出口。

③主动脉位于肺动脉的左前方，见于矫正型（左襟型）大血管转位。

④主动脉位于肺动脉的右前方，见于右襟型大血管转位。

同时，CT 还可准确测定大血管的直径，如肺动脉高压可见肺动脉主干直径超过升主动脉直径；原发性肺动脉扩张病例，虽肺动脉干扩张，但周围血管分支无变化。

（二）显示内脏位置以及与心脏、大血管的关系

CT 易于显示肝脏、脾脏、胃腔以及支气管、肺的形态和脾脏与下腔静脉的位置关系，从而推测左、右心房的位置。如：

①无脾综合征：肝脏对称位（或称水平肝）、胃在中线、胰腺可移动、小肠可旋转不完全。双侧支气管都呈右侧型，双肺部为 3 叶。双侧心房都具有右心房解剖特征。下腔静脉可引入任何一侧心房，但通常都引入肝影相对较大的一侧。多合并右旋心，以及单心房、单心室、肺动脉狭窄或闭锁、完全性肺静脉异位引流、双侧上腔静脉、永存动脉干和大动脉转位等。

②多脾综合征：脾脏呈多块状、肝呈对称位、胃的位置不定。双侧支气管都呈左支气管型，双肺各为两叶。双心房都具有左心房解剖特征。常见上、下腔静脉畸形，常合并单心房及其他心内畸形。

16 层以上螺旋 CT、EBCT 对先心病的诊断有许多优势，更有利于显示心脏大血管的解剖结构（如心内畸形）、空间位置及连接关系。

二、风湿性心脏病

本病的活动期心肌、心内膜及心包均可被风湿性炎症所侵袭，慢性者主要累及心脏瓣膜。

本病的诊断，常规 CT 很少应用，但在显示瓣膜的钙化、左心房的血栓形成、肺静脉高压所致广泛间质性改变，以及左房室瓣病变少见的伴随畸形肺静脉曲张等方面具有一定优势。

EBCT 可观察瓣膜运动情况、测量瓣膜的面积以及分析返流量。

根据文献报道，CT 对左心房血栓尤其左心耳部血栓的检出率高于超声，其特异性也高。左心房血栓大都发生于左心耳部和左心房体上部后侧壁，呈均质低密度充缺或混杂密度的充缺，平扫时可见散在斑点状或层状钙化。有文献认为形态不规则、呈多个尖角状突出的充盈缺损，结合上述的血栓好发部位，是左心房血栓的特征。

左心房血栓内有斑片状和层状钙化。

三、心肌病

（一）概述

心肌病现在的概念是指原发性心肌病（又称特发性心肌病），即原因不明的心肌疾病，而并非指临床已知病因的心肌损害。常规 CT 检查对其诊断受到一定限制。

本病可分为以下 3 类。

①扩张型心肌病：占原发性心肌病的 70%，左和（或）右心室重度扩张，伴有心肌肥厚及心室收缩功能减退。

②肥厚型心肌病：占原发性心肌病的 20%，以左心室肥厚为主，左心室容量减少。

③限制型心肌病：最少见，为心内膜心肌纤维化和嗜酸细胞增多性心内膜心肌病；由于心内膜心肌瘢痕形成，限制了心脏的充盈，病变晚期则发生心腔闭塞。

（二）临床表现

常有心悸、气粗、胸痛、眩晕、心律失常及心衰等。有时伴有胸部压迫感、腹胀、咯血、肺部啰音及肝大、颈静脉怒张等。

（三）CT 表现

本病的诊断原则是排除继发因素所致的心腔扩大或心肌肥厚，方可做出扩张或肥厚型心肌病的诊断。

1. 扩张型心肌病

表现为心腔扩大，主要为心室扩大，心房也可有增大。左心室舒张末期容积增大，超过正常值（116.6 ± 13.6）mL。EBCT 显示收缩期和舒张期心腔无明显变化，心壁变薄。每搏量降低或正常（为 70 ~ 90mL），射血分数明显降低。平扫无冠状动脉钙化灶，而与冠心病有别。

2. 肥厚型心肌病

为室间隔不对称性增厚，正常室间隔舒张末期厚为（9.0 ± 1.8）mm。EBCT 还可显示左心室游离壁（尤其前壁和侧壁）也增厚，并见肥大的乳头肌。电影扫描心肌增厚率降低（小于 30%）；动态观察心肌运动功能降低，二尖瓣前叶于收缩期向室间隔方向摆动。平扫亦无冠状动脉钙化灶，而与冠心病有别。

3. 限制型心肌病

因主要侵犯心室流入道和心尖造成变形缩窄，而致双心房扩大和下腔静脉扩张。偶可见心包和（或）胸腔积液。电镜扫描显示心肌运动顺应性下降，舒张期功能明显受限，心室壁运动明显减弱。心室舒张末期容积减小，每搏量降低，射血分数降低，心肌增厚率降低等。

（四）鉴别诊断

需结合临床与继发性心肌病（感染性、内分泌性、代谢性、中毒、药物过敏、结缔组织病等）、高血压、瓣膜病或先天性心脏病引起的心肌异常病理形态相鉴别。

CT 可清楚显示心包的厚度和钙化，是鉴别限制型心肌病与缩窄性心包炎的最佳影像学技术之一。两者临床表现相似，CT 图像上均可见双房增大和下腔静脉扩张。但前者心包结构正常，后者心包增厚（厚度＞ 3mm）伴或不伴心包钙化。

四、冠状动脉粥样硬化性心脏病

（一）概述

冠状动脉粥样硬化病变主要累及冠状动脉的大分支和其近端，好发于左前降支近、中 1/3，右冠状动脉中 1/3，回旋支次之。常见两支以上的多支病变。

冠状动脉粥样硬化有 4 个阶段。第一阶段，脂质浸润前期。第二阶段，脂点、脂纹和粥样斑块形成。第三阶段，由粥样斑块发展成纤维斑块，此时有钙化发生。第四阶段，复合性斑块，斑块中央脂质坏死，内膜破溃形成粥样溃疡，血小板聚集，可形成血栓。早期的脂点、脂纹乃至中心斑块可以自然消退，即使形成纤维性斑块也可在一定时期相对稳定。

冠状动脉粥样硬化斑块主要含以下成分：以平滑肌细胞、巨噬细胞和淋巴细胞为主的细胞成分；以胆固醇为主的脂质成分（粥样成分）；胶原纤维等细胞外间质成分。动脉粥样硬化斑块破裂及其伴随的血栓形成是引起冠状动脉狭窄或闭塞的重要病理基础。脂质斑块最易破裂，这种易碎斑块具有斑块内部细胞外胆固醇含量高、脂质核心大、覆盖斑块的纤维帽薄、炎性细胞浸润使纤维帽易损伤的特征，并可呈多灶性。钙化斑块其钙化可位于中心或周边。

冠状动脉狭窄分为 4 级。Ⅰ级：狭窄在 25% 以下；Ⅱ级：狭窄在 25% ～ 50%；Ⅲ级：狭窄在 51% ～ 75%；Ⅳ级：狭窄在 76% 以上。当狭窄达Ⅲ～Ⅳ级时，冠状动脉的血液供应和心肌耗氧之间失去平衡，导致供血不足，临床出现心绞痛等症状。轻度心肌缺血，心肌细胞出现变性、肿胀，但随着侧支循环的代偿，此时是可逆的。如缺血进一步加重，则心肌细胞可出现缺血性坏死。如坏死限于心内膜下，称为心内膜下心肌梗死（非穿壁性心肌梗死）；如超过心壁的 1/2 以上，则称为穿壁性心肌梗死。

（二）CT 表现

1. 冠状动脉粥样硬化斑块的检测

目前的 CT 技术在对冠状动脉脉粥样硬化斑块的研究中突出表现在两个方面：对冠脉钙化的检测（见后述）和对软斑块的检测。

早期的 MSCT 研究将斑块分为钙化斑块和非钙化性斑块（即软斑块）。近些年来，国外学者将斑块分为 3 类并分别测量其 CT 值。软斑块：CT 值分别约（6 ± 28）Hu、（-5 ± 25）Hu、（14 ± 26）Hu 不等。中等斑块：CT 值分别为（83 ± 17）Hu、（51 ± 19）Hu、（91 ± 21）Hu 不等。钙化斑块：CT 值分别为（489 ± 372）Hu、（423 ± 111）Hu、（419 ± 194）Hu 不等。

国外还有学者总结不同成分斑块的 CT 值为：新鲜血栓为 20Hu，脂质斑块为 50Hu，纤维斑块为 100Hu，钙化斑块＞ 300Hu。

各家的研究表明，CT 可准确地将斑块分型，但还需进一步用 MSCT 更细致地研究观察斑块的脂核、纤维帽及钙化。而且 MSCT 空间分辨力尚不够高，部分容积效应影响其密度的测量，以及时间分辨力的限制，影响了其在临床的广泛应用。

2. 冠状动脉钙化的检测

冠脉钙化是动脉粥样硬化的标志和早期征象之一，检出钙化意味着粥样硬化斑块的存在。

①钙化的阈值（诊断标准）：螺旋 CT 值 N ≥ 90Hu、EBCT ≥ 130Hu，面积≥ 1mm^2 的病变定为钙化。

②钙化的积分：在 EBCT 或螺旋 CT（以多层螺旋 CT 为优）每一层面上画出所有符合上述钙化病变的兴趣区，自动测量兴趣区的面积（mm^2）和兴趣区内的最大 CT 值。依据兴趣区内的最大 CT 值将钙化积分定为 1 ~ 4（即密度积分系数），1=133 ~ 199Hu，2=200 ~ 299Hu，3=300 ~ 399Hu，4 ≥ 400Hu。每一兴趣区的积分值 - 面积 × 密度积分系数。所有 20 层（一般自主肺动脉分叉下缘向下连续扫描 20 层）的积分之和即为总的钙化积分。

③钙化的形态：多表现为依冠脉走行的斑点状、条索影，亦可呈不规则轨道状或整条冠脉钙化。

④钙化的部位：按解剖分为 4 组，即左主支、左前降支、旋支、右冠状动脉。对角支的钙化计入左前降支，钝缘支计入旋支。

⑤钙化数的计算：尚不统一，以支为单位或以病灶为单位，都有缺点。

临床意义：

①一般认为钙化积分越高，则冠状动脉狭窄的发病率越高。如未发现冠状动脉钙化，仅有 5% 的冠心病可能。冠状动脉狭窄 HI 级以上者极少不出现钙化。欧美国家中，50 岁以上的患者，如钙化积分为 0 或＜ 10，则冠心病的发病率很低；积分为 11 ~ 400 则提示冠状动脉狭窄的可能；积分＞ 400 一般意味着有冠状动脉狭窄存在。

②但冠状动脉钙化的存在并非完全等同于冠状动脉狭窄。有时老年患者由于长期的代偿性

血管重建，管腔扩张，虽然出现钙化且积分很高，但冠状动脉造影并不提示狭窄。

③如果年轻患者已有临床症状，而钙化分数诊断准确性并不高，是因病程短暂，无冠状动脉钙化出现。虽然 50 岁以下组敏感性低，但特异性高；50 岁以上组发现钙化的敏感性高，但特异性低。

总之，发现冠状动脉钙化即表示有粥样硬化存在，但并不一定有＞ 50%（HI 级以上）的狭窄性冠心病的存在。

3. 冠心病冠脉 CTA 的基本征象

①冠脉管腔边缘不规则、半圆形“充盈缺损”和不同程度的向心性狭窄和阻塞，为粥样斑块和管壁增厚的反应。在充盈缺损基础上示有龛影或管腔内透明区、杯口状阻塞、次全阻塞等则为斑块破裂、溃疡和继发性血栓形成的反映。重度阻塞和狭窄常为继发性血栓及其后遗病变所致。

②冠脉痉挛：多在原有固定狭窄基础上发生，也可见于正常冠脉。

③血栓、栓塞和阻塞再通。

④冠脉扩张和动脉瘤形成。

4. 心肌梗死及室壁瘤 EBCT 电影扫描的征象

（1）心肌梗死的主要征象

①局部心肌变薄。

②节段性心肌收缩增厚率减低。

③室壁运动功能异常：包括运动减弱、消失、矛盾运动或不协调。

④整体及局部左室射血分数（EF）降低。

（2）室壁瘤的主要征象

①局部室壁膨凸。

②节段室壁薄。

③局部矛盾运动。

④心腔内附壁血栓所致充盈缺损。

⑤整体及局部 EF 降低。

此外，EBCT 和 MSCT 心肌灌注成像可见梗死区灌注障碍 [国外有报道，正常人心肌灌注量平均为 70mL/（100g/min），最小值 32mL/（100g/min），最大值 116mL/（100g/min）]，有延迟强化、强化差表现。

5. 心肌梗死的主要并发症

（1）室壁瘤

大范围穿壁性心肌梗死及其后形成的纤维化，受左室内压作用而向外膨出形成室壁瘤，发生率为 5% ~ 33%。早期为急性，瘤壁纤维化后形成慢性室壁瘤。80% 发生于左室前侧壁，偶位于右室壁，多为单发。室壁瘤可以破裂而致患者死亡。偶有破口小者，破口血肿与心包粘连而形成穿通性室壁瘤，即假性室壁瘤。

（2）室间隔穿孔

占心肌梗死的2% ~ 4%。多在急性心肌梗死的早期发生。

（3）乳头肌梗死

心肌梗死几乎均可累及左室乳头肌，出现乳头肌功能不全；严重者腱索断裂，产生严重的二尖瓣关闭不全、急性心衰；心脏破裂；心腔内血栓，常见于左心室内，尤其见于室壁瘤内。

五、心脏肿瘤

心脏肿瘤是一种少见疾病，在心脏肿瘤中以转移性多见，是原发性肿瘤的16 ~ 40倍。

原发性心脏肿瘤可来自心内膜和心肌。以良性较多，占原发性肿瘤的75% ~ 80%，还有文献将心包肿瘤亦作为心脏肿瘤论述。来自心膜者：最常见为黏液瘤，还有纤维瘤及各种肉瘤等。来自心肌者：有脂肪瘤、纤维瘤、平滑肌瘤、畸胎瘤及横纹肌肉瘤等各种肉瘤，以恶性肉瘤多见。

最多见的原发良性肿瘤成人为黏液瘤，儿童为横纹肌瘤。最常见的原发恶性肿瘤依次为血管肉瘤、横纹肌肉瘤及间皮瘤。

六、原发黏液性良性心脏肿瘤

（一）脂肪瘤

脂肪瘤是最常见的非黏液性心脏良性肿瘤。可发生于任何年龄，以成人多见，男女发病率相近。肿瘤多源于心外膜。瘤体可完全位于心肌内，也可向心腔内外突出。

CT表现：位于房间隔或心壁的近脂肪密度肿物、突入心腔或推压心包、无强化为心脏脂肪瘤的重要特点。部分瘤体内可见纤维分隔影。

（二）纤维瘤

多发生于儿童及成人，男女发病率相近。好发于左室游离壁前壁、室间隔，以单发多见。呈卵圆形，由成纤维细胞和胶原纤维构成，质硬、表面光滑、少血供，故密度高、强化轻，可见钙化。

CT表现：位于室间隔或其他心壁的单发肿瘤。CT值60Hu左右、边缘光滑、无明显强化，应首先考虑纤维瘤。肿瘤可见钙化。

（三）横纹肌瘤

横纹肌瘤是婴幼儿常见的心脏肿瘤，15岁以上少见。男女之比2 ∶ 1。肿瘤常侵犯心室，左右室受累概率相同。90%多发，30%伴有结节硬化症。其组织学特征与横纹肌相似，血供丰富。

CT表现：肿瘤位于肌壁内，可呈现心腔内突出的多发充盈缺损，边缘光滑或略不规则。

增强扫描显著强化，国内报道 1 例强化值达 90Hu，以此可与单发的、强化不显著的纤维瘤鉴别。

（四）淋巴管瘤

淋巴管瘤由富含淋巴液和淋巴细胞的淋巴管构成，呈海绵状，瘤体含大量淋巴液而不含血管。

CT 表现：瘤体边缘清楚、呈水样密度或略高于水、无强化，为其重要征象，可有钙化。国内报道 1 例呈壁内生长，CT 值 0 ~ 15.8Hu。

（五）血管瘤

病理分为海绵状血管瘤、毛细血管样血管瘤和动静脉瘘型血管瘤。发病年龄无差异，于壁内和腔内生长。

CT 表现：中、低密度且密度不均的团块影，常见钙化，且明显强化为其特征。有报道可伴有大量心包、胸腔积液。

（六）起自瓣膜的原发性非黏液性肿瘤

多见于中年男性。单发、良性、无症状者多见，常因瘤块脱落致栓塞、心衰或猝死而被发现。此类肿瘤以乳头弹性纤维瘤最好发，此外，亦可见血管瘤和错构瘤。

七、原发性恶性心脏肿瘤

（一）血管肉瘤

为最常见的原发性心脏恶性肿瘤，常见于右心，60% 发生于右房。

1. 临床表现

主要表现为心腔及房室瓣口的阻塞症状，可伴有胸痛、发热、咳嗽等，心包积液有相应症状。

2. CT 表现

心腔内条状或分叶状充盈缺损，亦可广泛弥漫浸润性生长，可单发或多发，可向心包侵犯。可并发向肺、骨、肝或盆腔等部位转移。

（二）横纹肌肉瘤

占第二位，以儿童多见，男女发病率相近。可发生于任何心腔，部分累及心包。

1. 临床表现

无特异性，如发热、体重下降等。心脏症状有心律失常、胸痛、瓣膜功能失调、心包积液等。

2.CT 表现

肿瘤基部位于心肌，可呈弥漫性浸润心肌或呈息肉样突入心腔内。形态不规则、界限不清，密度不均、可有坏死。肿瘤可多发。受累心肌变形、活动差。累及心包可有心包占位表现和积液。

（三）淋巴瘤

50%发生于免疫抑制或获得性免疫缺陷综合征患者，右心房室、心包和纵隔及全身淋巴结受累较多。

1. 临床表现

无特异性，如发热、体重下降、胸痛、心包积液等症状。

2. CT表现

心腔内、心包不规则结节及心包、胸腔积液，可伴或不伴纵隔、肺门淋巴结增大。

（四）纤维肉瘤、脂肪肉瘤及其他肉瘤

可发生于心脏任何部位，可突入心腔内，常多发。

CT表现：生长相对较慢，肿瘤形态不规则，强化多不均匀。亦可侵及心包段胸膜，甚至向肺内转移。

八、心脏转移瘤

心脏转移瘤较原发性多见，除中枢神经系统外，任何器官和组织的恶性肿瘤均可转移至心脏。

（一）病因

男性以肺癌、女性以乳癌最多见。肺癌和乳癌多直接侵犯，亦可经淋巴逆行播散至心肌和心包。此外，肾癌和肝癌则常沿下腔静脉进入右房，此亦为肉瘤的主要转移途径。

（二）临床表现

主要为心衰、心包积液和心律失常等症状。

（三）CT表现

心脏增大、心腔内充盈缺损、心肌壁不规则增厚，同时伴心包转移者见心包积液或（和）心包浸润增厚。如发现胸部或其他部位原发肿瘤将有助于诊断。

第九章　腹部CT检查

第一节　肝脏检查方法与正常影像

一、检查方法

（一）检查前的准备、平扫和增强扫描的应用价值

1. 检查前准备

空腹口服 1% ～ 2% 的泛影葡胺水溶液或白开水 500 ～ 800mL，上床前再口服 200mL。增强扫描者需做碘过敏试验和选择静脉用造影剂。

2. 平扫的作用

应作为常规，即使增强者，如无近期平扫片，亦应在注射造影剂前行常规平扫。平扫对造成肝脏密度改变的弥漫性病变如脂肪肝、血管性病变、糖原贮积病、淀粉样变性、Wilson 病、血色素沉着以及肝硬化等有重要价值；对肝内钙化灶的显示如肝内胆管结石、血吸虫病肝内钙化、肿瘤钙化等平扫是不可缺少的。平扫应从膈顶开始至肝下端为止。层厚和间隔常规为 10mm。对小病灶宜改用薄层（2 ～ 5mm）。

3. 增强扫描的作用

①进一步发现病变，提高病变的检出率。

②根据增强特点有利于确定病变性质。

③可鉴别平扫图像上的血管断面、扩张的肝内胆管断面及小结节病变。

④可进一步显示肝静脉、门静脉及胆管等结构。

（二）造影剂动态循环过程分期

下述 3 期是人为划分的。

1. 动脉期

又称为注射期。在开始注射造影剂后的 30s 左右。腹主动脉及其主要分支增强十分显著，

CT值＞150～200Hu；门静脉和腔静脉尚未显影或密度低于主动脉，肝实质的CT值逐渐上升。

2. 门静脉期

又称为非平衡期。持续60～90s，造影剂已逐步由血管内向血管外分布，主动脉与腔静脉的密度趋向一致。在静脉早期肝实质的增强达到峰值，以后缓慢下降。

3. 平衡期

亦称为延迟期。造影剂在血管内外的分布处于均衡状态，肝内血管影消失。在时间—密度曲线上，主动脉曲线与肝实质曲线开始平行，并以等同速度下降。

（三）肝增强扫描常用方式

1. 团注法增强扫描

以2～3mL/s流率，团注造影剂80～100mL。如扫描范围大时，可采用此法与滴注法相结合。即以2～3mL/s的流率注完50mL后，再改为1mL/s静滴法，将全部造影剂滴完。这样可保证整个扫描过程中，血液中有较高的造影剂浓度。

2. 团注动态扫描

适用于扫描速度较慢CT机，可行上述3期扫描。

①同层动态扫描：即在平扫或常规扫描发现病变的基础上，确定扫描层面。然后，在同一层面连续增强扫描，每3～5次扫描为1组，该时间内患者屏气；一般行两组扫描，两组间停顿10s。如疑为血管瘤再行延迟扫描。

②进床式动态扫描：以发现病灶为主要目的，扫描范围包括整个肝脏。允许床面移动，每3～5层为1组，该时间内患者屏气，两组之间间隔10s，让患者呼吸。完成全肝扫描需3～4组。然后进行图像重建、显示和处理。

3. 螺旋CT增强扫描

以3mL/s的流率，注入60%造影剂80～100mL。于开始注射造影剂计时，延迟至20～25s行动脉期，60～90s行门静脉期，3～4min行平衡期扫描。肝动脉期有利于血供丰富性肿瘤的诊断，门静脉期有利于乏血性肿瘤的诊断。

（四）肝脏延迟扫描

它指的是在一次大量注射造影剂后4～6h的重复扫描，与鉴别肝癌与血管瘤的7～15min的延迟扫描含义不同。目的是提高肝内小病灶的检出率。

其原理为泛影葡胺、优维显等有机碘溶液经静脉内注射后大部分经尿路排泄，小部分（10%左右）经肝脏排泄。由于正常肝细胞具有排泄和再吸收有机碘的功能，数小时后肝脏CT衰减值略有提高（CT值升高6～10Hu）；而肝癌细胞不具有这种功能，这样两者的密度差异增大，有利于肝癌病灶的检出。但造影剂用量必须足够大，用60%的造影剂150～180mL（结合碘含量 50 ~ 60g），如增强扫描时注射量不足，待扫描结束后补充注射达上述总剂量。

（五）肝动脉造影 CT（CTA）

1. 方法

经股动脉插管后（Seidinger 法），将导管置于肝动脉内，根据检查目的的不同，可采用同层或进床式动态扫描。经导管注入造影剂，浓度为 30%，注射流率 1 ~ 2mL/s，每次（组）10 ~ 20mL。于注射开始后即开始扫描，每 3 ~ 4 层为 1 组。

如用螺旋 CT 可行全肝 CT 检查，对发现多发小病灶更为有利。

2. 诊断价值

因肝细胞癌由肝动脉供血，故 CTA 图像上呈特异性的高密度。此法对诊断小肝癌有一定价值，但有一定假阳性表现。此外，对乏血性肿瘤不易检出。

（六）肝脏经动脉门静脉造影 CT（CTAP）

1. 方法

同样经股动脉插管，将导管置于肠系膜上动脉或脾动脉内。经导管注入造影剂，浓度为 60%，注射流率为 2 ~ 3mL/s。注射开始后 20 ~ 25s 开始扫描，扫描方法同 CTA。

2. 诊断价值

CTAP 是依据绝大部分肿瘤，尤其是肝细胞癌不接受门脉供血，而正常肝组织血供 80% ~ 85% 来源于门脉。因而 CTAP 可明显提高正常肝组织的 CT 值，而肿瘤组织的 CT 值无改变或改变甚微，从而提高病变的检出率。此外，亦可有假阳性表现。

（七）肝脏碘化油 CT

1. 方法

经股动脉插管后，将导管置于肝动脉内，并尽量选择到供血动脉的末梢支，注入 5mL 碘化油，于 7 ~ 14d 后行 CT 检查。

2. 诊断价值

碘化油能长期选择性地聚集在肝癌组织中。其原因可能与肝癌组织血供丰富、血流量大、血管形态结构异常，癌组织缺乏完整的单核吞噬细胞系统和淋巴系统，以及碘化油颗粒黏度大，难以清除有关。因碘化油能选择性地沉积在肝癌组织内，碘化油 CT 对小肝癌尤其≥ 1 ~ 5cm 病灶的定位、定性有较高的特异性。部分血供丰富的转移瘤亦可有碘化油停滞。一些早期肝细胞癌因肿瘤血管尚不成熟且不丰富，可几乎无碘化油沉积。

（八）螺旋CT门静脉成像

1. 检查

前期准备主要包括呼吸训练和口服胃肠对比剂，应口服阴性对比剂如水或产气粉为好。

2. 扫描

参数：单层螺旋CT层厚3 ~ 5mm不等，螺距1 ~ 2，重建间隔1.5 ~ 2.5mm。多层螺旋CT，层厚0.5 ~ 1mm用于高分辨率扫描（HQ），层厚5 ~ 10mm，用于快速扫描（HS）。HQ螺距为3，HS螺距为4.5 ~ 6。

3. 对比剂注射

以3mL/s流率注入60%对比剂100 ~ 140mL（约2mL/kg体重）。

4. 延迟时间

指开始注射对比剂后至开始扫描的时间间隔，多用50 ~ 70s。

5. 重建方式

MIP、MPR、MPVR（多轴向投照容积重建）。

（九）肝脏CT灌注成像

1. 检查方法

患者平卧，常规行全肝平扫。层厚及层距10mm或8mm，螺距为1 ~ 1.5，扫描速度最少1层/s。然后选定靶层面，通常包括肝门层面，也可为病灶中心层面；经肘静脉快速团注对比剂，流率为2.5 ~ 10mL/s，多为4 ~ 5mL/s，用量40 ~ 50mL。在对比剂首过前、首过时及其后，按一定时间设置，行同层动态扫描。文献中扫描程序并不相同，Miles等常扫描10次：常规扫描后，于注药后0、7、10、13、16、21、26、31、37.5、44s各扫描一次，共计10次；其他常用的扫描设置为19 ~ 25次。由于4层螺旋CT的广泛应用，采用程序一般为：层厚5mm，间隔时间为3s，平静呼吸下行120层扫描。

2. 图像处理

先选择兴趣区（ROI），于左右叶肝实质或病灶、脾脏实质、门静脉、主动脉各选一个，在没有包括脾脏者可用肾实质代替。ROI应尽量大，但不能达脏器边缘，以免部分容积效应受影响；实质区ROI尽量不包括大血管。测量该层面不同时间获得的ROI的CT值，可获取其时间—密度曲线（TDC）。接着用灌注软件处理，得出灌注值；如无此软件，则可根据相应公式（下述）计算。

3. 组织灌流量计算公式

组织灌注量[mL/(min/mL)]：组织TDC的最大斜率(Hu/min)/供血动脉TDC的峰值(Hu)。

4. 肝灌注成像灌注参数

①肝动脉灌注量（HAP）= 脾峰值增强前的肝 TDC 最大斜率 / 最大主动脉 CT 增加值。

②门静脉灌注量（HPP）= 脾峰值增强后的肝 TDC 最大斜率 / 最大主动脉 CT 增加值。但该方法在计算 HPP（或 PVP）时，未考虑到肝血流中动脉血流的影响，并且以主动脉作为门静脉肝的供血血管进行计算，所得的 HPP 偏低。国外有学者对此公式进行了改进：HPP= 脾峰值增强后的门静脉灌注 TDC 最大斜率 / 最大门静脉 CT 增加值，算得的 HPP 为 0.93，更接近于生理值。

③肝动脉灌注指数（HPI）。为肝动脉灌注占全肝总灌注值（TLP，为 HAP 和 HPP 之和）的比例。HPI=HAP/（HAP+HPP）。

④门静脉灌注指数（PPI）。为门静脉灌注占全肝总灌注值的比例（HAP+HPP）。

文献报道的各项正常灌注指标并不一致，如 HAP 为（0.102 ± 0.014）、0.067、0.16、0.19 不等；HPP 则为（1.03 ± 0.43）、（1.11 ± 0.23）、1.22，差异可能为所选病例不同或 CT 值测量具有误差所致。但总的看来，HAP ：HPP ≈ 1 ：（3 ~ 4）。

近期国内有报道 HAP 为（0.2828 ± 0.0969），HPP 为（1.1788 ± 0，4004），总肝灌注量为（1.4563 ± 0.4439），HPI 为（19.71 ± 5.81）。

5. 临床应用价值

①肝硬化：HPP、TLP、PPI 明显降低，HAP 虽有升高，但无统计学意义。HPP、PPI 降低可能是由于肝内组织的阻力增加所致，但 HPP 降低并不一定出现 HAP 代偿性升高。

②弥漫性肝癌：HPP 明显降低，而 HAP 变化变大，原因同上。

③转移性肝癌：转移灶内 HAP 及邻近肝组织 HAP 均明显升高。病灶内 HAP 升高与微血管密度升高一致；邻近组织 HAP 升高意味着新生血管化，可能是恶性的；HPP 多与正常值接近，但范围变化大，可异常高或异常低。

④肝癌经动脉栓塞治疗（TAE）后：TAE 后 2 ~ 6 天 HAP 明显升高，1 个月后降低；而 HPP 在 TAE 后 2 ~ 6d 明显降低，1 个月后变化不显著。HAP 增加可能是栓塞后急性反应所致；而 HPP 降低可能是因为肝组织内压力增加。

⑤肝移植：HAP、HPI 增加，而 HPP、TLP 无统计学差异。HAP 增加可能与肝移植后的反应有关。

二、正常解剖影像

（一）肝脏表面的解剖结构

肝脏为人体最大的腺体，分为上下两面。

上面为凸面，称为膈面。由镰状韧带从矢状位将肝分为左右两部分，但镰状韧带并非左右两叶的分界标志。

下面为凹面，称为脏面。有两条纵沟和一条横沟通过，呈“H”形。左纵沟内有肝圆韧带和静脉韧带；右纵沟的前部为胆囊，后部为下腔静脉。横沟即肝门，内有门静脉、肝动脉和肝管等结构出入肝脏。

（二）肝脏的裂隙、叶和段的划分

肝脏被叶间裂和断裂分成若干叶和段。

1. 肝脏的裂隙

（1）主叶间裂

即正中裂或 Cantlie 线。基本呈矢状位，将肝脏分成左右两叶。在脏面，该裂相当于胆囊窝中点到下腔静脉左缘的连线，中肝静脉的主干位于该裂隙内。

（2）左叶间裂

即脐裂。呈矢状位，将肝左叶分成内侧段（亦称为左内叶，相当于原来的方叶）和外侧段（亦称为左外叶，相当于原来的左叶）。该裂即圆韧带裂隙和静脉韧带裂，在脏面与左纵沟一致。在裂的上部有左肝静脉干（汇入下腔静脉前的一段）通过。但国内学者刘树伟等认为，该裂断层中为下腔静脉左前缘与肝门静脉左支矢状部的连线，于人体正中矢状轴偏右 10° 引虚线即左叶间裂。

尾叶相当于肝脏后部一个突出的部分，以下腔静脉窝为后界，静脉韧带裂隙为前界。尾叶与右叶之间由峡部相连，有时尾叶呈舌状突起自内伸入门静脉和下腔静脉之间，称为尾叶突。来自左叶和右叶的肝动脉和门静脉分支同时供应尾叶，尾叶的静脉血直接回流到下腔静脉。其血供特点和自成体系的解剖结构，使该部很少患某些弥漫性病变，如肝硬化患者右叶往往萎缩，而尾叶却代偿性增大。

（3）背裂

位于尾叶前方，上起第二肝门的下缘，下至第一肝门的后缘。在横断面上，其上部为肝中静脉近侧端的后缘，中部相当于从下腔静脉右前缘至静脉韧带裂右端的弧形线，下部为肝门横沟或肝门静脉的后缘。背裂分隔尾状叶与前方的左内叶、右前叶以及右侧的右后叶。

（4）右叶间裂

即右门裂。基本呈冠状位，把右叶分成前段（右前叶）和后段（右后叶）。该裂在肝表面难以确定，内有右肝静脉通过。横断面肝门以上相当于下腔静脉右缘与肝右静脉长轴的连线；肝门以下相当于肝门横沟后缘（或肝门静脉右支）与肝右静脉或其右前、后支之间的连线。

（5）左段间裂

即左门裂。呈由后上斜向前下的冠状位。在断层中相当于肝左静脉向外延伸的长轴，将肝左外叶分为上、下两段。但亦有文献在横断面上，以门静脉左支的水平切面为界，将左外叶分为上、下两段。

（6）右段间裂

即横裂。断层中，此裂内无肝静脉走行，但通常将门静脉右支或肝门右切迹作为右段间裂的标志，即该平面以上为右半肝的前上或后上段，平面以下为前下或后下段。

2. 叶和段的划分

根据以上裂隙可将肝脏分成 3 叶，即左叶、右叶、尾叶。每叶又分成段和亚段即右叶前段（上段 + 下段）和后段（上段 + 下段），左叶的内侧段和外侧段（上段 + 下段）和尾叶。也有学者将其归结为 5 叶 8 段（后述），但其含义是完全一致的。

（三）Glisson 系统、肝脏的功能解剖分段

目前，由 Couinaud 创立的肝脏 8 段法功能解剖已得到广泛应用。它是以 Glisson 系统在肝内的分布为基础，以肝静脉为分段界限。

1. Glisson 系统

亦称门管系统，即门静脉、肝动脉、胆管在肝内的分属支相伴而行，被结缔组织纤维鞘包绕而形成的三联管道系统，似树枝状分布于肝内。肝的各段均有 Glisson 系统的一个分支供血，并引流胆汁，而位于各段之间的肝静脉则引流相邻肝段的回血。因此，每一个段皆可视为肝的功能解剖单位。

2. 肝脏分段

右、中、左 3 支主肝静脉走行区所形成的纵行切面将肝分割成 4 个部分，称为 4 个扇区。由右向左分别称为右后、右前、左内、左外 4 个扇区。每个扇区又被门脉左、右支的水平切面分成上下两段（见上述：左外叶以左肝静脉向外延伸的长轴、近冠状切面分段可能更趋合理）。4 各扇区不包括尾状叶。Ⅰ段，尾状叶，为一个自主段；Ⅱ段，左外扇区（相当于传统的左叶外段）的上部；Ⅲ段，左外扇区的下部；Ⅳ段，左内扇区（相当于传统的左叶内段），在外科临床上还可分为上部的Ⅳ a、下部的 IVb 亚段；Ⅴ段，右前扇区下部；Ⅵ段，右后扇区下部；Ⅶ段，右后扇区上部；Ⅷ段，右前扇区上部。

在 CT 检查时，可在下述 4 个层面上识别肝静脉和门静脉并区分各段：最头端层面为 3 支主肝静脉和下腔静脉汇合的层面，门静脉左支层面，门静脉右支层面，最尾端层面为门静脉主干和胆囊水平的层面。

（四）第一、第二肝门的解剖结构

1. 第一肝门

门管系统经第一肝门（或称肝门）出入肝脏。由门静脉、肝动脉和胆管所构成。门静脉最粗，位于肝动脉和胆管的后方，肝动脉在左，胆管在右。

2. 第二肝门

位于肝顶部，由肝左、肝中、肝右静脉汇入下腔静脉处。

（五）门静脉、肝动脉、肝管、肝静脉和肝淋巴管的走行

1. 门静脉及其分支

门静脉由脾静脉和肠系膜上静脉汇合而成，门静脉通过肝十二指肠韧带上升到达肝门而分为左、右侧门静脉。门静脉左支供应尾状叶左侧及肝左叶各亚段；门静脉右支供应尾状叶右侧及肝右叶各亚段。在横断面图像上，右侧门静脉较短向下、向右、向后行走，其前后侧分支通常在同一层面。在该层面或向头侧可见到左侧门静脉，该支较长，向前、向左上水平行走一段称为横部（长约 22mm，粗约 9.4mm），其末端以 90° ~ 120° 角向前转为矢状部（长约 21mm，粗约 9.3mm）。矢状部前后方向走行，其末端略膨大称为囊部。囊部再水平分支到肝左叶的外段和内段。

上述为 2 分支型，占 90% 以上；少数为 3 分支型，即门静脉右前支和右后支直接由门静脉主支发出。肝门静脉的左、右支再进一步分支的形式多样。

2. 肝动脉

位于门静脉前内侧，肝右动脉从门静脉与肝管之间进入肝内。左、右肝动脉的分叉点比门静脉的分叉点和肝、左右管的汇合点位置低，多位于胆总管汇合点和肝总管汇合点之间，口径约为相应肝管的 1/2。

3. 肝管

左、右肝管汇合处即肝总管，汇合点位于门静脉分叉点的前上方，它是肝内、外胆管的分界。正常肝内胆管 CT 图像上一般不显示，如有扩张，则表现为与门静脉平行的双套管状影。

4. 肝静脉

几乎完全位于肝内，起源于小叶的中央静脉，逐级汇合，最后形成 3 大支，即左、中、右肝静脉分别走行于左段间裂、正中裂及右叶间裂，并于第二肝门处汇入下腔静脉。

但还可存在第二肝门以外的低位肝静脉，这些静脉又称为肝小静脉，直接进入下腔静脉，属正常变异。肝小静脉可分为左、右两组。左侧组主要引流尾状叶静脉血；右侧组主要引流 VD 段上、中部和肝裸区深面近下腔静脉区的静脉血，以及Ⅵ、Ⅶ段下部肾压迹处的静脉血。且这两组静脉之间，及其与肝静脉、门静脉之间通过侧支循环相互吻合，当肝静脉有阻塞时，该两组静脉是直接联系门、腔静脉的桥梁，并可见其相应扩张。

5. 肝内淋巴管

分别随门管系和肝静脉出肝，CT 图像不能显示。

（六）正常肝实质和肝血管的 CT 表现

1. 肝实质

未经增强的肝实质密度个体差异较大，一般稍高于上腹部其他脏器如脾脏，在 40 ~ 70Hu

范围内。有人认为其密度主要与糖原储量有关，糖原储量高，脂肪含量少，则肝密度偏高；反之则低。除肝血管影外正常肝实质密度相对均匀。增强扫描时肝实质的 CT 值升高可达 140 ~ 150Hu。

2. 肝内血管

呈分支状、条状或圆点状低密度影，严重贫血时显示更清；但肝脂肪浸润时血管显示不清，甚至在严重脂肪浸润时血管呈相对高密度。增强扫描时，在血管期血管强化高于肝实质，血管影呈高密度。

（七）肝脏形态的正常变异

肝叶和肝段的形态、大小差异明显，正常变异甚多。

①如某一叶或段显示相对小些，另一叶或段相对大些。正常情况下，左、右叶体积大致相仿，通常右叶较左叶大。

②右叶向下延伸的距离不一，可长可短。有时呈球状隆突，形成所谓利德尔（Reidel）叶，在系列扫描图上可见右叶向下逐渐缩小，继续向下时又膨大形成球状。

③左叶的大小、形态变化更多。左叶多数超过中线，有时可达上腹部左外侧壁与脾脏接近或重叠。有时左叶外侧段甚小或整个左叶很小，不超过中线，或者先天性缺如。左叶厚薄也不一致，有的很厚；有的很薄，前后径只有 1 ~ 2cm。

（八）门静脉系统的常见变异及先天性异常

1. 十二指肠前门静脉

该异常是由肠扭转和胰腺、脾或心脏异常所致。门静脉通过十二指肠和胰头的前面。

2. 双门静脉

为少见的异常。系两个分离的门静脉上升到达肝门，CT 增强扫描有助于与其他病变相鉴别。

3. 门静脉瘤

可为先天性，亦可由动脉门静脉瘘和门脉高压引起。CT 增强扫描，门静脉分支示踪可以与高血供的肿瘤相鉴别。

4. 门静脉属支的变异

门静脉系统和其属支包括胆囊和胃冠状静脉之间的交通可导致肝内假性病变（后述）。

5. 肝内门腔静脉分流

在横断面成像上可以看到，较肝外门腔静脉分流少见，这些分流可引起脑病。

6. Abernathy 畸形

门静脉缺如，门静脉血通过肝外异常分流道直接回流入腔静脉，即门静脉畸形和肝外门腔静脉分流。

第二节 胆道检查方法与正常影像

一、检查方法

（一）检查前准备

① CT 检查前一天中午多吃油脂食物，以便排出胆囊内浓稠的胆汁，因浓稠的胆汁密度较高，可掩盖泥沙样结石，且难以与造影剂混合均匀而被误诊为阴性结石。

②扫描前 1 周不做胃肠造影，前一天晚上吃少渣、少产气食物，以免形成伪影。

③除急诊外，扫描前应禁食 6 ~ 8h，以免胆囊收缩而影响诊断。

④扫描前半小时口服 1% 泛影葡胺 500mL，但疑诊胆总管结石者可饮水。

⑤需注射含碘造影剂做增强扫描者，应做碘过敏试验。

（二）常规 CT 检查方法

1. 平扫

患者仰卧，层厚和层距为 10mm，从肝顶扫至胰头钩突，必要时或重点部位可作 2 ~ 5mm 的薄层扫描。

2. 增强扫描

采用静脉团注法，以 2 ~ 3mL/s 流率注入造影剂 80 ~ 100mL。扫描方法同平扫。对胆道富血供性病变及胆囊壁有较好的增强效果，有利于病变的检出。

（三）口服法胆道（胆囊及胆管）成像

1. 方法

（1）给药

扫描前 1 天中午吃高脂食物，晚饭吃无脂肪和蛋白类食物，时间不晚于下午 6 时。晚 8 时和 11 时分别口服 3g（6 片）碘番酸，总剂量 6g。服用时每 5min 一片，30min 服完。服药后禁食、不禁水。

（2）扫描

于服药后 10 ~ 12h 一次屏气螺旋扫描肝脏和胆管系统。扫描前口服适量水。准直宽度 2 ~ 5mm，螺距 1 ~ 1.5。由胰头部向上扫描，可屏气 20s 扫描后，间断 7s，继续向上扫描。

为更好地显示肝内胆管，使用俯卧位及头低足高位，部分患者可在扫描前 20 ~ 30min 吃高脂肪餐以提高胆总管的显影。部分患者扫描前 20 ~ 30min 注射山莨菪碱以放松 Oddi 括约肌，显示胆总管末端。

（3）重建方法

将所得的横断面图像，由工作站行 MIP、SSD、MPR 重建。

2. 适应证和禁忌证

（1）适应证

①可作为手术和治疗性 ERCP 前的筛选检查。

②胆囊切除术后存在胆道症状者。

③胆囊切除术前，特别是腹腔镜胆囊切除术前，可帮助了解胆系解剖结构，除外结石、肿瘤及解剖变异，以降低手术时间和减少术中胆系损伤。

④ ERCP 失败或者 ERCP 检查后仍不明确者。

⑤一侧肝管或肝内胆管癌患者，以评价对侧肝管或肝内胆管的结构和功能，做出术中可切除性评价。

（2）禁忌证

①碘过敏者。

②血清胆红素高于 5mg/dl（85.5μmol/L）者，因胆道分泌对比剂的能力下降，胆管不显影。

③肾功能不全，肌酐＞ 1.3mg/dl（150μmol/L）者，因碘剂有肾毒性。

④高尿酸血症，因为胆系造影剂可增加尿酸分泌。

（四）静脉法胆道成像

1. 给药

静注地塞米松 10mg 后，在 30 ~ 45min 内滴注 10%（或 10.3%）的胆影葡胺 100mL（含碘约 5.lg），注射过程注意密切观察患者。

2. 扫描

扫描前口服适量水。于开始注射后 60 ~ 90min（平均 75min）由胰头部向上螺旋扫描。可屏气 20s 扫描后，间断 7s，继续向上扫描。准直宽度 2mm，螺距 1 ~ 1.5。

3. 重建方法

MIP、SSD、MPR，也可应用 VR（容积再现法）、CPR（曲面重建法）。

（五）胆管（或胆胰管）阴性成像

所谓胆胰管阴性成像是借助血管对比剂来强化肝、胰实质，与低密度胆胰管形成密度差，从而使胆胰管显影，故该方法不受胆管压力限制，血管对比剂起到“阴性对比剂”的作用。

成像方法：

①患者空腹12h后，于扫描前15min口服2%泛影葡胺500 ~ 700mL，并肌注山莨菪碱10mg。

②经肘静脉以3mL/s流率注入造影剂100mL。于开始注入造影剂后70s（或50s），由胰头向上扫描。屏气20s扫描后，间断7s，继续向上扫描。准直宽度2 ~ 5mm，螺距1 ~ 1.5。图像重建间隔1.5mm。

③用最小强度投影（MIP）和表面遮盖显示（SSD）法得到胰胆管阴性成像的图像。

二、正常解剖影像

（一）胆道系统的解剖结构

正常胆道系统包括以下几部分。

1. 肝内胆管和肝总管

肝内毛细胆管逐渐汇合成小叶间、肝段、肝叶和左、右肝管，左、右肝管汇合成肝总管。在肝内，胆管、门静脉和肝动脉三者伴行。肝内胆管分支直径＜2 ~ 3mm，或小于伴行门静脉的1/3，分辨率较差的CT不能显示，但在分辨率高的增强图上，少部分可以显示。通常只有很少一部分可见近肝门区肝内胆管，并呈散在分布，与梗阻所致的广泛扩张不同。

2. 胆囊管

多在距十二指肠上缘2.5cm处与肝总管汇合成胆总管。

3. 胆总管

分为4段：十二指肠上段、十二指肠后段、胰腺段、十二指肠壁内段。约82%的人可见其正常胆总管影。其长度差异大，少数胆囊管与肝总管汇合的位置很低，以致其上段不存在。80%与胰管汇合成乏特氏壶腹，其余则单独开口。胆总管出口的口径约为0.2cm，有奥狄氏括约肌环绕。胆总管直径多＜6mm，6 ~ 10mm者为可疑扩张，＞10mm者为扩张。

在肝门水平，肝总管与肝动脉并列位于门静脉的右前方、肝动脉的右侧，三者在横断面上呈三角形关系。胆总管大多数（80%）位于下腔静脉的正前方，胆总管与下腔静脉间距＜10mm。

4. 胆囊

为一倒置的梨形囊状器官，可分为3种类型，即圆形、梨形和长形。又分为底、体、漏斗和颈部，位于左叶内段与肝右叶前段之间的胆囊窝内。其内容物CT值为-5 ~ 20Hu。其横径＞5cm提示增大，壁厚＞3mm提示增厚。

（二）胆囊和肝外胆管的先天性变异

1. 胆囊的先天性变异

①数目变异：胆囊缺如、双胆囊、三胆囊、胆囊闭锁。

②体积变异：巨大胆囊、小胆囊。

③形态变异：双房胆囊、叉状胆囊、葫芦状胆囊、三节胆囊、皱褶胆囊、扁平帽状胆囊及胆囊憩室。

④位置变异：胆囊可位于肝右叶或肝左叶下方，以及肝后方（肝后胆囊常伴肝右叶萎缩或体积缩小）；亦可埋于肝组织内（此型因胆囊收缩功能差，易感染并发结石）。少数可呈游离胆囊（亦称漂浮性胆囊），是因胆囊支持韧带松弛，使胆囊呈游走状，多见于老年体瘦者，易发生扭转或通过网膜孔疝入小网膜囊内。

2. 肝外胆管的先天性变异

①数目变异：副肝管、副胆囊管。

②位置变异。

③形态变异：先天性胆管狭窄或发育不良、先天性胆总管囊状扩张症。

（三）先天性胆管扩张症

本病又称先天性胆管囊肿等。本病实际为先天性胆管的一部分囊状扩张。

1. 发病机理

①胆管上皮增殖学说。

②胰胆管合流异常学说：由于高浓度的胰液长期破坏胆管壁，引起炎性反应并逐渐扩张。

③神经发育异常学说：类似先天性巨结肠改变，局部囊肿壁有神经节细胞缺陷。

2. 病理

根据囊肿的形态、部位、范围等分为 5 种类型。Ⅰ型：最多见，占 80% ~ 90%，为胆总管呈囊状或梭形扩张，胆囊及胆囊管多无明显异常。Ⅱ型：此型少见。为胆总管单发性憩室，多发生于胆总管之外侧壁，憩室蒂与胆总管可相通或闭塞不通。Ⅲ型：也少见。为胆总管下端十二指肠壁内段囊状扩张。Ⅳ型：较多见，约占 18.9%。为多发囊状扩张，即肝内、肝外段多发囊状扩张，或肝外段多发囊状扩张。Ⅴ型：又称 Caroli（卡罗里）病，属先天性常染色体隐性遗传病。为单发或多发的肝内胆管扩张，无肝外胆管扩张，即先天性肝内胆管扩张。其中 Caroli 病Ⅰ型多伴有结石和胆管炎，无肝硬化及门静脉高压；Caroli 病口型非常少见，伴有肝硬化及门静脉高压，不伴结石和胆管炎。Caroli 病两型均可伴肾小管扩张，重者形成海绵肾。

3. 临床表现

①先天性肝外胆管扩张：多见于 10 岁以下儿童，也可见于青年人，女性约为男性的 3 ~ 4 倍。黄疸、腹块及腹痛为本病的三大特征，但不一定同时出现。梗阻性黄疸多为间歇性，也可持续存在。

②先天性肝内胆管扩张（Caroli 病）：主要表现为腹痛、肝大，也可有肝硬化和门静脉高压的症状和体征。

③先天性肝内外混合型胆管扩张：兼有上述两种类型的特点。

4. CT表现

从影像学角度可分为下列3种类型。

（1）肝外型

肝外胆管部分或全程囊样扩张，而肝内胆管不扩张。

①囊肿位于肝门至胰胆总管下端，呈囊状显著扩张，左肾有积水表现头之间。

②平扫或（和）增强扫描，囊肿均为圆形近水样低密度，不强化。囊壁可呈环形强化（厚1 ~ 4mm），反复感染后壁较厚。囊肿大小不一，大者可达十几厘米。

③胆囊及胆囊管多呈轻、中度扩张，但病程长者可缩小。

④毗邻组织和器官受压、变形或移位，以胰头及十二指肠改变最具特点。

⑤肝外多发胆管囊肿具有相应表现。

（2）肝内型

即Caroli病。单独肝内胆管扩张，多见于远端肝内胆管，而肝外胆管不扩张。

①肝内有多个囊状或柱状病变，呈水样密度，不强化。囊肿直径大小不一，大者可达4cm左右。

②中心点征：异常扩张的胆管包绕相伴的门静脉小分支所致。

③囊肿与柱状扩张的胆管相通，呈串珠状或分节状，具有特征性，是与肝内非交通性囊肿的根本区别。

④可合并胆管炎、胆石症、肝纤维化、肝硬化及门静脉高压、髓质海绵肾等。

（3）肝内外混合型

即肝内外胆管同时扩张。其肝外改变同肝外型，而扩张的肝内胆管多为肝外扩张胆管向肝内的延续，主要累及近肝门区肝内胆管。肝内胆管扩张程度与胆总管扩张程度不成比例，有助于诊断。

第三节　胰腺检查方法与正常影像

一、检查方法

（一）检查前准备

检查前要求患者空腹4 ~ 6h。检查前30min口服2%泛影葡胺溶液500 ~ 700mL，以充盈近段空肠；扫描前即刻再服300 ~ 500mL同样液体，以充盈胃十二指肠。扫描前15 ~ 20min亦可肌注山莨菪碱20mg，以减少胃肠蠕动。充盈胃肠道亦可用清水代替。

（二）常用检查方法

1. 常规平扫

从膈顶开始按上腹部常规层厚和间隔（如 10mm）做连续扫描，直至胰腺全部显示为止，胰腺范围约在 T_{11} 至 L_2 水平。

2. 动态增强扫描

包括动床式和同层面两种方式，前者常用一般采用薄层、团注造影剂法，以流率 2 ~ 4mL/s 注入造影剂 80 ~ 100mL（总量按 1.5 ~ 2mL/kg 计算）。开始注射造影剂后 15 ~ 20s 开始扫描，层厚及间距 3 ~ 5mm。

3. 螺旋 CT 增强扫描

国内有研究表明，高剂量可提高胰腺的增强效果，可采用 1.5mL/kg 总剂量，以 2.5 ~ 3mL/s 流率注入造影剂。行动脉期（18 ~ 25s）、实质期（40s）和门静脉期（65 ~ 70s）扫描。层厚 3 ~ 5mm，螺距 1 ~ 1.4。国内有学者主张仅行实质期和门静脉期双期扫描即可。

此外，螺旋 CT 尤其是多层螺旋 CT 的应用，也促进了胰腺灌注成像的应用。国外有研究表明胰腺的正常灌注量为 1.25mL/（min/mL），SD0.16。

二、正常影像

（一）胰腺的位置、毗邻关系和形态

胰腺位于腹膜后腔横过第 1 ~ 2 腰椎前方，其右侧嵌于十二指肠降部与水平部所形成的凹陷内，左侧端伸至脾门。前面被构成网膜囊后壁的后腹膜所覆盖，再向前即网膜囊下隐窝和胃后壁，后面为腹主动脉、下腔静脉、双侧肾静脉及左肾上腺、腹腔神经丛、胸导管起始端等结构。

胰腺形态略呈三棱形，且狭长。边缘可很光整，也可为规则的锯齿状或轻微分叶。可分为 4 部分：头部、颈部、体部、尾部。此外，常将胰头部下方的三角形或楔形钩突称为钩突部。主胰管起自胰尾部，横贯胰腺全长；副胰管位于主胰管的上前方，大多与主胰管相通，不相通者占 20% ~ 30%。

（二）正常胰腺的 CT 表现

胰腺在脾动脉下方、脾静脉前方，走向呈斜行、横形、“S”形和马蹄形，故横断面扫描形态各异。

1. 胰头部

横断面近似圆形，位于中线右侧。前方为胃窦，右侧为十二指肠降段，后方为下腔静脉。胰头向下伸展的钩突呈三角形或楔形，尖向左，边缘平直。钩突前方有 1 对血管即肠系膜上动

脉、静脉（动脉在后、静脉在前），钩突右侧是十二指肠降段，下方为十二指肠水平段。

2. 颈部

是连接头、体的狭窄扁薄部分，长 9 ~ 2.5cm。胰头和颈以肠系膜上静脉右缘为界，胰颈位于肠系膜上静脉的前方。

3. 体部

位于中线及偏左部分，后有腹腔动脉或肠系膜上动脉。

4. 尾部

体、尾无明显的分界线，一般认为左肾前方的部分为尾部。

（三）胰腺的大小和测量

国内有学者统计，头、颈、体和尾的最大径分别为 32mm、18.42mm、24.09mm 和 23.83mm。胰腺大小、密度与年龄呈负相关，儿童较成人大。老年人的胰腺实质因萎缩比中年人小，而主胰管却随年龄的增人而渐宽，但一般直径不超过 3mm，测量人小时，必须注意：

①区别紧贴胰体后方走行的脾静脉，不要误为胰腺边缘。

②估计胰腺大小的临床意义时，应十分重视胰腺外形。从胰头至胰尾，正常胰腺呈自然曲线，平滑而连续。如突然改变则为异常；如局限性隆起，即使其测量值在正常范围内，也应视为异常。

③胰腺退行性变表现为体积的缩小和胰腺的脂肪浸润。60 岁以上老人胰腺逐渐萎缩，边缘分叶，切迹深＞ 2mm。

④注意勿将脾静脉与胰腺之间的脂肪间隙误为胰管。

⑤在脊柱侧弯的患者，胰腺可扭曲变形，勿误为增大。此外，勿将十二指肠降部憩室内充满物质，以及胰头后方的肿大淋巴结误为胰头增大。

（四）胰腺的密度

正常胰腺的密度均匀或欠均匀，与胰腺间质中脂肪含量有关，CT 值低于肝脏，与血管和脾脏相近，平扫 CT 值为 30 ~ 50Hu，一般增强后 CT 值增至 100 ~ 150Hu。

（五）胰腺常见变异

1. 分离胰腺

最常见。系大体完整的胰腺内存在两套完全分离、互不相连的胰腺导管系统，是急性胰腺炎重要诱因。薄层 CT 扫描可发现单独存在的腹胰导管，有时还可直接显示由薄层脂肪分隔开的腹胰部和背胰部。

2. 右位胰腺

见于内脏反位者，胰腺大部分位于右侧。

3. 分叉胰腺

由于胰发育过程中胰尾部分叉，形成两部分胰尾。也可由于肠系膜上动脉或胃网膜左动脉压迫而使胰尾分叉。

4. 环状胰腺

胰腺呈环状包绕十二指肠降部，有完全型和不完全型两种。

5. 异位胰腺

又称迷走胰腺或副胰，是一种与胰腺本身无丝毫连接的异位生长的胰腺组织。常呈小块状生长，大者直径可达 7cm，小者仅 0.5cm，一般直径在 1 ～ 4cm。

此外，还可见于短小胰腺、胰腺发育不良等。

（六）胰腺异常的 CT 征象

胰腺异常的 CT 表现主要有以下几个方面。

1. 胰腺增大

为局限性或弥漫性，常因肿瘤或急性胰腺炎引起。

2. 胰腺萎缩

除老年人胰腺萎缩外，儿童及成人常因囊性纤维化或慢性胰腺炎引起胰腺实质形成瘢痕而致体积缩小。囊性纤维化还可见实质脂肪浸润、密度降低、胰管扩张、多发大小不等的囊肿形成及微小钙化等，与慢性胰腺炎类似。此外，萎缩还可见于老龄缺血、慢性蛋白质缺乏症、胰管梗阻等。

3. 囊样病变

可为炎性、肿瘤性和先天性。

4. 脂肪替代

①类固醇治疗、库兴氏综合征或肥胖者，以及老年人引起的脂肪浸润一般较轻。

②囊性纤维化呈慢性改变，除脂肪浸润外，还有胰腺萎缩等表现。

③胰、血液和骨综合征是干骺端软骨发育不全，伴有消化道吸收不良和中性粒细胞下降的一组疾病。胰腺完全性的脂肪浸润，初期腺体增大、后期正常或变小，无钙化、囊性改变。

④其他伴有脂肪替代的病变还有糖尿病、慢性胰腺炎、酒精性肝炎等。

总之，胰腺被脂肪替代相当常见，这种表现最常见于肥胖和老化。CT 表现为实性软组织被混杂的脂肪分隔。更典型的病例中，脂肪已成为胰腺的主要组织成分，特别是老年人可伴有明显的胰腺萎缩。脂肪替代在胰腺的分布可均匀或不均匀。胰头前部容易被脂肪替代，而其后部和胆总管周围脂肪浸润较轻。不均匀的脂肪浸润应与小的胰腺病变相鉴别。

5. 其他

创伤性损害、先天发育异常、胰腺分离、环形胰腺、先天性短胰腺、胰腺发育不良和胰腺组织移位等。

此外，国内文献还将胰腺间质脂肪浸润、胰腺萎缩、“休克”胰腺统称为胰腺退化性改变。“休克”胰腺表现为实质内灶性或广泛性的出血灶，但灶周无炎性反应，可能与休克和缺氧有关。因常出现在临终前，故又称为“濒死”性胰腺。

第四节　脾脏检查方法与正常影像

一、检查方法

（一）扫描前准备

一般扫描前口服 2% 的泛影葡胺 500 ~ 800mL，使胃肠道充盈。

（二）扫描方法

1. 平扫

自膈肌开始，以 5 ~ 10mm 层厚与间距行连续扫描。螺旋 CT 可采用 3 ~ 10mm 的准直，螺距 1 ∶ 1 ~ 2 ∶ 1。

2. 增强扫描

静脉团注 60% 造影剂 100mL，作快速或动态扫描，脾明显强化。因此，可以鉴别病灶是原发于脾或附近脏器如胃、胰、肾上腺或肾。但部分患者在静脉早期由于脾脏呈不均匀强化，可遗漏小的病变，稍后脾脏强化密度即逐渐趋向一致。

近年来推出的脂溶性造影剂如EOE-13选择性地只被肝、脾网状内皮细胞所吸收，特异性强、增强效果好。但毒性强，尚较少应用。

二、正常解剖影像

（一）脾的正常形态、大小和密度

1. 形态

脾位于左膈下，其位置也可因个人情况而不同，如脾周围韧带松弛可位置较低。外缘圆隆而光滑，伴 9 ~ 11 肋骨下行。内缘因胃、胰及肾造成的压迹而呈分叶状隆起，不同层面有不同的外形。正常脾内缘可见一个至数个小切迹，脾下缘亦可有切迹。脾门部可见大血管出入。

在较深切迹的扫描层面，脾脏可形似完全离断，但上下层面仍可见切迹两侧的脾是相连的。

最常见的隆起夹在胰尾和左肾上腺之间，可形似肾上腺、肾或胰尾部肿块，尤其脾大时多见。

2. 大小

脾的大小因不同年龄、体重及营养状况而不同。一般成人脾脏长 12cm，宽 7cm，厚 3 ~ 4cm。长＞ 15cm 肯定增大，脾厚＞ 4.5cm 可视为增大。此外，脾脏的下缘超过正常肝脏的下缘或脾脏前后径超过腹部前后径的 2/3 均提示脾大。

3. 密度

正常脾脏密度均匀，其 CT 值正常范围较大，平扫时总低于正常肝脏 5 ~ 10Hu。增强扫描早期皮质强化高于中间髓质而致密度不均，稍后密度均匀，CT 值可达 100 ~ 150Hu。

（二）副脾

副脾是一种并不少见的先天性变异，由正常脾组织构成，尸检时发现副脾占 10% ~ 30%，与创伤所引起的异位脾组织种植不同。

1. 病理

副脾呈球形，最常见于脾门附近；少数靠近胰尾；罕见于其他部位如胃壁、小肠壁、大网膜、肠系膜、横膈甚至盆腔内或阴囊内。可与脾完整分离，亦可与主脾有一细蒂相连。单个或多个，通常不超过 6 个。副脾多由脾动脉供血，有脾门和正常结构的包膜。

2. CT 表现

①呈单发或多发的、边缘光滑的圆形或卵圆形结节影。

②密度均匀且与脾实质密度相同。

③动态增强扫描与脾同时增强和消退，CT 值与脾相同。

④不典型部位者需结合超声等观察其血供来源等综合诊断。

左侧脾门下方有圆形软组织密度结节，与脾密度一致，边缘光滑。识别副脾的意义：

①脾亢等病在脾切除后，副脾可以明显增大并引起原发症状的复发，因此应把副脾一并切除。

②勿将副脾误为增大淋巴结或肿瘤。

③脾脏肿瘤亦可累及到副脾，如淋巴瘤。

④副脾少见的并发症是继发性破裂、梗死或扭转。

（三）游走脾

本病亦称为异位脾、迷走脾、脾下垂或漂浮脾。

1. 病因

尚有争论，大多认为是一种少见的先天性异常，由于支持脾脏的韧带松弛或缺如所致。但亦有学者认为还存在着继发因素，包括脾大、创伤及妊娠时内分泌作用和腹部松弛等。

2. 临床表现

可发生于 6 ~ 80 岁成人，以 20 ~ 40 岁的女性多见。患者可无症状而偶然发现。由于急性或慢性扭转可引起急腹症、脾梗死、脾坏疽、脓肿、胃食管静脉曲张、脾瘀血、脾大、脾功能亢进等。

3. CT 表现

可显示在胃后方和左肾前方的脾缺如。在下腹部或盆腔内可见一个密度均匀的实质性“肿块”，相当于脾脏大小；增强扫描符合正常脾组织的强化规律。如有扭转存在，可有脾梗死表现；如扭转累及胰尾，可导致胰尾坏死和腹水；如慢性扭转病例，可见增厚和强化的假包膜，由网膜和腹膜粘连形成。

（四）无脾和多脾综合征

无脾和多脾可为孤立性表现，但常常伴有先天性心血管异常和内脏位置异位，分别称为无脾综合征和多脾综合征。

CT 表现

（1）无脾综合征

①肺部畸形：双侧呈三叶肺（右肺形态）、双侧右支气管型表现等。

②腹部内脏位置异常和畸形，以及脾缺如。

③增强扫描见主动脉和下腔静脉位于同一侧可提示无脾综合征，而本征很少见到下腔静脉肝段缺如伴奇静脉连接。

（2）多脾综合征

①肺部畸形：双侧呈二叶肺（左肺形态）。

②腹部内脏位置异常和畸形。

③右侧多个小脾、下腔静脉肝段缺如伴奇静脉连接等为其特征性征象。

第五节　胃肠检查方法与正常影像

一、检查方法

（一）胃肠道腔内对比剂的应用

1. 高密度对比剂

常用的有 1% ~ 2% 有机碘（如泛影葡胺）溶液。能满意显示被检器官，但用量较多时，能遮蔽胃肠壁，使其显示不满意。疑胆道结石者不宜应用此类造影剂。

2. 等密度（水）对比剂

以水和其他饮料作对比剂，方便、价廉。其最大优点是平扫时可与胃肠道壁构成良好的对比，静注造影剂后显示更满意。缺点是个别严重虚弱者不能耐受需要的服水或灌水量，对小肠检查也欠满意。

3. 低密度对比剂

主要有脂类（12.5% ~ 25%）和气体两种。脂类对比剂理论上能够极为满意地衬托出被检器官壁，是良好的腔内对比剂，但多量服用时会引起恶心、呕吐等反应，故难以推广使用。气体对比剂，由于 CT 值过低，易产生伪影。

此外，胃肠道检查时还常用低张药物如 654-2 肌注或静滴 10 ~ 20mg，以抑制胃肠蠕动、扩张胃肠腔。为加速对比剂的充盈过程，可加服胃肠促排药，如口服甲氧氯普胺 25mg 或山梨醇、甘露醇 30 ~ 50mg。

（二）食管

1. 检查前准备

让患者咽下低浓度钡或有机碘剂（2% ~ 4%）。

2. 平扫

取仰卧位，自胸骨切迹扫描至食管胃交界处，以 8 ~ 10mm 层厚和层距连续扫描。螺旋扫描螺距为 1。

3. 增强扫描

可使食管与纵隔结构对比更清楚。一般以 2 ~ 3mL/s 流率静注有机碘剂 100mL。扫描方法同平扫。

（三）胃和十二指肠

1. 检查前准备

禁食 6 ~ 8h，使胃充分排空。检查前 100min 肌注低张药、口服对比剂 800 ~ 1200mL。

2. 平扫

从胸骨剑突扫至脐部，部分患者视需要可扫至盆腔，层厚和间距 5 ~ 10mm。

3. 增强扫描

于平扫后，以 2 ~ 4mL/s 流率静注 100mL 碘对比剂，行动脉期和门静脉期扫描。

（四）小肠

1. 检查前准备

一般患者应禁食 12h，检查前 2 ~ 3h 口服 2% 的碘对比剂 800mL，使结肠适度充盈；检查前 1 ~ 2h 再服 600mL 以充盈远段小肠；检查前 15 ~ 30min 再服 600mL 以充盈胃及近段小肠，可口服山梨醇或甘露醇 30 ~ 50mg，加快胃肠充盈。检查前 5 ~ 10min 可肌注低张药物。

2. 扫描方法

自肝脏膈面扫描至耻骨联合。层厚为 8 ~ 10mm，层间距为 8 ~ 16mm，扫描时间不应超过 5s/ 层。必要时增强扫描，可采用团注法、分次团注法、团注加滴注法等，延迟 70s 扫描。

（五）结肠和直肠

1. 检查前准备

充盈结肠和直肠有两种方法：

①扫描前 4 ~ 6h 口服对比剂或加用甘露醇。

②清洁灌肠后用对比剂或生理盐水 1500 ~ 1800mL 保留灌肠，以后者为佳。扫描前可肌注低张药物。

2. 扫描方法

一般采用仰卧位，根据病变部位的不同还可以采用左、右斜位或俯卧位。自肝上缘扫描至耻骨联合上缘，多用 8 ~ 10mm 层厚和 10 ~ 15mm 间距扫描，病变部位可加 4 ~ 5mm 薄层扫描。增强扫描有利于显示肠壁、血管和淋巴结等。一般以 2mL/s 流率注入造影剂 100mL，延迟 60s 开始扫描。

3. 结肠 CTVE

有报道采用 5mm 层厚（准直）、重建间隔 1mm、螺距 1，图像质量最好。并有学者认为观察时 CT 值阈值为 -980Hu 结肠显示最佳。再结合 MPR、SSD 和透明显示（RaySum）图像，有助于病变的定位、定性。

二、正常解剖和 CT 表现

（一）食管

食管的全程大部分被脂肪所包绕，以致易与邻近结构区别。充分扩张的食管管壁厚度常为 3mm，如＞ 5mm 时为不正常。40% ~ 60% 的患者 CT 检查时食管内含有气体。

临床上通常将食管分为颈、胸、腹 3 部分，自食管上端至胸廓上口为食管颈部；从胸廓上口至膈食管裂孔为食管胸部；膈以下为食管腹部。食管胸部又分为上、中、下 3 段。从胸廓上口至主动脉弓上缘为上段，主动脉弓上缘至下肺静脉下缘（或肺根下缘）为中段，以下为下段。

（二）胃

1. 胃壁

在 CT 图上，胃被适量对比剂扩张后，胃壁显示良好，厚度均匀，胃壁的正常厚度为 2 ~ 5mm。充盈不良的胃壁厚度可＞ 10mm，在非扩张状态下可达 20mm。正常情况下，胃窦和胃食管交界处的胃壁较厚，甚至明显增厚或类似局限肿块，但有学者认为该处最厚不超过 12mm。亦有学者认为胃体部胃壁厚度＞ 3mm，胃窦部和胃食管连接区＞ 5mm 时均视为异常。在测量胃壁厚度时，应从黏膜皱襞的深谷至浆膜表面。

增强扫描，尤其是螺旋 CT（SCT）增强扫描，动脉期胃壁一般分为 3 层：黏膜层、黏膜下层和肌层、浆膜层。黏膜下层和肌层为相对低密度，而黏膜层和浆膜层强化较显著。门静脉期多呈均匀强化，不能分层。

2. 胃周韧带

主要包括肝十二指肠韧带、肝胃韧带、胃脾韧带和胃结肠韧带。肝十二指肠韧带内含门静脉、胆总管、肝固有动脉和淋巴结等。肝胃韧带内有胃左右动脉分支、胃冠状静脉和淋巴结。肝胃韧带内＞ 0.8cm 的软组织影提示淋巴结增大或曲张的静脉。

3. 胃的淋巴结

有不同的分组方法，国内有学者分为 4 组。

①胃上组：位于贲门附近至胃小弯上部一带，接受胃底和胃体右侧 2/3 的淋巴。

②脾胰组：位于脾区和胰体尾部，接受胃底和胃体左 1/3 的淋巴。

③幽门上组：位于胃窦和幽门的上方，接受胃体下部和胃窦近小弯侧的淋巴。

④幽门下组：位于胃窦和幽门的下方，接受胃体下部和胃窦近大弯侧的淋巴。

（三）小肠

小肠大体可分为十二指肠、空肠和回肠 3 个部分。

1. 十二指肠

分为上部（球部及球后部）、降部、水平部及升部。除十二指肠上部属腹膜内位器官外，其余部分为外位器官。十二指肠与胰腺关系密切，自降段始即环绕胰头和钩突。降段的外侧是胆囊和肝脏，后方是肾和肾上腺。胆总管经球后方沿十二指肠降段内缘与胰管共同形成壶腹而进入十二指肠乳头部。

2. 空肠与回肠

因其通过活动范围大的肠系膜与后腹壁相连，因此又称为系膜小肠，属腹膜内位器官。空肠与回肠无明显分界，一般认为近侧 2/5 的肠袢为空肠，远侧 3/5 的肠袢为回肠。

充盈良好而充分扩张的小肠，扫描层面与肠管中轴垂直或平行时，其内径正常为 2 ~ 3.5cm，肠壁厚度＜ 3mm，壁厚＞ 4mm 可视为异常，但在回肠末端正常上限为 5mm。若肠壁局限性或环形增厚＞ 15mm，则强烈提示肿瘤存在。肠系膜与网膜中有脂肪、血管和不超过 3 ~ 5mm 的小淋巴结。肠系膜脂肪的 CT 值为 −75 ~ −125Hu，CT 值增高表明有水肿、出血、炎性细胞浸润或纤维化等病理变化。

（四）大肠

大肠分为盲肠（包括阑尾）、结肠（分为升结肠、横结肠、降结肠和乙状结肠）、直肠（包括肛管）3 个部分。其中盲肠、阑尾、横结肠、乙状结肠、直肠上段属腹膜内位器官；升结肠、降结肠、直肠中段属腹膜间位器官；直肠下段属腹膜外位器官。

升、降结肠位于两侧肾前间隙内；横结肠位于中腹部贴近腹壁上缘，由胃结肠韧带与胃大弯相连，该韧带是病变扩散的要道，结肠肝曲与肝下缘、胆囊、十二指肠及右肾上腺相邻。

直肠壶腹表现为充气的环状影，外形光滑，周围脂肪内可见少量点状血管影，两侧对称。

当结肠内有足够的气体或造影剂时，肠壁厚度一般＜ 5mm，如＞ 6mm 则为异常。但当肠壁与扫描层面斜行或平行时可出现增厚的假象。

参考文献

[1] 崔凤荣 . 临床超声影像诊断学 [M]. 长春：吉林科学技术出版社，2018.

[2] 王秋萍 . 结核病影像诊断学教程 [M]. 西安：西安交通大学出版社，2018.

[3] 麻增林 . 足踝影像诊断学 2018 版 [M]. 北京：中国科学技术出版社，2018.

[4] 赵斌 . 脊柱诊断影像学 [M]. 济南：山东科学技术出版社，2018.

[5] 刘美兰 . 妇产科与影像学诊断 [M]. 天津：天津科学技术出版社，2018.

[6] 马彦高 . 影像学基础与诊断应用 [M]. 北京：科学技术文献出版社，2018.

[7]Sonin.Manaster. 赵斌译 . 创伤性骨肌诊断影像学 [M]. 济南：山东科学技术出版社，2018.

[8] 甘甜 . 影像学基础与临床诊断要点 [M]. 北京：科学技术文献出版社，2018.

[9] 王之民 . 实用影像检查技术与诊断学 [M]. 西安：西安交通大学出版社，2018.

[10] 赵兴康 . 消化系统疾病影像诊断及介入治疗学 [M]. 北京：科学技术文献出版社，2018.

[11] 胡正君 . 现代影像诊断学 [M]. 长春：吉林科学技术出版社，2017.

[12] 刘万花 . 乳腺比较影像诊断学 [M]. 南京：东南大学出版社，2017.

[13] 安宏斌 . 现代临床影像诊断学 [M]. 长春：吉林科学技术出版社，2017.

[14] 孙国荣 . 新编临床医学影像诊断学精要 上 [M]. 长春：吉林科学技术出版社，2017.

[15] 孙国荣 . 新编临床医学影像诊断学精要 下 [M]. 长春：吉林科学技术出版社，2017.

[16]周汉，韩白乙拉，王彩生.常见肝胆疾病影像学诊断图谱[M].沈阳：辽宁科学技术出版社，2017.

[17]李春卫，王道才，黄世廷.小肠疾病影像学检查与诊断[M].济南：山东科学技术出版社，2017.